지역사회

Community

Based

물리치료

Physical

Therapy

대표저자 이동엽
공동저자 김치훈
박대성
신원섭
유재호
이건철
이병희
이승원
이연섭
조남정

박영사

머 리 말

지역사회 물리치료란 환자에서 고객으로, 병원에서 지역사회로 찾아가는 물리
치료의 형태를 의미합니다. 지역사회 물리치료의 대상자로는 시간적, 경제적 요인
에 부합하는 일부 환자들 뿐이 아닌 지역사회 모든 구성원으로 변화되었습니다. 최
근 물리치료학에서 지역사회 물리치료는 전 세계적인 흐름이고, 특히 한국에서의
급격한 초고령화에 따른 노인 인구 증가는 다변화 되어 있는 한국 보건의료의 지도
를 변모시키고 있습니다. 노인의료 비중이 높아진 것이 원인일 순 있겠지만 의료계,
물리치료 모두 지역사회에서의 역할이 매우 중요하게 인식되고 있다는 방증인 것입
니다. 최근에 온 국민이 함께 슬퍼했던, 일어나지 않아도 될 세월호 사고가 발생하
면서 특히 물리치료사의 역할이 새삼 재강조되어 졌습니다. 세월호 사고에서 잠수
부 및 보호자들이 장기간 외부 생활을 하면서 발생하는 근골격계통의 문제들을 현
장에 어느 직종도 쉽게 접근하지 못하다가 물리치료사들이 이들의 신체적 고통과
기능제한을 위해 봉사적 접근으로 위로가 되었고 정부나 보건복지부 관계자들도 이
를 인정할 수밖에 없었고 지역에서 물리치료사의 역할과 필요성이 다시 대두된 계
기라 할수 있을 것입니다. 세월호 사고가 진도 앞바다에서 발생한 점도 지역사회의
료, 또 다른 지역사회 물리치료의 필요성을 부각시킨 것이라 볼 수 있습니다. 무릇
진도지역에서 긴급하게 행해졌던 봉사활동 뿐 아니라 이 지역에서 긴급 구호체계의
중심 일원으로 물리치료를 실시하게 되었다는 점이 중요한 것이고, 이와 맥을 같이
하지 않더라도 시대적 흐름에 의해 물리치료 접근도 병원 등에서만 행해져야 했던
치료적 중재가 외부로 나가고 있습니다. 대한민국에서 지역사회 물리치료가 새로운
체계로서의 지역과 함께 시작되고, 아니 이미 깊숙이 내재되어 수행하고 있다고 말
하는 것이 옳은 표현일 것입니다. 이 뿐 아니라 교육청 등에서 장애 아동과 그의 학
부모 등을 대상으로 교육 및 운동프로그램을 물리치료사들이 실시하고 있습니다.

이런 흐름으로 볼 때 앞으로 지역사회 물리치료가 가지는 파장과 범위가 점점 더 커져 간다는 것이 예상되는 시나리오입니다. 어떤 이름으로 불리어질지 장담할 수 없지만 많은 물리치료사들이 지역에서 활동하게 될 것이고 그 시초가 재가방문 물리치료가 될 것이라고 생각됩니다. 어찌됐든 임상에서 맡은 바 역할을 충실히 수행하는 물리치료사들이나 학교에서 공부하는 학생들에게 더 넓은 영역으로 나아가 개척하여 진로를 찾아야 한다고 말씀드리고 싶습니다.

작은 아이디어를 통해 지역사회 물리치료학 저서작업을 시작한지가 벌써 2년이 가까워지고 있습니다. 시작할 즈음 한국 물리치료학에서 책으로서 지역사회 물리치료학을 역서가 아닌 직접 저술한 사례가 없다보니 참고할 문헌이 많지 않았고 사례위주로 접근을 할 수밖에 없었던 어려움이 있었습니다. 편집회의만 10여 회 이루어졌고 새로운 역사를 만든다는 가정 하에 모든 저자와 출판사에서 온 힘을 기울였습니다. 물리치료학의 현장에서 새로운 분야를 개척한다는 취지로 앞만 보고 달려왔습니다. 부족하지만 1차 저서작업에서 겪었던 시행착오가 앞으로의 지역사회 물리치료학이 개선하고 발전하는데 많은 자양분이 될 것이고 생각합니다.

책 출간을 위해 물심양면으로 노력해주신 저자 교수님들과 출판사 안종만 회장님, 조성호 부장님 이하 모든 관계자분들께 감사드리고 싶습니다.

2014년 7월
대표저자 이동엽

차 례

제3장 지역사회 물리치료 사업의 기획

제4장 재가방문 물리치료

제 5 장 보건소의 건강증진사업

제8장 사회복지시설

제9장 산업체 물리치료

CHAPTER
01

지/역/사/회/물/리/치/료

지역사회 물리치료의 개요
The Concept of Community Based Physical Therapy

✚ 학습목표

1. 건강의 정의에 관하여 설명할 수 있다.

2. 공중보건학의 개념에 관하여 설명할 수 있다.

3. 장애란 무엇인지 설명할 수 있다.

4. 지역사회란 무엇인지 설명할 수 있다.

5. 지역사회 물리치료의 패러다임을 설명할 수 있다.

✚ 핵심용어

- 건강 Health

- 공중보건학 Public Health

- 지역사회 물리치료 Community Based Physical Therapy

CHAPTER 01

제1절 건 강

1. 개 요

건강이란 인간이 행복한 삶을 영위하는 데 가장 기본이 되는 요소이다. 건강이 중요하다는 것은 건강이 생명의 존엄성을 유지해 가는 기본적 요소라는 점과 삶의 가치를 실현해 가는데 있어 중대한 요소로 작용한다는 것이다. 건강을 의미하는 영어의 'health'는 고어 'hal'에서 유래된 것이고 오늘의 전체 'whole'에 해당되며, 인체의 안전하고 정상적인 상태를 의미한다. 즉, 건강은 '신체상태가 완전하고 양호하며 굳세다'는 뜻을 의미한다. 역사적으로 신체적 온전함은 사회집단에서 인정받기 위해 가장 중요한 것이었다. 건강하다는 것은 자연적이며 자연과 조화를 이룬 상태이지만 건강하지 못한 것은 비자연적이고 자연과 대적되는 것으로 간주하였다.

1) 세계보건기구가 규정한 건강의 정의

인간의 건강에 대하여 세계보건기구(World Health Organization, WHO)는 1948년 보건헌장에서 다음과 같이 정의하였다.

"단순히 질병이 없거나 허약하지 않다는 것에 그치지 않고 완전한 신체적, 정신적 및 사회적 안녕상태"
(Health is a state of complete physical, mental, and social well-being and not merely the abscence of disease and infirmity)

(1) 세계보건기구의 정의

신체적으로 고통과 불편함이 없이 편안하고, 정신적으로 불안이나 긴장, 걱정

없이 안정되고, 사회적으로 적합한 상태를 이상적인 건강의 수준으로 제시하고 있다. 육체와 정신은 불가분의 관계에 있기 때문에 어느 한쪽의 불건강도 건강한 상태일 수 없으며, 사회적 안녕이 이루어진 상태로 사는 동안만 건강한 삶이라는 의미이다. 지금까지 일반인들에게 "건강"이란 단순히 질병이 없는 상태로 인식되어 왔으며, 건강과 질병은 별개의 대립된 개념으로 받아들여 졌다. 그러나 건강과 질병에 대한 여러 가지 과학적인 연구결과 건강이란 개인의 생활주기의 연속체이며, 질병은 그 연속체에 첨가된 어떤 형태의 장애라고 생각하였다.

(2) 사회적 안녕

사회적 안녕이란 사회보장제도나 사회복지제도가 잘 되어 있는 곳에 산다는 뜻이 아니라 복잡한 사회환경 속에서 각자의 기능과 역할을 충실히 수행해 갈 수 있는 만족스런 상태의 생활을 의미한다. 이는 각 개인의 사회생활에서 자신의 역할을 잘 수행하여 자신에게 부과된 기능을 다하여 원만한 대인관계를 유지하고 사회규범을 잘 지켜 사회생활에 잘 적응하고 있는 상태를 뜻한다.

(3) 문제점

세계보건기구가 인간 건강을 완전한 상태라고 규정한 것은 성취하기 어려운 이상적 목표로 건강을 제시하였으므로 건강에 대한 조작적 정의를 유도하기 어렵다. 신체적, 정신적 건강이나 사회적 안녕이 완전한 상태라는 것은 현실적으로 어려울 뿐만 아니라 어디까지를 완전한 상태라고 할 것인지 그 기준도 막연하기 때문에 보건 정책의 목표를 달성하는 틀로는 보기 어렵다. WHO의 건강 정의는 건강 개념에 보편적인 인간의 가치를 포함하고 있다는 면에서는 획기적인 일이나 이상적으로 어떠한 상태여야 한다는 당위적인 선언에 그치고 있으며, 또한 'well-being'이라는 상황이 정적이며 절대적 개념으로 주관적 요소를 포함하고 있다. 그리하여 객관적으로 측정 가능한 내용이 제시되어 있지 않음은 물론 건강 개념에서 중요한 동적 또는 예측적 내용이 포함되지 않았다고 보여진다.

(4) 건강 개념의 변천

19세기경까지 인간의 건강 개념은 신체적 건강만 강조되어 왔으나 19세기 중엽 이후에는 "A sound mind in a sound body"과 같이 정신건강과 신체건강을 함께 중요시하게 되었다. 이전의 역사에서 정신질환은 사악한 영혼이나 악마의 힘이 씌워진 것으로 여겨졌던 까닭에 건강관리의 대상이 되지 않았고 사회적으로 무시당했지만 의학적 발전이 급속도로 진행된 결과 정신질환의 혐오성은 점점 떨어지게 되었다.

① 1957년 세계보건기구는 유전적, 환경적으로 주어진 조건 하에서 신체의 각 부위가 적절하게 기능을 발휘할 수 있는 개체의 상태 혹은 자질을 의미한다고 하였다. 이는 기존 건강의 정의에 단점을 보완하는 보다 실용적인 정의라고 설명하고 있다.

② 1974년 세계보건기구는 총체성(wholeness)과 건강의 긍정적인 질을 강조하였다. 건강을 평가하기 위하여 고려해야 할 요인들을 조금 더 세분화 하였다. 이 시기의 건강의 정의는 다음과 같은 세 가지 혁신적 내용들이 포함되었다.

> • 개인을 각 부분이 모인 합으로 보지 않고 전체적 인간으로서 관점을 반영하였다.
> • 환경이라는 맥락 내에 건강을 포함하였다.
> • 건강을 생산적이고 창조적인 삶과 연결하였다.

③ 1998년 세계보건기구는 건강의 정의에 영적 개념을 추가하여 "건강이란 질병이나 불구가 없을 뿐만 아니라 신체적, 정신적, 사회적 및 영적으로 완전히 안녕한 역동적인 상태"이다.

2) 건강관리

(1) 물리치료서비스의 특성

① **질병 발생의 예측 불가능성**: 개인 수준의 질병 발생 예측은 불가능하지만 사회 전체 수준으로는 어느 정도 예측 가능하다.

② **외부효과의 존재**: 개인에 의해 수행된 행위가 전혀 상관없는 타인에 미치는 영향이 매우 크다(전염병 등).

③ **물리치료소비자의 무지**: 의학에 관한 전문적 지식이 적고, 서비스의 재원이

나 질에 관한 정보가 적어 서비스를 평가할 능력이 없다.

④ **물리치료서비스의 공익성**: 인간은 누구나 건강을 누릴 기본권이 있기 때문에 보건의료서비스는 경제적으로 어려운 사회계층에게도 적용되어야만 한다.

⑤ **소비적 요소와 투자적 요소의 혼재**: 물리치료 소비자가 질병에 걸렸을 때 보건의료서비스를 받아 건강을 회복하면 보다 빨리 생산활동이 가능하므로 보건의료의 소비는 투자와 연관되어 있다.

⑥ **노동집약적 특성**: 물리치료서비스는 소비자와 보건의학 전문가 간의 신뢰 관계를 기본으로 하며 대량생산이 어렵고 노동집약적이다.

⑦ **보건의료 공급의 비탄력성**: 물리치료사 인력양성은 오랜 시일이 요구되며, 설치에 막대한 재화가 요구된다.

(2) 건강문제의 변화

20세기 이후 의학의 발전으로 인하여 평균수명 연장, 사회·경제생활 향상과 물리치료부문에도 많은 변화가 나타나고 있다. 개발도상국가는 영아사망률이 높고 질병 발생원인도 병원체에 의한 것이 많다. 선진국의 경우 평균수명의 연장으로 고령화에 따른 만성 퇴행성 질환의 발생이 많으며 이러한 질환은 비병원성 원인체에 의해 주로 나타난다. 대한민국이 선진국 반열에 오름에 따라 나타나는 질병은 다음과 같다.

① 비전염성, 만성 퇴행성 질환의 증가, 개인의 스트레스 증가, 생활양식의 변화, 건강에 대한 개념 변화에 의함
② 비만, 고혈압, 고지혈증, 당뇨병, 심장질환 등의 대사성 질환
③ 암 질환
④ 알콜 중독, 마약성 약물 중독, 흡연, 정신질환, 자살, 안전사고, 범죄 등의 사회적 질환
⑤ 퇴행성 골관절염, 척추증, 유착성 관절낭염 등의 근육뼈대계통 만성질환
⑥ 치매, 파킨슨 병 등의 신경계 만성질환
⑦ 무릎 십자인대 손상, SLAP 등의 스포츠 참여 증가에 의한 질환

제2절 공중보건학

1. 개 요

공중보건학은 경제, 사회, 환경, 건강, 문화 등의 인간생활의 다양한 분야에서 같은 관심을 가지고 살아가는 인구집단에게서 특정 개인이 아닌 지역주민, 단체 및 국민 모두의 건강을 추구하는 학문이다. 공중보건학은 지역사회의 건강유지 및 증진과 신체적·정신적 효율 증진, 질병의 예방과 관리방법을 연구하고 이를 국가와 지역사회에 적용할 실천전략을 개발하는데 목표가 있다.

2. 공중보건학의 관련학문

1) 위생학
환경위생에 중점을 둔 개인위생이 주가되며, 포괄적인 개념의 공중보건학으로 발전되었다.

2) 지역사회 의학과 공중보건학의 관계
사회적 환경요인에 의한 인간집단의 건강을 추구하는 학문으로 공중보건학과 학문 추구적 맥을 같이한다.

3) 의학과 공중보건학의 차이
① 예방의학: 개인을 대상으로 질병예방과 악화방지에 역점을 둔 학문이다.
② 건설의학: 질병의 치료나 예방보다는 현재의 건강상태를 최고도로 증진하는데 역점을 둔 적극적 건강관리방법을 연구하는 학문이다.

표 1-1	의학과 공중보건학의 차이
의학	공중보건학
개인을 대상	지역사회 주민
임상적 진단으로 원인규명	지역사회의 보건적 통계자료로 진단(보통사망률, 영아사망률, 질병이환율과 의료수혜도의 조사)
환자치료를 위한 투약	질병예방(보건교육, 전염병 관리, 환경위생, 영양관리 등의 보건관리와 봉사를 통해 지역사회의 보건문제 해결)

3. 공중보건학의 정의

1) Winslow의 공중보건학의 정의
조직적인 지역사회의 노력을 통하여 질병을 예방하고 생명을 연장시키며, 신체적·정신적 효율을 증진시키는 기술이며 과학이다. 세부적인 사항은 다음과 같다.

① 환경위생 향상
② 전염병 관리
③ 개인위생에 관한 보건교육
④ 질병의 조기발견, 조기진단을 위한 의료와 간호봉사의 조직화
⑤ 모든 사람들이 자신의 건강유지에 적합한 생활 수준을 보장받도록 사회제도를 발전시킴으로써 건강과 장수라는 생득권을 실현할 수 있도록 하는 데 있다.

2) 공중보건학의 궁극적 목표
지역사회의 사회적, 문화적 요인과 환경적 요인들이 지역주민의 건강에 적합하도록 합리화함으로써 궁극적으로 건강과 장수라는 생득권을 실현할 수 있도록 연구하는 포괄보건의료과학이다.

4. 공중보건학의 내용

1) 환경보건분야

환경보건분야와 관련된 공중보건학의 내용으로는 ① 환경위생 ② 식품위생 ③ 환경보전과 공해문제 ④ 산업환경이 있다.

2) 질병관리분야

질병관리분야와 관련된 공중보건학의 내용으로는 ① 역학 ② 전염병 관리 ③ 기생충질병 관리 ④ 성인병 관리가 있다.

3) 보건관리분야

보건관리분야와 관련된 공중보건학의 내용으로는 ① 보건행정 ② 보건영양 ③ 인구보건 ④ 가족보건 ⑤ 모자보건 ⑥ 학교보건 ⑦ 보건교육 ⑧ 정신보건 ⑨ 보건통계가 있다.

5. 보건의료의 새로운 개념

1) 전통의료의 문제점

현대에는 전문가 중심으로 치우쳐 있다. 특히, 의료의 비인간화, 의료의 특권 화, 의료의 질적 편재(빈부차 및 도농 간의 격차 심화), 의료의 상품화 등이 있다. 그래서 새로운 의료체계의 필요성이 중요하다.

2) 새로운 보건의료 개념

① 지역사회 의료 개념: 모든 의료인의 협동과 모든 주민이 참여하는 지역사회 의료체계가 이룩되어야 한다.
② 보건의료 개념: 보건에 관련되는 모든 보건인력의 팀웍으로 이루어져야 한 다.

3) 보건의료활동

UN총회는 1974년 "Health for all by the year 2000"라는 거대한 인류의 건강목표를 설정할 것을 제의하였고 1977년 WHO총회에서 그 실천 결의를 하였다. 1978년에는 구 소련 Alma-Ata회의에서 실현접근방법으로 1차 보건의료를 통해 실현하는 것이 최선의 접근방법이라는 의견에 동의하였다.

모두를 위한 건강(Health for all)의 의미는 누구에게나 기초적 보건의료를 제공하고 모든 인류의 건강 수준을 증진시키며 질병을 예방하는데 있음을 의미하는 것이다.

(1) 1차 보건의료

① 지역주민 모두가 수용할 수 있는 지역사회 보건의 실천적 원리이다.

② 새로운 보건의료질서이다.

③ 전 세계적인 보건의료전략의 핵심이라고 할 수 있다.

④ 1차 보건의료 활동: 예방접종사업, 식수위생관리사업, 모자보건사업, 보건교육사업, 지방병 관리사업, 경미한 질병의 일상적 치료사업, 주민의 영양개선사업 등이 중심이 된다.

⑤ 1차 보건의료 실현전략: 서태평양 지역전략은 10개 분야의 추진전략이 채택되었고, 우리나라는 1980년 12월에 농어촌 의료를 위한 특별조치법 제정을 계기로 간호사와 조산사를 6개월간 훈련시켜 보건진료원으로 농어촌에 배치함으로써 시작되었다.

◎ 알마아타(Alma-Ata) 선언 내용 ◎

- 1차 보건의료는 과학적 방법으로 지역사회가 수용할 수 있어야 한다.
- 주민의 적극적인 참여 속에 개개인이나 가족단위의 모든 주민이 쉽게 이용할 수 있어야 한다.
- 국가나 지역사회가 재정적으로 부담이 가능한 방법이어야 한다.
- 국가의 보건의료체계상 핵심으로서 지역사회 개발정책의 일환으로 유지되어야 한다.
- 국가의 보건의료 활동은 최말단 마을까지 전달될 수 있어야 하고 말단 마을이 1차 보건의료의 핵심이 되어야 한다.
- 1차 보건의료는 질병의 치료나 예방활동은 물론 신체적, 정신적 건강증진과 사회적 안녕 및 생활의 질적 향상을 실현할 수 있어야 한다.

(2) 2차 보건의료

주로 응급처치를 요하는 질병이나 급성질환의 관리사업과 병의원에 입원치료를 받아야 하는 환자관리사업 등으로 의료인력의 역할이 중요한 보건활동이다.

(3) 3차 보건의료

회복기 환자의 재가치료사업이나 재활을 요하는 환자 및 노인의 간호 등 장기요양이나 만성질환자의 관리사업 등이 중심이 된다.

4) 포괄보건의료 개념 대두

(1) 의료 개념의 변천

① 치료의학에서 예방의학-재활의학-건강증진에 목표를 두는 학문으로 변천되었다.

② 의료활동도 인간개체를 대상으로 하는 협의의 의료 개념에서 지역사회 주민을 대상으로 하는 보건의료의 개념으로 변화하였다.

③ 전통의료가 자연과학적 접근에 의한 의료활동이라면 보건의료는 사회과학적 접근이 가미된 활동이라 할 수 있다.

(2) 포괄보건의료 개념

질병의 치료뿐만 아니라 예방, 재활, 건강증진 및 건강보호 활동 등 인간의 전 생애적 생활 개념의 건강관리를 목적으로 하는 포괄보건의료의 개념이 대두되었다.

5) 지역사회 물리치료와 공중보건의 연계성

공중보건학은 지역사회의 구성원들을 그 대상으로 하여 시행한다는 점에서 지역사회 물리치료와 공통점을 가지고 있다. 지역사회 물리치료는 모든 장애인 및 일반구성원들의 재활, 물리치료서비스를 받을 수 있는 기회의 균등, 지역사회 개발을 위한 하나의 전략, 사회적 통합을 이룰 수 있는 서비스로서의 역할을 한다. 인간은 가정 및 지역사회 안에서 기능과 관련된 학습을 한다는 맥락에서 기능활용의 연습 장소는 **지역사회**가 된다.

6. 지역사회의 보건 수준 평가

1) 보건 수준 평가방법

지역단위의 건강 수준이나 보건 수준의 정도를 나타내는 수량적 표시는 영아사망률, 평균수명, 모성사망률, 비례사망지수, 유아사망률, 사인별 사망률, 결핵이나 기생충 감염률, 질병이환율, 보통사망률, 평균연령 등의 건강지표이다.

① 종합건강지표: 비례사망지수, 평균수명, 보통사망률
② 특수건강지표: 영아사망률, 전염병 사망률
③ 보건봉사 활동지표: 의료봉사지수, 병상수 등

2) 국가 간의 보건 수준 평가의 3대 지표

영아사망률, 비례사망지수, 평균수명을 국가 간 보건 수준 평가의 3대 지표로 사용한다.

영아사망률은 가장 대표적인 보건 수준 평가지표인데 그 이유는 성인에 비해 영아기간은 환경악화나 비위생적 생활환경에 가장 예민하게 영향을 받는 기간이며 영아사망률 계산의 대상이 생후 12개월 미만의 일정 연령군이기 때문에 일반 사망률에 비해 통계적 유의성이 크기 때문이다.

제3절 장   애

1. 개 요

질병이나 사고 등에 의해 지적·정신적, 청각·시각, 내장·골격의 기형적인 면에 결함이 생겨 이로 인해 정상적인 생활이 곤란하거나 불가능한 상태이다. 결함은 신체의 특정 부위나 기관의 기능이 손실되었거나 감소한 것을 의미하므로 의료적 지원이 필요하며, 장애는 손상으로 인해 특정 영역인 읽기, 보기, 걷기, 듣기 등에

능력저하가 생기는 경우 교육훈련 등의 지원이 필요하다.

1) 1980년 세계보건기구의 장애 개념

1980년 세계보건기구(WHO)는 국제장애분류에서 장애를 세 가지 차원, 즉 심신의 손상, 능력장애, 사회적 불리로 정의한 이래 1983년 세계행동계획 등 유엔의 각종 선언에서 장애개념으로 받아들이고 있다. 손상은 장애와 사회적 불리에 영향을 주며, 능력장애는 개인적 차원에서 일상생활의 활동에 나타나며, 사회적 불리는 사회적 차원, 즉 다른 사람과의 관계에서 비롯되는 것으로 장애인이 경험하는 불이익, 편견, 차별 등을 의미한다.

유엔의 장애인 권리선언 제1조에는 장애인에 관한 기본 개념을 이렇게 정의하고 있다.

"장애인이라 함은 선천적이든 후천적이든 신체적, 정신적 능력의 불완전으로 인하여 일상의 개인적 또는 사회적 생활에서 필요한 것을 확보하는데 자기 자신으로서는 완전하게 또는 부분적으로 할 수 없는 사람을 의미한다."

(1) 손상(impairment)

손상은 신체구조학적, 해부학적 기능 및 심리적인 구조나 기능의 일부가 상실한 상태를 말하는 것으로 미국의학협회의 정의에 의하면 손상은 전문가적 결정으로 이는 증후나 증상, 검사 시 소견 또는 심리적 검사에 입각해서 평가된 해부학적 또는 기능적 이상이나 의미 있는 행동상의 변화를 말한다. 이러한 손상은 평가 당시 이 손상이 변동 안 될 것으로 생각되거나 진행성이 없는 영구적인 손상, 즉 불가역적 상태를 의미한다. 손상의 개념에서 볼 때 장애인은 시각, 청각, 언어, 지체, 정신지체, 정서장애 등 외부로 현저하게 나타나는 비정상적인 특성을 가진 자를 말하며, WHO에서 손상에 포함되는 장애분류 내용은 지적손상들, 기타 정신적인 손상, 언어손상, 청각손상, 시각손상, 내장의 손상, 골격의 손상, 기형의 손상 등을 의미한다.

(2) 능력장애(disability)

능력장애란 기능제약으로 인하여 나타나는 능력저하로 정상적이라고 생각되는 방법이나 범위에 속하는 행동이 불가능하거나 제한되어 있는 상태로 인해 활동하는 능력의 결여 또는 제한을 가진 상태를 의미한다. 즉, 능력장애는 정신적, 신체적 손상의 결과만이 아닌 그 상태에 대한 개인의 적응의 결과로서 신체장애의 직접, 간접적인 영향으로 의식구조기능에 발생한 의식장애가 신체장애와 합해진 것을 말한다. 능력장애의 개념에서 볼 때 장애인은 노인이나 만성질환자로서, 직장인으로서, 가장이나 주부로서 정해진 기능을 발휘하지 못하는 경우도 포함되며, WHO의 능력장애에 포함되는 장애분류 내용은 행동상의 장애, 의사소통 장애, 개인생활보호(care) 장애, 운동장애, 신체자세(baby position) 장애, 숙련장애, 상황적(situational) 장애, 특수기교 장애, 기타 활동장애 등을 의미한다.

(3) 사회적 불리(handicap)

사회적 불리는 기능장애나 능력장애로 인하여 일상생활이나 사회생활을 하는데 제한을 받거나 지장을 초래하는 상태를 의미하는 것으로 장애인과 그를 둘러싼 주변환경과의 관계에서 발생되는 문제이다. 이것은 비장애인은 이용 가능하지만 장애인은 이용 불가능하게 하는 여러 가지 사회제도에 대한 문화적, 물리적 또는 사회적 장벽을 의미하는 것으로, 장애인이 다른 사람과 평등하게 사회생활에 참여할 수 있는 기회를 박탈하거나 제약하는 것을 의미한다.

2) 1997년 세계보건기구의 장애 개념

세계보건기구는 1997년 새로운 장애분류표에서 1980년의 세 가지 장애 개념 손상, 능력장애, 사회적 불리가 내재하고 있는 장애에 대한 부정적 의미, 즉 장애가 개인적인 손상에서 출발하여 고정된 개념의 능력장애나 사회적 불리로 고착된다는 잘못된 의미를 바꾸기 위해 중립적 의미의 장애 개념으로 개정하였다.

세계보건기구(WHO)는 장애 개념을 손상, 활동, 참여로 정의하면서 이것은 상호관련성을 가지며, 개인의 질환과 정서상태인 보건상태와 사회환경적 요인이 복합적으로 상호작용되어 나타나는 결과라고 설명하고 있다.

환경적 요인은 사회적 태도, 건축장벽의 특징, 법 체계들을 의미하며, 개인적 요인은 성, 나이, 보건상태, 삶의 형식, 습관, 양육태도, 성격, 사회적 배경, 교육정도, 전문성, 과거와 현재의 경험, 심리적 사상이나 특성을 의미한다.

그림 1-1 \ 장애 개념

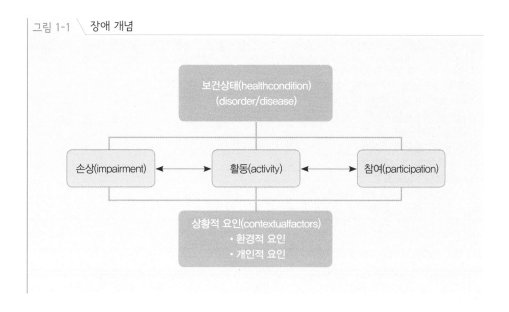

(1) 손상(impairment)

손상은 신체구조나 기능 혹은 심리적, 정신적 기능의 손실이나 비정상을 의미한다.

① 기능의 손상: 기능의 손상은 인간의 기본적인 정신기능, 음성, 언어, 청각 및 전정기능, 시각 및 다른 감각기능, 심장 및 호흡기능, 소화 및 신진대사기능, 면역 및 내분비기능, 비뇨생식기능, 신경근육 및 운동기능, 기타 내부 및 관련구조기능의 손상을 의미한다.

② 구조의 손상: 구조의 손상은 뇌, 척수 및 관련구조, 음성, 언어 및 관련구조, 귀 및 청력체계의 구조, 눈 및 관련구조, 순환계 구조 및 호흡기체계, 면역 및 내분비체계 및 관련구조, 비뇨기체계, 성욕 및 생식 관련구조, 운동 관련구조, 피부 및 관련구조의 손실 및 비정상을 의미한다.

(2) 활동(activity)의 제한

활동은 개인의 기능의 본질이나 정도의 수준을 나타내며, 활동의 지속성이나 질의 제한을 가진 자를 의미한다.

표 1-2	활동의 제한범위
활동의 제한범위	
① 시력, 청력 및 감각활동의 제한	
② 학습, 응용능력이나 수행능력 제한	
③ 의사소통 활동의 제한	
④ 운동활동의 제한	
⑤ 이동활동의 제한	
⑥ 일상생활 활동의 제한	
⑦ 가정활동 및 개인활동의 제한	
⑧ 대인관계행동의 제한	
⑨ 특별한 상황에 대한 반응이나 대처의 제한	
⑩ 보조기구 재활용품 및 기타 관련용품 사용의 제한	

(3) 참여(participation)의 제한

참여는 손상, 활동, 건강상태와 상황적 요인과 관련된 생활상황의 참여의 정도
와 본질을 나타내며, 참여의 지속성이나 질의 제한을 가진 자를 의미한다.

표 1-3	참여의 제한범위
참여의 제한범위	
① 개인적 관리에 있어 참여의 제한	
② 이동력 참여의 제한	
③ 정보교환 참여의 제한	
④ 사회적 관계 참여의 제한	
⑤ 교육, 직업, 여가 및 종교 참여의 제한	
⑥ 경제적 참여 제한	
⑦ 시민 및 지역사회 생활 참여의 제한	

2. 사회학적 관점에서의 장애 개념

개념이라는 것은 일반적으로 그 시대나 사회의 권력층이나 행위자의 가치와
신념을 반영하는 것으로 장애에 대한 개념은 사회, 환경변화에 따라 달리 정의 되어
온 것이 사실이다. 과거에는 대부분의 사람들이 장애라는 단어에 대한 사회적 인상
은 휠체어나 모금상자, 부정적 이미지의 단체 등을 연상하였으나 최근의 상황은 장
애에 대한 인식이 교통사고, 산업재해, 약물 등의 관념으로 바뀌고 있다.

1) 의학적 모델 혹은 개인적 비극모델

이 모델은 장애에 대한 개념을 의료적 혹은 개인적 관점에서 바라본다는 측면에서 시작한다. 장애 개념을 신체기능에 맞추어 의학적 측면에서 완전체가 아닌 경우는 곧 비정상으로 판정하는 것이며, 그 원인과 책임 역시 개인에게 있다는 것이다. 즉, 이 모델은 장애 개념을 사회환경과 분리하여 생각한다. 따라서 질환, 사고, 기타 원인으로 장애를 가지게 되고 이것으로 인해 가지게 되는 심리적 문제 역시 장애인의 개인적인 문제로 치부한다. 이 결과 정책의 초점도 장애인 개인에게 맞추어진다. 즉, 재활의 목표를 장애인 개인이 의학적인 치료를 받음으로써 신체적인 손상을 완화 또는 경감하고 필요한 정책도 개인을 변화시키는데 맞추어진다. 따라서 의학적 모델에서는 의사와 재활전문가들이 주요한 역할을 하며 재활서비스의 주체가 된다.

그러나 의학적 모델은 몇 가지 주요한 사실을 고려하지 못하고 있다.

① 장애가 환경적 상황에 따라 결정된다는 사실을 간과하고 있다.
② 장애인의 실제 경험을 반영하고 있지 못하다는 것이다.
③ 서비스 주체가 잘못되어 있다는 것이다.

의료적 모델의 관점은 장애개념에 대한 잘못된 선입견에서 출발하고 또한 동 개념을 정리하고 있는 재활전문가들은 자신들이 서비스 주체로 장애문제를 다루기 때문에 이와 같은 패러다임은 장애 개념을 의료적 모델로 고착화하게 만든 것이다.

2) 사회적 모델

사회적 모델은 장애인 권리확보를 위한 장애인 자조단체들이 장애문제에서 장애인들의 직접적인 경험이 중시되고 고려되어야 한다는 사상에 의해 등장하는데, 장애 개념을 사회, 환경적 및 사회적 관점에서 보아야 한다는 시각에서 출발한다. 즉, 장애라는 것은 장애를 가진 사람들이 살아가는 사회구조가 기본적으로 모든 사람들이 살아갈 수 있도록 만들어지지 못했기 때문에 발생되는 문제라는 것이다.

정책의 초점은 개인의 변화에 맞추어지기보다는 장애를 유발시키는 사회적 환경들을 개선할 수 있도록 권한을 부여하는 사회변화에 맞추어진다.

제4절 지역사회

지역사회는 지역사회 물리치료의 대상자로서 개인, 가족, 집단을 포함하는 가장 광범위하고 포괄적이며 중요시되고 있는 영역이다. 병원에서 시행되는 전통적인 물리치료영역과 지역사회 물리치료의 가장 큰 차이는 지역사회가 대상자가 되기 때문에 문제파악과 문제해결을 위한 전략 수립이 다르고 필요하다는 것이다.

1. 개 요

지역사회(community)의 어원은 'common'을 의미하는 라틴어의 'communis'로 '공유' 또는 '공통성'의 뜻을 가지고 있으므로 어떤 것을 공유하는 공동체 집단을 말한다. 사전적 어원으로 지역사회는 다음과 같이 정의된다.

① 같은 구역 안에서 같은 행정단위 하에서 생활하고 있는 사람들의 집합
② 공통의 이해관계를 가진 사람들의 집단
③ 유사성 또는 동일성, 공유, 참여 및 동료의식
④ 공통의 목표 또는 다른 목적을 위해 함께 연계된 사람들의 비제도적인 집합체

지역사회의 정의에는 **인구**, **지역**, **기능**이라는 세 가지 영역이 포함되어 있다. 인구는 지역사회 주민인 구성원들이며, 지역은 공간적, 시간적 영역을 모두 포함하며 기능은 지역사회의 활동과 목적을 의미한다.

표 1-4	<장애인의 유형 및 기준> 장애인복지법 시행령 제2조
영역	지표
인구	• 인구수, 인구밀도 • 인구학적 특성(연령, 성별, 사회경제 등) • 공식 집단(학교, 공공기관, 기업 및 사업체, 의료기관 등) • 비공식 집단(동호회, 동문회, 사교모임 등) • 연계조직(지역사회 내, 지역사회 간 연결기구)
지역	• 지리적 경제 • 지역명칭, 이름 • 지역의 크기(면적, 길이) • 도로, 교통망 • 역사 • 물리적 환경(주거상태, 토지활용)
기능	• 물품과 서비스의 생산, 분배, 소비 • 새로운 구성원의 사회화 • 사회적 통계 • 변화에 대한 적응 • 상호협조

1) 지역사회에 기반을 둔 물리치료

인간은 가정이나 지역사회 안에서 가능한 한 자립해서 기능하는 것을 학습하기 위해 자신의 실제 지역사회 내의 수단을 활용하여 물리치료를 수행한다는 것이 지역사회 물리치료의 기본 철학이다. 지역사회 물리치료는 다음과 같은 내용을 포함하여야만 한다.

① 지역사회 구성원 중 모든 질환자 및 장애인에 대한 물리치료 시행한다.
② 경제적인 이유 없이 물리치료에 대한 기회는 균등해야 한다.
③ 사회적 통합을 지향하는 지역개발을 위한 하나의 전략으로 사용된다.

2) 지역사회에 기반을 둔 보건의료서비스

① 지역사회 물리치료보다 포괄적인 의미이다.
② 예방과 건강증진을 목적으로 한다.
③ 급성기와 만성기의 의학적 케어를 시행한다.
④ 교육훈련과 재활을 변행한다.

⑤ 직접·간접의 서비스를 제공한다.
⑥ 지리적 위치 이상의 것을 의미하고 집단적 건강에 대한 서비스를 제공한다.

3) 지역사회 건강증진

건강에 이바지하는 행동에 대한 교육적, 사회적, 환경적 지원을 조합한다.

① 교육적: 학교, 직장, 조직, 미디어를 통해 개인, 가족, 집단, 지역사회에 지도
② 사회적: 건강과 건전한 상태를 지원하는 조직, 법률정치, 경제의 변화
③ 환경적: 건전한 상태를 강화하는 환경을 최적화, 손상하는 환경 감소

4) 지역사회 물리치료의 특성

지역사회는 구성원인 지역주민의 건강 수준에 대해 여러 가지 측면에서 접근해야만 한다. 이러한 요인들을 이해하는 것은 물리치료를 함에 있어 중요하다.

① 문화적 특성: 지역형태, 종교, 생활양식, 사회계층 등은 건강행위와 습관에 영향을 미친다.
② 정치적 특성: 정책, 제도, 관리운영 등은 지역사회 내 다양한 건강자원의 분포와 운영방법에 영향을 준다. 또한 새로운 제도와 정책 수립은 지역주민들의 정치적 능력과도 관련된다.
③ 환경적 특성: 대기, 수질, 토양오염, 산업장의 작업조건 등은 건강문제의 원인과 밀접한 관계가 있다.
④ 경제적 특성: 소비행태, 구매능력, 자원동원 정도는 건강문제 해결에 필요한 능력이나 방법을 결정하는 데 고려되는 요인들이다.
⑤ 인적 특성: 지역사회 주민들의 연령, 교육, 인종, 유전적 소인, 욕구 등의 특성은 건강행위의 추구와 지역사회 보건의료사업의 발전 수준에 상호영향을 미친다.

5) 지역사회 중심 물리치료의 역사

① 1978년: 알마타선언 "모두를 위한 건강(Health for all)"

② 1989년: "Training in the community for people with disabilities" CBR 매뉴얼출판, WHO

③ 2004년: CBR 공동보고서 "CBR Joint Position Paper" 작성

④ 2006년: UN 장애인 권리협약(CRPD)에서 지역사회 개념 강조

⑤ 2010년: CBR 뉴가이드라인 제시

6) 대한민국 지역사회 중심 물리치료의 역사

① 1993년: 서울 및 경기지역 보건소대상 지역사회 중심 재활교육실시

② 1995~1997년: 서울 도봉구 보건소, 경기도 남양주시 보건소 시범실시

③ 1998~1999년: 경기도 전 보건소 시범실시

④ 2000년: 전국 16개거점 보건소 선정 및 사업실시, 국민건강증진기금지원

⑤ 2004년: 전국거점 보건소 20개소 확대

⑥ 2005년: 전국거점 보건소 25개소 확대

⑦ 2006년: 전국거점 보건소 45개소 확대

⑧ 2011년: 전국거점 보건소 60개소 확대

7) 지역사회 물리치료 대상 장애인의 유형

지역사회의 장애인 유형 및 기준은 〈표 1-5〉와 같다.

표 1-5	<장애인의 유형 및 기준> 장애인복지법 시행령 제2조(별표 1)
유형	기준
지체 장애인	가. 한 팔, 한 다리 또는 몸통의 기능에 영속적인 장애가 있는 사람 나. 한 손의 엄지손가락을 지골(指骨: 손가락뼈) 관절 이상의 부위에서 잃은 사람 또는 한 손의 둘째 손가락을 포함한 두 개 이상의 손가락을 모두 제1지골 관절 이상의 부위에서 잃은 사람 다. 한 다리를 리스프랑(Lisfranc: 발등뼈와 발목을 이어주는) 관절 이상의 부위에서 잃은 사람 라. 두 발의 발가락을 모두 잃은 사람 마. 한 손의 엄지손가락 기능을 잃은 사람 또는 한 손의 둘째 손가락을 포함한 손가락 두 개 이상의 기능을 잃은 사람 바. 왜소증으로 키가 심하게 작거나 척추에 현저한 변형 또는 기형이 있는 사람 사. 지체(肢體)에 위 각 목의 어느 하나에 해당하는 장애 정도 이상의 장애가 있다고 인정되는 사람

뇌병변 장애인	뇌성마비, 외상성 뇌손상, 뇌졸중(腦卒中)등 되의 기절적 병변으로 인하여 발생한 신체적 장애로 보행이나 일상생활의 동작 등에 상당한 제약을 받는 사람
시각 장애인	가. 나쁜 눈의 시력(만국식 시력표에 따라 측정된 교정시력을 말함. 이하 같다)이 0.02 이하인 사람 나. 좋은 눈의 시력이 0.2 이하인 사람 다. 두 눈의 시야가 각각 주시점에서 10도 이하로 남은 사람 라. 두 눈의 시야 2분의 1 이상을 잃은 사람
청각 장애인	가. 두 귀의 청력 손실이 각각 60데시벨(dB)이상인 사람 나. 한 귀의 청력 손실이 80데시벨 이상, 다른 귀의 청력 손실이 40데시벨 이상인 사람 다. 두 귀에 들리는 보통 말소리의 명료도가 50퍼센트 이하인 사람 라. 평형기능에 상당한 장애가 있는 사람
언어장애인	음성기능이나 언어기능에 영속적으로 상당한 장애가 있는 사람
지적 장애인	정신발육이 항구적으로 지체되어 지적 능력의 발달이 불충분하거나 불완전하고 자신의 일을 처리하는 것과 사회생활에 적응하는 것이 상당히 곤란한 사람
자폐성 장애인	소아기 자폐증, 비전형적 자폐증에 따른 언어·신체표현·자기조절·사회적응기능 및 능력의 장애로 인하여 일상생활이나 사회생활에 상당한 제약을 받아 다른 사람의 도움이 필요한 사람
정신 장애인	지속적인 정신분열병, 분열형 정동장애(情動障碍: 여러) 현실 상황에서 부적절한 정서 반응을 보이는 장애), 양극성 적동장애 및 반복성 우울장애에 따른 감정조절·행동·사고기능 및 능력의 장애로 인하여 일상생활이나 사회생활에 상당한 제약을 받아 다른 사람의 도움이 필요한 사람
신장 장애인	신장의 기능부전(機能不全)으로 인하여 혈액투석이나 복막투석을 지속적으로 받아야 하거나 신장기능의 영속적인 장애로 인하여 일상생활에 상당한 제약을 받는 사람
심장장애인	심장의 기능부전으로 인한 호흡곤란 등의 장애로 일상생활에 상당한 제약을 받는 사람
호흡기 장애인	폐나 기관지 등 호흡기관의 만성적 기능부전으로 인한 호흡기능의 장애로 일상생활에 상당한 제약을 받는 사람
간장애인	간의 만성적 기능부전과 그에 따른 합병증 등으로 인한 간기능의 장애로 일상생활에 상당한 제약을 받는 사람
안면장애인	안면 부위의 변형이나 기형으로 사회생활에 상당한 제약을 받는 사람
장루·요루 장애인	배변기능이나 배뇨기능의 장애로 인하여 장루(腸瘻)또는 요루(尿瘻)를 시술하여 일상생활에 상당한 제약을 받는 사람
간질 장애인	간질에 의한 뇌신경세포의 장애로 인하여 일상생활이나 사회생활에 상당한 제약을 받아 다른 사람의 도움이 필요한 사람

표 1-6　장애인 복지서비스 요구도 (단위: %, 명)

구분	1순위	2순위	3순위
주거보장	15.4	6.6	12.4
장애예방	3.6	4.3	5.1
보육·교육보장	3.5	4.1	5.0
의료보장	30.1	28.9	15.6
이동권보장	3.1	3.5	6.2
고용보장	8.6	12.5	9.8
문화여가생활 및 체육활동보장	1.4	3.8	6.1
소득보장	21.9	25.5	21.4
장애인 인권보장	5.7	6.5	9.3
장애인 인식개선	4.3	4.0	8.5
없음	1.8	0.0	0.2
기타	0.7	0.3	0.4
계	100.0	100.0	100.0
전국추정수	2,137,226	2,074,880	1,970,848

출처: 장애인 실대조사, 2008년.

표 1-7　장애인 건강검진 수검률 (단위: %, 명)

시도명	장애인			장애유형	
	대상자	수검자	수검률	지체장애 수검률	뇌병변장애 수검률
서울특별시	183,125	106,632	58.23	63.74	38.37
부산광역시	65,915	42,983	65.21	69.78	46.74
대구광역시	44,979	27,841	61.90	66.68	41.93
인천광역시	57,719	35,274	61.11	65.85	39.58
광주광역시	27,661	17,569	63.52	67.38	44.58
대전광역시	30,886	19,902	64.44	69.11	44.20
울산광역시	26,898	17,719	65.87	71.44	43.72
경기도	233,635	143,286	61.33	66.28	40.72
강원도	35,536	22,401	63.04	67.48	44.21
충청북도	34,083	22,544	66.14	70.19	48.07
충청남도	47,991	29,663	61.81	66.34	41.45
전라북도	43,995	29,144	66.24	70.35	49.89
전라남도	46,781	30,207	64.57	68.80	46.91
경상북도	57,089	36,719	64.32	68.96	45.55
경상남도	69,966	44,607	63.76	68.33	44.20
제주특별자치도	11,146	6,421	57.61	61.67	40.97
계	1,017,405	632,912	62.21	67.05	42.47

출처: 국민건강보험공단, 2011년.

표 1-8	등록장애인 현황				(단위: %, 명)
구분	2005년 (2/4분기)	2008년 (1/4분기)	2010 (4/4분기)	증가수*	증가율*
지체장애	923,183	1,132,116	1,337,722	414,539	44.9
뇌병변장애	154,614	219,156	261,746	107,132	69.3
시각장애	180,526	220,061	7,920	68,733	38.1
청각장애	151,184	207,383	9,772	109,219	72.2
언어장애	13,874	15,103	249,259	3,333	24.0
지적장애	123,868	140,079	57,142	37,381	30.2
자폐성장애	8,754	12,329	12,864	6,134	70.1
정신장애	59,223	84,780	2,696	36,598	61.8
신장장애	40,288	48,284	17,207	16,854	41.8
심장장애	12,226	14,606	14,888	638	5.2
호흡기장애	10,815	14,393	13,072	4,736	43.8
간장애	4,583	6,514	95,821	3,337	72.8
안면장애	1,311	2,185	161,249	1,385	105.6
장루·요루장애	8,848	11,356	260,403	4,224	47.7
간질장애	6,032	8,881	15,551	3,740	62.0
전체	1,699,329	2,137,226	2,517,312	817,983	48.1

* 2005년 대비 2010년 증가수 및 증가율.
출처: 장애인 실태조사, 2008년, 등록장애인 현황, 보건복지부 통계자료, 2011.

장애인의 복지서비스 요구도는 의료보장이 30.1%로 가장 높았고, 그 다음으로 소득보장(21.9%), 주거보장(15.4%) 순이었다(〈표 1-6〉).

장애인의 건강검진 수검률은 울산에서 가장 높게 나타났고 제주도에서 가장 낮게 나타났다(〈표 1-7〉).

등록장애인은 2005년 1,699,329명에서 2008년 2,137,226명, 2010년 2,517,312명으로 5년 사이에 등록장애인수가 약 81만 7천명에 늘어나 전체 48.1%의 증가율을 나타냈다(〈표 1-8〉).

장애원인은 전반적으로 후천적 원인이 90.0%로, 특히 후천적 원인 중 질환(55.6%)이 사고 (34.4%)보다 21.2% 포인트 높게 나타났다(〈표 1-9〉).

표 1-9	장애인 실태 및 원인						(단위: %, 명)
구분	선천적 원인	출산시 원인	후천적 원인		원인불명	계	전국 추정수
			질환	사고			
지체장애	2.5	0.1	45.6	51.3	0.5	100.0	1,132,117
뇌병변장애	2.4	1.8	86.9	8.3	0.5	100.0	218,561
시각장애	3.0	0.3	58.6	35.1	3.1	100.0	220,061
청각장애	7.4	0.0	73.7	13.4	5.6	100.0	207,383
언어장애	21.4	1.3	53.3	8.0	16.0	100.0	15,102
지적장애	28.9	2.5	18.5	9.2	40.9	100.0	139,138
자폐성장애	22.3	4.2	9.2	1.0	63.4	100.0	12,150
정신장애	1.7	0.0	80.9	13.9	3.5	100.0	84,781
신장장애	0.4	0.0	98.5	1.1	0.0	100.0	48,284
심장장애	11.4	0.0	87.5	1.0	0.1	100.0	14,606
호흡기장애	0.0	0.0	98.6	1.4	0.0	100.0	14,393
간장애	3.3	0.0	96.4	0.3	0.0	100.0	6,514
안면장애	18.8	0.0	21.1	57.9	1.9	100.0	2,185
장루·요루장애	1.1	0.0	94.3	4.5	0.0	100.0	11,355
간질장애	3.9	0.9	58.1	19.7	17.4	100.0	8,882
전체	4.9	0.5	55.6	34.4	4.6	100.0	2,135,512

출처: 장애인 실태조사, 2008년.

8) 지역사회 복지서비스 내용

현재 지역사회 재활관련 시설에서 실시하고 있는 장애인들에 대한 주요 서비스는 진단 및 판정, 의료재활, 교육재활, 사회 및 심리재활, 직업재활, 지역사회 개발 및 자원의 효율적 활용, 지역사회 조직의 활성화, 사회적응유도 등을 들 수 있다. 서비스 실시주체는 장애인종합복지관, 종합사회복지관의 재가복지봉사센터, 일선행정 기관인 동사무소, 보건소, 각종 관련단체 등에서 서비스를 제공하고 있으며 서비스의 주요 내용은 〈표 1-10〉과 같다.

표 1-10 재가복지서비스의 주요내용

서비스 제공기관	서비스 영역	서비스 내용
장애인 종합복지관	의료재활	진료, 진단, 각종 검사, 물리·작업·운동·언어·약물치료, 보장구처방 및 장착훈련, 치과진료, 수술의뢰, 진료실 운영
	교육재활	학령 전 장애아조기교육, 장애아학습지도, 청각 및 시각장애아 조기교육
	직업재활	직업상담, 직업능력평가, 직업훈련, 보호작업장훈련, 자립작업장 운영, 재가장애인 부업지도, 장애인자영지도, 취업알선 및 사후지도, 직업정보은행 운영
	사회심리적 재활	재활상담, 심리치료, 가족치료, 심성개발, 사회적응훈련, 특별활동, 체육활동, 교양강좌, 여름 및 겨울학교, 결혼상담 및 맞선대회, 점자 및 녹음도서실 운영, 재활전화상담실 운영, 만남의 장 개최, 백일장, 사생대회, 예술제 개최
	기타 사업	장애인 욕구 및 실태조사, 재활연구 및 자료제작, 재활 프로그램 개발 및 평가, 자료실 운영, 정보제공, 타기관과의 연계사업
재가복지센터	재가장애인 순회재활 서비스	상담, 정보제공, 부모지원, 진단, 치료, 교육, 가정봉사(가사, 간병, 정서, 결연, 의료, 자립지원서비스), 장애인심부름센터 운영, 재가장애인결연, 장애인자녀지도, 지역체육대회 개최, 무료이발 및 미용, 무료투약, 관광 및 경로잔치
	사회교육	장애인부모교육, 재활전문요원교육, 실습생교육, 자원봉사자교육, 지역지도자교육, 수화교육, 일일장애체험, 장애예방교육
	지역사회 조직 및 자원활용	지역대책위원회, 자문위원회, 부모회, 후원회 등 조직 및 운영, 자원봉사자 모집 및 활용, 후원사업 실시, 전시회·바자회 개최
	계몽 및 홍보	관보발행, 의식개혁을 위한 각종 팜플렛 제작배포, 방문 및 견학자를 통한 홍보, 시청각자료 제작
보건소	직접 간호	정서적 지지, 운동지도, 혈압관리 및 투약, 가족교육, 보행지도, 일상생활동작지도, 재활운동기구대여, 언어훈련, 욕창치료, 사회적응훈련
	재활기관과 연계서비스	재활병원에 의뢰, 개인의원 및 일반종합병원에 의뢰, 의료기관까지 이송수단 제공, 장애등급평가 의뢰, 재활훈련(운전면허, 컴퓨터 등)의뢰, 특수교육 의뢰
	복지기관과 연계서비스	의료보호정책 등 동사무소와 관련된 서비스 협조, 후원금 및 기타 복지기관과 관련된 서비스 협조, 도우미 및 자원봉사자 연결서비스, 보장구 및 재활용품 구입원조서비스

9) 지역사회 재활서비스의 문제점

일반적으로 지역사회 내에서 이루어지고 있는 **재활서비스의 문제점**은 다음과 같다.

① 대부분의 서비스가 장애유형, 장애정도 및 장애인의 환경과는 관계없이 공통적으로 제공되는 단편적인 서비스가 주류를 이루고 있어 재활기관의 특성이나 지역사회의 환경에 따른 다양한 재활서비스 프로그램들이 개발되지 못하고 있다.

② 지역사회 재활서비스기관들이 상호조정과 연계를 통한 장애인의 복합적인 욕구를 충족시킬 수 있는 통합적인 서비스 방안을 확보하지 못하고 있다. 장애인의 문제는 특정 기관에서 혼자서 해결할 수 있는 성질의 것이 아님에도 불구하고 기관과의 연계체계의 결여로 인해 장애인의 서비스 욕구를 충족시킬 수 없다.

③ 이용시설과 이용시설, 이용시설과 수용시설, 재활서비스 관련기관들의 상호협력체계를 강화시켜 주는 조정기관이 없어 서비스의 중복과 누락을 동시에 경험하고 있다(이는 지역사회 내에 장애인의 자립생활 지원서비스를 조정할 수 있는 기관의 부재를 의미하며 이러한 기능을 담당할 수 있는 지역사회 자립생활지원센터의 개설이나 기존의 장애인종합복지관 또는 현재 장애인재활협회 대구지부와 같은 재활서비스기관이 담당해야 할 것이다).

특히 의료재활시설과 특수교육시설, 사회복지시설 간의 유기적 관계형성이 장애인들의 자립생활에 필수적인 것임에도 불구하고 현재는 특수교육은 특수교육대로, 의료는 의료대로, 사회복지시설은 사회복지시설대로 서비스를 진행하므로 장애인에 대한 종합적인 서비스를 실시하지 못하고 있다.

④ 사회복지분야의 가장 근본적인 문제점으로 지적되고 있는 인적·물적 자원의 제약으로 인한 서비스 공급이 절대적으로 부족한 상황에서 자원활용 계획이나 방안을 마련하지 못하고 있다.

⑤ 가족지원서비스의 결여로 인한 가족의 부담 증가가 원천적으로 장애인의 자립생활을 방해하고 있다. 따라서 장애가족에 대한 적극적 개입 프로그램이 마련되어야 한다.

⑥ 재가복지 욕구가 증대함에도 불구하고 이를 지역사회에 수용할 수 있는 사회복지시설의 미비이다. 장애인은 생애주기에 걸쳐 필요한 서비스가 체계적으로 전개되어야 하지만 이에 대한 서비스 시설의 부족으로 서비스가 중도에 중단되는 경향이 높다.

특히 다양한 직업재활시설의 부족은 교육과 복지의 연결을 차단하고 장애인의 직업재활의 부진을 야기하는 가장 큰 원인이라고 할 수 있다. 대부분의 장애인들이 직업준비가 채 이루어지지 못한 상황에서 직업을 요구하기 때문에 질적인 취업으로 연결시킬 수가 없다.

⑦ 기존의 장애인종합복지관의 프로그램이 장애아동을 대상으로 하는 사업에 치중을 하는 경향이 있으며, 이는 지역사회 내에 장애인종합복지관이 한 개 뿐이어서 더욱 이러한 현상이 강화되는 것으로 판단된다. 따라서 지역사회 내에서의 장애인종합복지관의 기능에 대한 전면적인 검토와 대구시의 인구를 감안할 때 장애인종합복지관의 증설이 필요하다.

⑧ 지역사회 주민의 참여를 증대시킬 수 있는 프로그램의 부족과 지역사회 주민들에 대한 계몽 프로그램이 적극적으로 이루어지지 못하고 있어 지역사회의 인적·물적 자원의 계속적인 개발과 활용이 지속적으로 이루어지지 못하고 있다.

⑨ 재활전문가들의 전문적 지식과 실무교육이 체계적으로 이루어지지 못하고 있다. 장애인들이 지역사회에서 자립생활을 할 수 있도록 하기 위해서는 이에 대한 기본적인 철학이나 지식을 가지고 있어야 하며 실무에 필요한 기술들에 대한 교육이 강화되어야 한다.

제 5 절 지역사회모델의 이론적 배경

1. 지역사회이론

1) 구조기능론

① 사회는 여러 부분으로 구성되어 있고, 각 부분은 합의된 가치와 규범에 따라 변화하며, 균형 또는 안정을 강조한다.

② 사회는 경제, 종교, 가족 등과 같이 다수의 상호연관적이고 상호의존적인 부분들로 구성되면서 동시에 각 부분들은 전체가 성공적인 기능을 발휘할 수 있도록 기여한다.

③ 지역사회를 하나의 사회체계로 간주한다.

④ 지역사회의 기능을 생산·분배·소비의 기능, 사회화의 기능, 사회통제의 기능, 사회통합의 기능, 상부상조의 기능으로 구분한다.

(1) 지역사회에 적용되는 관점

① 지역사회는 정부, 경제, 사회, 종교, 가족 등과 같은 다양한 하위체계들로 구성되어 있는 하나의 체계이다.

② 하위체계 내의 성원들 간에, 하위체계들 간에 상호관련성이 있다.

③ 지역사회를 포함한 모든 사회체계는 균형상태를 향해 움직이는 경향이 있다. 그 결과 다양한 부분들 간에 조절, 조정, 통합이 이루어지면서 균형상태를 유지한다.

④ 하위체계들 간의 상호관련성이 있다 하더라도 각각의 하위체계들 역시 하나의 분리된 실체를 이루고 있다. 사회체계는 심리적·사회적·지리적 경계를 가지게 된다.

(2) 지역사회의 한계

지역사회의 유지와 균형에 주로 관심을 가지고 있기 때문에 지역사회의 변화나 지역사회에서의 자원, 권력을 둘러싼 하위체계들 간의 갈등을 설명하는 데 다소 취약하다.

2) 갈등이론

갈등이론을 중심으로 삼는 관점에서는 지역사회에 존재하는 갈등현상에 주목한다. 지역사회 내의 구성원들이 경제적 자원, 권력, 권위 등이 불평등한 배분관계에 놓일 때 갈등이 발생하고, 이러한 갈등관계를 통해 지역사회의 변동을 초래한다고 본다.

(1) 지역사회의 갈등에 대한 이해

① 지역사회의 갈등은 경제적 문제로 인한 갈등, 권력이나 권위로 인한 갈등, 문화적 가치 및 신념의 차이로 인한 갈등에 연유한다.
② 지역사회의 갈등은 특정 쟁점에서 일반 쟁점으로 변화될 수 있고, 지역사회의 갈등이 지속되면 새로운 쟁점이 제기되거나 특정 쟁점에 대한 반대에서부터 반대자에 대한 직접적인 적대감으로 비화되는 경향이 있다.
③ 지역사회 구조에 대한 갈등의 영향으로 조직 간의 변동이 일어난다.
④ 영향력 있는 지역사회 지도자들 및 지역사회 조직들은 갈등에 많은 영향을 미칠 수 있다.
⑤ 지역사회 문제나 주민의 욕구를 해결하기 위해서는 지역사회 갈등의 주요 소재인 권력, 경제적 자원, 권위 등의 재분배를 요구하게 되고, 이에 따라 사회행동으로 표출된다.

2. 사회체계이론과 생태학 이론

1) 사회체계이론
(1) 사회체계론적 관점의 특성

① 다양한 체계들 간의 상호작용을 강조한다.
② 사회를 구성하는 크고 작은 모든 체계는 서로 연결되어 상호작용을 나누는 부분들의 합(合)으로서 하나의 전체로서의 살아있는 개방체계를 이룬다.
③ 상호작용 중에 있는 부분들이 하나의 전체 환경을 만들어가며, 그렇게 만들어진 전체 환경은 다시 부분들에게 영향을 미침으로써 부분과 전체는 뗄래야 뗄 수 없는 하나의 공동체로 공존하고 있는 것이다.
④ 개인을 사회에 그리고 사회를 개인에게 연결하는 중간단계이다. 따라서 지

역사회는 전체 사회의 하위체계이다.

⑤ 사회제도들은 생산-분배-소비, 사회화, 사회통제, 사회참여, 상호부조의 기능을 수행하는 하위체계들이다.

⑥ 사회체계론적 관점은 수평적인 관점과 수직적인 관점에 초점을 두고 있는데, 수평적으로는 지역사회의 하위체계들이 지역사회 내에 상호작용하는 방식이며, 수직적으로는 지역사회 외부에서 하위체계들이 다른 외부체계와 상호작용하는 방식이다.

(2) 사회체계이론의 적용

① 사회체계론적 관점은 지역사회체계 내에 다양한 사회제도들을 관련시키는 방식으로, 지역사회의 능력을 향상시키기 위해서는 전체로서의 지역사회체계와 지역사회 내의 다수의 하위체계를 동시에 고려해야 한다는 것이다. 좋은 지역사회는 지역사회 주민의 이익을 위하여 하위체계들이 효과적으로 작동하는 상태를 말한다.

② 지역사회를 체계론적 관점에서 보는 것은 지역사회를 하나의 행위자로 보는 것을 의미한다. 즉, 사회체계이론은 지역사회가 구조화되고 조직화되는 방식을 설명해준다. 지역사회는 지위, 역할, 집단, 그리고 제도들로 이루어진 하나의 체계로서 파악될 수 있다. 지역사회의 각 구성요소들이 상호긴밀하게 연결되어 집단이 형성되고, 여러 집단이 서로 결합되어 제도를 이루고, 여러 제도들이 서로 결합되어 지역사회를 이룬다.

2) 생태학 이론

(1) 생태학적 이론의 특성

① 환경과의 적합성, 상호교류, 적응을 지지하거나 방해하는 요소를 중요하게 여긴다.

② 가족, 지역사회, 문화 등 인간이 몸담고 있는 생태환경을 보다 체계적으로 구조화하고 이들 환경체계와 개인의 발달 간의 관계를 이해하고자 한다(Person in Environment, PIE).

(2) 생태학적 이론의 적용

① 생태학적 관점은 문화적, 역사적 맥락에서 환경 또는 개인을 독립적으로 간

주하기보다는, 개개의 인간과 환경의 관계가 긍정적인 관계인지, 부정적인 관계인지, 중립적인 관계인지를 밝히는 방법이다.

② 생태학적 개념은 개인, 가족, 집단, 조직에서 뿐만 아니라 지역사회, 정치활동에 유용하게 적용되고 있다. 즉, 생태학 개념은 인간과 환경, 그리고 그 둘의 상호작용에 동시에 초점을 맞추게 해준다.

③ 생태학적 이론은 사회복지실천의 사회환경을 개념화하는 데 광범위하게 활용되고 있다. 이 이론은 사람들이 해당 지역사회 환경과의 상호의존성, 그 지역사회와 다른 지역사회와의 상호작용에 초점을 두고 있으며, 인구집단의 이동, 이민과 이주, 성장의 역동성 등 변화하는 지역사회의 특성을 이해하는 데 도움을 준다.

④ 이러한 관점에 따라 실천을 하면, 사람과 사회환경 간에 질서 있고 건설적인 방식으로 변화가 일어날 때 지역사회의 역량이 커지고 지역주민들을 위한 필요한 자원을 원활히 제공할 수 있게 된다.

3. 자원동원이론과 교환이론

1) 자원동원이론

(1) 자원동원이론의 특성

① 사회운동조직의 역할과 한계를 규명하는 이론이다.

② 사회적 항의는 사회운동조직이 대중의 인지와 정당성을 획득하기 위해 사용하는 일차적인 방법의 하나이다.

③ 사회운동의 성패는 조직원 충원과 자금조달 그리고 적절한 조직구조를 개발할 수 있는 능력에 달려 있다.

④ 사회운동이 성공하기 위해서는 조직원들의 집합적 정체성 형성을 돕고 이것을 토대로 지원들의 헌신을 이끌어낼 수 있는 환경의 조성이 필요하다.

(2) 자원동원이론의 한계

자원동원을 위한 외부자원의 의존은 조직의 자율성과 역동성의 약화를 가져올 수 있다.

(3) 자원동원이론의 적용

① 사회적 불만의 팽배를 사회운동의 직접 원인으로 보는 전통적인 시각을 비판한다.

② 사회행동으로써 집합행동이 일어나기 위해서는 계기가 필요하다고 주장한다.

③ 이러한 계기를 만들어 내는 사람은 운동가이며, 운동가는 조직 속에서 활동한다.

④ 조직이 활성화되기 위해서는 자원이 필요하며 자원의 유무에 따라 사회운동의 성패가 결정된다.

⑤ 자원에는 돈, 정보, 사람, 조직원 간의 연대성, 사회운동의 목적과 방법에 대한 정당성이 포함된다.

(4) 자원동원의 과제

① 조직원을 확보한다.

② 잠재적 조직원에 대한 조직의 철학과 이념의 전달한다(잠재적 조직원 충원에 큰 영향을 줌).

(5) 사회운동단체가 힘을 갖기 위한 과제

① 보다 적극적인 참여와 활동을 위해 회원 간의 동질적 정체성을 갖는 것이 필수적이다.

② 강력한 운동조직들은 그들의 대의를 전달하기 위해 외부의 여러 가지 채널을 활용한다.

③ 재정의 안정성 측면에서 볼 때 충성심이 강한 회원과 거액기부자 확보한다.

2) 교환이론

(1) 교환이론의 특성

① 인간은 합리적인 동물이며, 최대의 이익을 추구하려는 경향이 있다고 전제한다.

② 이 관점에서는 사람들 사이에 이루어지는 교환과정에 초점을 두고, 사회적, 물질적 자원의 교환을 인간 상호작용의 근본형태로 파악한다.

③ 개인이나 집단은 다른 사람이나 집단에게 무엇을 주는 대신 다른 보상을 얻

으려고 하거나 얻을 수 있다고 생각할 때 상호작용이 일어난다.

④ 쌍방 간에 교환의 행위가 반복이 되면 개인이나 집단 간의 사회적 관계는 더욱 강화된다.

(2) 호만스(G. Homans)의 교환이론

① 모든 사회적 상호작용에는 반드시 교환이 관계되어 있다.

② 사람들은 교환과정에서 돌아올 보상과 지불해야 될 비용을 면밀히 검토하여 최소의 비용으로 최대의 보상을 얻을 수 있는 길을 선택한다.

③ 보상이나 이익은 관계에서 도출되는 긍정적인 결과를 가리킨다.

④ 보상이나 이익은 심리적 안정, 사회적 지위, 만족감, 사람에게서 받는 인정이나 동정과 같은 심리 · 결과물을 비롯하여 경제적 · 물리적 이득까지 포함된다.

⑤ 보상의 획득에는 언제나 비용이 따른다. 만일 비용이 보상보다 커지게 된다면 관계는 유지되기 어렵다.

(3) 블라우(P. Blau)의 교환이론

① 미시적인 수준에서 출발해서 사회구조와 조직까지 연결한다.

② 교환이라는 인간의 사회적 행동이 어떠한 경로를 통해 사회적 유대(평등의 관계) 또는 차별적 지위구조(불평등의 관계)를 만들어 내는지에 관심을 가진다.

③ 교환이 평등한 관계로 이어질지 아니면 불평등한 관계로 이어질지는 교환에서 얻는 이익의 호혜성(reciprocity) 여부에 달려있다.

④ 호혜성(reciprocity) 교환은 사람 사이의 신뢰와 유대를 강화한다.

⑤ 타인이 필요로 하는 서비스에 대한 통제력을 가지는 한편, 타인의 서비스를 필요로 하지 않는 사람은 타인에 대하여 권력을 행사할 수 있는 위치에 있게 된다. 즉, 권력구조는 불평등한 교환관계로부터 만들어진다.

⑥ 교환작용이 일어나면서 자원의 소유여부에 따라 권력과 지위는 분화되고 집단의 인정을 받기 시작한 권력은 권위로 굳어져서 조직의 안정과 균형의 기본을 이루게 된다.

⑦ 어느 단계에서 성원들이 불충분한 보상을 받고 있다고 느끼거나 권력이 성원들이 인정한 것 이상으로 행사될 때에는 갈등과 불만이 폭발해서 조직은 불균형상태에 빠짐으로써 구조적 변화를 일으킨다. 따라서 사회생활을 균

형과 불균형의 변증법적 과정으로 본다.

(4) 교환이론의 적용

① 지역사회복지의 실천 역시 교환의 장에서 이루어진다.
② 지역사회 차원에서의 중요한 교환자원으로는 상담, 지역중심 서비스, 기부금, 재정지원, 정보, 정치적 권력, 의미, 힘 등이 포함된다.
③ 지역사회 문제가 교환관계의 단절이나 불균형 때문에 생기는 것으로 보며, 교환자원의 부족·고갈상태에 빠지거나 가치저하현상을 보일 때 지역사회 문제가 빚어질 수 있다고 주장한다.

4. 엘리트주의와 다원주의 이론

1) 엘리트주의(elitism)
(1) 엘리트주의 이론의 특성

① 소수의 지배 엘리트 집단(정치와 경제 등에서 중요한 정책을 결정할 때 우월한 지위에서 영향을 미치는 사람 또는 집단)이 국가의 정책을 좌우하는 권력을 장악하고 있다고 보는 견해이다. 다양한 사회집단의 역할을 강조하는 다원주의와는 상반되는 관점이다.
② 지역사회 보건정책과 관련해서는 엘리트들이 자신들의 이익을 위해 사회복지정책을 도입한다고 본다.
③ 입법가, 정부관료 등 공식적인 정책결정자들보다 지배 엘리트들이 자신의 선호나 가치에 따라 정책을 결정하는 경향을 보인다.

(2) 엘리트(elitism)주의 이론의 적용

① 지역사회 수준에서 또는 전국적인 수준에서 서로 결탁하여 권력을 독점적으로 행사하는 소수의 기업인·관료·정치가 등이 존재하며 이들에 의해 지역사회가 지배되는 경향이 있다.
② 엘리트 집단의 지향점이 일치하여 지역사회 복지시스템의 활동방향과 내용이 결정된다.

2) 다원주의(pluralism)

(1) 다원주의(pluralism) 이론의 특성

① 대표학자로는 슘페터(Schumpeter)와 달(Dahl)이 있다.

② 다원화된 현대사회에서 개개인은 특정 목표를 중심으로 여러 집단과 조직을 구성하면서 이익을 표출하는 것을 통해 정책과정에 영향을 끼칠 수 있다는 것이다. 동시에 다양한 이해관계를 대표하는 지도자들을 의회나 정부에 보냄으로써 자신들의 이해관계를 정책결정에 반영시킬 수도 있다는 것이다.

③ 이 이론에 의하면, 사회복지정책은 개개인과 집단의 이익대결과 갈등을 정부가 공정하고 종합적인 입장에서 조정한 결과로서의 균형을 의미한다.

④ 지역사회 보건정책의 내용과 형태는 이익집단들의 상대적 영향력의 정도에 따라 달라진다.

(2) 다원주의 이론의 적용

① 지역사회 권력이 집중되는 형태를 갖기보다는 전문성 등에 기반을 둔 다양한 사람들이 참여함으로써 다원화되는 경향이 있다.

② 지역사회에서는 지역복지에 대한 영향력을 행사할 수 있는 집단들이 다원화될 수 있으며 시민들이 실제로 큰 권력을 가지고 정책결정과정에 영향력을 행사할 수 있다.

③ 지역사회 문제에 대해 시민집단이 갖는 이해관계와 영향력 등의 정확한 이해, 그리고 관련 전문가들의 영향력 등에 대한 정확한 이해는 지역사회의 현실을 더 정확히 이해하고 지역복지 실천과정을 효과적이고 효율적으로 발전시키는데 기여한다고 본다.

5. 패러다임의 전환

패러다임(paradigm)이란 패턴, 모델을 의미하는 그리스어인 'paradeigma'에서 유래되었고 현상에 대한 설명이나 조사를 가능하게 하는 개념적 틀이다. 패러다임은 공통의 관심사를 갖는 특정 집단 또는 학문영역으로 정의되며 다음과 같은 2가지 개념적 특징을 갖는다.

① 중복되는 연구영역의 모든 구성요소를 그려내는 과학적 특징
② 다양한 문제에 대한 해결방법 탐색을 위한 적절한 개방성

1) 지역사회 물리치료 실행의 패러다임

기존의 의학적 모델에서의 물리치료 공급은 지역사회 중심 물리치료와 다른 패러다임을 가지고 있다. 따라서 의학적 모델에서의 기본 용어는 지역사회 물리치료에서는 부적절하다. 따라서 지역사회 물리치료 패러다임에서 용어는 다음과 같이 바뀌어야 한다.

① 환자에서 고객
② 치료에서 개입(중재)
③ 진료수가에서 지불
④ 고객중심의 접근
⑤ 참여
⑥ 정보교환
⑦ 고객의 의사결정
⑧ 선택의 존중을 촉진

2) 패러다임의 대비

패러다임의 대비는 〈표 1-11〉과 같다.

표 1-11　패러다임의 대비

의학모델	지역사회 모델
전문직이 책임을 진다	지역사회 구성원이 책임을 진다
전문직은 힘이 있다	지역사회 구성원은 힘이 있다
전문직이 결정한다	지역사회 구성원이 결정한다
전문직은 "전문가"이다	지역사회 구성원은 "전문가"이다
전문직은 기관에 대해서 답한다	전문직을 소비자에게 답한다
계획은 단편적으로 된다	계획은 협동적으로 이루어진다
문화는 부정된다	문화는 평가된다

37

3) 지역사회 자료수집방법

자료를 수집하기 위해서는 적절한 수집방법을 사용하여야만 한다. 자료의 종류는 주관적 자료와 객관적 자료로 나눌 수 있는데 주관적 자료는 지역사회 구성원으로부터 직접 수집되는 것으로 주로 설문 및 면담을 통하여 얻을 수 있으며 언어적, 비언어적 정보가 모두 해당된다. 객관적 자료는 가족, 이웃, 지역사회 구성원, 지역사회 지도자, 문헌 등으로부터 얻을 수 있다. 이러한 자료는 지역사회 물리치료를 계획하여 추진하는데 가장 기초 자료가 된다고 할 수 있다. 지역사회 물리치료사는 자료를 수집하기 전에 어느 범위 만큼 어떤 방법으로 할 것인가를 결정해야 한다.

(1) 모집단과 맥락의 평가

① 모집단의 평가
- 일반적 인구통계(연령, 성, 진단명 등)
- 현재 및 예측되는 생활과 일의 환경과 역할 기대
- 일상생활 활동, 일과 생산적 활동, 놀이나 레저활동영역에서의 현재의 수행
- 전반적인 수행 구성요소의 이점과 문제점
- 지역사회 구성원의 목표나 니즈라는 점에서의 이 요인들의 의미

② 맥락의 평가
- 기관이나 프로그램의 전반적 특징(사명, 목표)
- 물리적 환경의 특징
- 사회적 환경의 특징(규범, 정서적, 문화적 분위기 등)
- 자원의 입수가능성(공간, 대상물, 스태프 등)
- 지역사회 구성원의 목표와 니즈라는 점에서의 이들 요인의 의미

(2) 기존 자료조사

① 기존의 자료는 정부 및 기관에서 나온 통계 자료, 도서관 자료 등을 들 수 있다.

② 그 외에도 지역사회 물리치료사는 가정방문, 기관방문, 지역사회 방문을 통한 관찰, 인터뷰나 설문지와 같은 구조적 조사연구방법, 공청회, 언론매체를 통해 지역사회 평가를 할 수 있다.

(3) 지역시찰

① 지역사회를 두루 다니며 지역사회의 특성과 분위기를 관찰하는 방법이다.

② 혼자서도 가능하지만 두 사람 이상이 함께 다니며 서로 보고 느낀 것을 상대방이 적어주면 보다 효과적일 수 있다.

③ 지역시찰을 통해서 거리에 있는 사람들의 일반적 특성, 가옥의 형태 및 구조, 지역의 경계선, 사람이 모이는 장소, 교통수단, 지역사회 생활리듬, 서비스기관의 종류 및 위치, 쓰레기 처리상태, 거리의 포스터 등을 통한 분위기 등을 관찰할 수 있다.

(4) 설문조사

① 설문지를 사용하는 것은 지역사회와 지역사회 건강상태에 대한 정보를 체계적으로 얻을 수 있는 방법으로 특정한 목적을 두고 작성하는 것이다.

② 시역사회 전체의 특싱을 대표할 수 있도록 조사대상자가 선정되어야 하며, 다른 지역과 전국 자료와 비교할 수 있도록 가능하면 표준화된 조사도구를 사용해야 한다.

(5) 지역지도자 면담

① 해당 지역에 거주하는 주민 또는 보건의료인과의 대화를 통해서 자료를 수집하는 것으로 가장 기초적인 자료수집방법이다.

② 면담을 통해서 물리치료사는 지역의 역사, 장점, 단점, 지역주민을 위한 공공시설의 프로그램, 자원봉사자에 대한 정보를 얻을 수 있다.

③ 면담은 일을 효과적으로 수행하는데 필요한 신뢰관계를 구축할 수 있다.

④ 지역에 오래 거주한 지역주민과의 면담을 통해 지역의 역사적 정보를 얻을 수 있다.

(6) 참여관찰

① 지역사회 건강관련 회의, 사회적 모임, 종교행사, 특별한 행사에 참여하여 관찰하는 것은 지역사회 물리치료사에게 자료수집의 중요한 과정이다.

② 지역사회 구성원들의 행동유사점, 의사결정과정, 지역사회 모임, 참여자의 특성, 지역주민 관심도, 지역문화 등을 알 수 있다.

4) 지역사회에서 물리치료사의 역할

APTA(American Physical Therapy Association)에서는 물리치료사(Physical Therapist, PT)와 물리치료 조무사(Physical Therapy Assistance, PTA)를 위한 다양한 잠재적 역할에 대해 기술하고 있다. 병원에서 시행하는 전통적인 물리치료 이외에 물리치료의 지역사회에서의 역할에는 다음과 같은 것들이 포함된다.

(1) 물리치료 상담사

① 개인, 집단, 조직에 대한 물리치료 프로그램 상담서비스
② 물리치료 프로그램의 개발과 평가, 고객건강감독(supervisor)에 대한 모델, 조직상의 여러 문제, 임상의 관심사에 대한 정보에 대한 전문적 조언
③ 스카우트 활동, 성인교육 프로그램, 성인 데이케어, 자립생활센터, 지역사회 개발, 주택, 직장의 안전이나 건강 프로그램
④ 교육시설의 구성원

(2) 연구자

① 연구를 통해 물리치료 프로그램들에 대한 근거 확립
② 근거중심 물리치료(evidence based practice)를 지역사회에 전파

(3) 개인사업가 또는 기업가

① 파트타임 또는 풀타임으로 물리치료 관련 자영업(치료센터 또는 관련 프로그램 및 제품의 개발 및 판매)
② 지역사회의 특유한 니즈를 평가하고 반응

(4) 전문직 밖의 잠재적 역할

① 물리치료 활동지도자
② 물리치료 코디네이터
③ 물리치료 프로그램 매니저
④ 병원관리자나 전문노인케어시설 관리자

(5) 사례관리자(case manager)

① 소비자나 가족, 양육자에게 조언을 하며 경제력을 평가하는 서비스
② 충분한 임상경험을 갖고 비용지불의 메커니즘 이해
③ 만성장애에 대처하는 사람과 가족에 대한 서비스 제공

❖ 참고문헌

구성회(2008). 공중보건학. 고문사.

김영미·조정선(2013). 지역사회중심재활을 기반으로 한 서비스가 뇌졸중 환자의 기능과 삶의 질에 미치는 영향. 재활복지. Vol.17 No.3.

김정남·신유선(2013). 지역사회간호학 2판. 수문사.

문성기(2005). 공중보건학. 고문사.

민경애·김철규(2014). 지역사회간호. 지식과미래.

신현석(2007). 지역사회중심재활사업의 현황과 과제. 대한건강과학학회지. Vol.4 No.1.

유광수·강말순·곽오계·오미성·정운숙(2013). 지역사회간호학 3판. 정담미디어.

이한숙(2008). 지역중심재활사업을 위한 보건소 활성화 방안. 특수교육재활과학연구. Vol.47 No.4.

전미순·정운숙(2013). Final Check Community Health Nursing(지역사회간호) 4판. 북샘터.

조유향·박인혜·고정은·최희정·조순자 외(2014). 지역사회간호학(총론) 7판. 현문사.

Marjorie Scaffa(2011). 지역사회 재활: 작업치료 물리치료 재활간호. 영문출판사.

CHAPTER 02

지역사회 물리치료사의 역할
The Role of the Physical Therapist in Community-Based Physical Theory

학습목표

1. 지역사회 물리(작업)치료사의 역할에 대하여 설명할 수 있다.
2. 지역사회 물리(작업)치료사의 주요 직종에 대하여 설명할 수 있다.

핵심용어

- 특수학교물리(작업)치료사
- 특수학교 기숙사 생활지도원
- 요양보호사
- 노인의료복지시설 물리(작업)치료사
- 노인여가복지시설 물리(작업)치료사
- 재가노인복지시설 물리(작업)치료사
- 요양보호사교육기관 교수요원으로의 물리(작업)치료사

▫▪ CHAPTER 02 ▪▫

제1절   지역사회 물리치료사

1. 세계 지역사회 물리치료사의 정의

1) 세계물리치료사협회(world confederation for physical therapy)

물리치료사의 역할은 손상과 기능적 제한 그리고 장애 또는 기타 질병과 관련된 환자를 진단하고, 진행과정을 확인하고 중재하기 위한 검사를 포함한다고 말하고 있다. 치료적 중재를 통해 손상과 기능적 제한을 완화하고 장애를 예방하고, 전생애에 걸쳐 체력과 건강 그리고 삶의 질 증진 및 유지를 포함한다. 또한 상담자, 교육자, 관리자와 연구자로서의 기능을 포함한다. 최근에는 국가적, 지역적 보건정책과 개발자로까지 확대되고 있다.

2) 미국물리치료사협회

물리치료사는 일상생활에서 기능적 활동을 수행하거나 움직이기 위한 능력이 제한되는 건강 관련 상태나 의학적 문제가 있는 전 연령의 사람을 대상으로 진단과 치료를 하는 헬스케어전문가라고 정의하고 있다. 또한 병원 물리치료실 이외에도 너싱홈, 산업근로장, 체력단련장, 학교, 가정건강관리, 외래진료실, 개인훈련을 포함한 다양한 환경에서 사람들에게 헬스케어를 제공하여야 한다고 하고 있다.

3) 대한물리치료사협회

일반적인 물리치료사의 업무는 온열치료, 마사지, 기능훈련, 신체교정운동을 사용하는 자로 의료기사 등에 관한 법률 시행령 제2조 제1항 제3호에서 규정하고 있다.

2. 지역사회 물리치료사의 역할

1) 세계물리치료연맹 WCPT(world confederation for physical therapy)

2007년 Liz Carrington는 WCPT에서 물리치료사는 다음의 역할을 수행하여야 한다고 명시하고 있다.

① 특별한 치료서비스 제공자
② 장애인을 지원하거나 돕는 사람들이나 가족, 지역사회 중심재활(community Based Rehabilitation, CBR)에 종사하는 다른 분야의 사람들에게 적절한 교육을 실시하는 교육자
③ 지역사회에 있는 장애인에 대한 강한 긍정적 태도로 장애단체 등과 협조하여 입법과정에 참여하는 자
④ CBR 사업을 실행함에 있어서 충분한 근거를 제시하고, 사업효과성에 근거를 마련하는 연구자
⑤ 지방과 국가에서 건강증진을 위한 환경적 조건을 변화시키는 것에 정부정책, 법률과 예산을 제안하고 제정함으로써 로비스트와 중재자로서 활동하는 자

2) 미국물리치료협회(APTA)

물리치료사는 개인, 가족, 집단 및 조직뿐만 아니라 지역사회의 최적의 건강 수준을 위한 질병예방과 건강증진을 위해 다음의 역할을 수행하여야 한다.

① 직접 물리치료서비스를 제공하는 제공자, 대상자가 건강문제와 관련된 결정을 하고 가족이나 관련 분야 종사자에게 필요한 질환에 대한 정보를 제공하는 교육자
② 건강증진을 촉진할 수 있도록 동기부여를 하고 바람직한 방향으로 변화하도록 하는 변화유도자
③ 건강문제에 대한 정보를 제공하고 의료기관 등과 연계할 수 있도록 하는 상담자
④ 보건의료서비스의 다양한 유형을 제공할 수 있도록 하는 의뢰자

⑤ 지역사회 물리치료사가 접촉하는 다양한 사람들에 대하여 모범적인 역할 모델

⑥ 대상자의 건강요구와 같은 다양한 문제와 함께 한정된 자원을 가지고 적합한 치료방법의 선정과 비용을 통해 최적의 결과로 이끌어 낸 서비스에 대한 사례관리자

⑦ 지역사회 내에서 이루어지는 모든 물리치료를 포함한 건강관리 업무에 대한 관리업무자

⑧ 서비스를 받는 대상자에 대하여 최선의 서비스를 조직하고 통합하여 대상자에게 합당한 물리치료를 계획하는 조정자

⑨ 지역사회의 다양한 서비스를 제공하는 전문가들과 의사결정을 해나가는 협력자

⑩ 지역사회보건법에 의해 지역사회 보건의료계획이 필수 업무로 지정되면서 많은 비중을 차지하고 있는 지역사회의 문제를 관찰하고 해결해 나가는 연구자 등의 역할이 필요하다.

3) 광역단위 보건기획 사례 분석을 통한 지역사회 물리치료사의 역할

① **노인치매** 관련 문제: 고령화 사회 단계를 지나 초고령화 사회 진입단계를 이른 우리나라의 현실을 감안할 때 노인치매관리 문제가 심각하게 대두되고 있다. 특히, 전체 치매의 20~30%를 차지하는 혈관성 치매의 경우에는 초기 고혈압, 당뇨병, 심장질환(심근경색, 협심증, 심실세동 등)과 연관관계가 있으므로 치매관리를 통한 노인심뇌혈관 문제해결도 가능하다.

② **심뇌혈관** 관련 문제: 2008년도 다빈도 상병(외래) 상회 15개 질환 중 9위로 전국 13위보다 월등하게 상위에 있는 본태성(원발성) 고혈압 문제가 우선되어야 하나 단순히 1개 질환만 중점적으로 추진하는 것보다는 관련된 질환 전체를 대상으로 하는 심뇌혈관 질환문제를 다루어야 할 필요가 있다.

③ **건강행태** 관련 문제: 현재 처해진 질병 양상은 대부분 성인병으로 이는 생활습관에서 기인되는 질병이다. 따라서 지역사회의 개개인의 생활습관 개선과 물리치료를 통한 건강행태 개선사업이 다루어져야 한다.

제2절 지역사회 작업치료사

1. 지역사회 작업치료사의 정의

1) 세계작업치료연맹(world federation of occupational therapists)

작업치료사는 지역사회를 위하여 지식과 기술을 전수하고 개발 및 촉진할 목적을 가지는 훈련자나 교육자로서 지역사회에서 일하고 있는 사람으로 규정하고 있다.

2) 미국작업치료사협회

작업치료는 기능적 수행능력을 획득하기 위해 목적 있는 활동과 치료중재를 사용한다. 기능적 수행능력을 획득한다는 것은 신체손상이나 신체적 질환, 기능장애상태, 인지손상, 정신사회장애, 정신질환, 불리한 환경적 상황발달장애, 학습장애를 가진 이들의 최대로 가능한 수준의 독립성을 이루도록 하는 것이다(AOTA, 1993; 이건철 외, 재활의학). 2004년에는 작업치료를 삶의 활동들, 즉 작업을 치료적 목적으로 사용하는 것으로서 손상이나 질병, 질환, 장해, 장애, 활동의 제한, 참여의 위축 때문에 일상적인 자신의 역할 속에서 독립적으로 기능하는 능력에 어려움이 있거나 또는 그렇게 될 위험이 있는 개인 또는 단체들에게 치료서비스를 제공하며, 다양한 상황 속에서 수행능력을 구성하는 육체적, 인지적, 심리사회적 감각 등의 제측면을 다룸으로써, 가정과 학교, 직장, 지역사회 등의 환경과 역할을 참여하게 하여 건강과 안녕을 촉진하는 것이라고 정의하였다(AOTA, 2004; 이건철 외, 재활의학). 또한 작업치료 임상가들이 지역사회에서 건강과 안녕을 위한 서비스를 제공하는 것이라고 하고 있다(AOTA, 2007).

2. 지역사회 작업치료사의 역할

미국작업치료협회에서 정의하는 지역사회 작업치료사의 역할은 건강증진과 예방을 포함하고 있으며, 전통적인 건강관리, 교육, 지역사회, 고용주로서의 역할을 할 수 있다고 하고 있다. 특히, 지역사회에서의 작업치료사의 역할은 ① 낙상을 예방하기 위한 파트너 ② 지역활동을 위한 운전교육(Car-Fit) 프로그램 교육자 ③ 부모와 주간보호센터 직원에 대한 아동성장과 발달교육자 ④ 유니버셜 설계자에 대한 조력자 ⑤ 노인을 대상으로 하는 요양기관에서의 프로그램 설계자 ⑥ 노인건강관리자 ⑦ 안전과 손상예방을 증진하기 위한 환경평가자 ⑧ 장애를 가진 사람을 위한 지역사회 프로그램 조력자 ⑨ 자원봉사자를 위한 기술훈련과 환경수정자 ⑩ 클라이언트의 건강을 향상시키기 위해 건강증진과 예방기술을 위한 지역사회 보건종사자와 기관교육자 ⑪ 관리를 통합할 수 있는 협력 모델을 구현하는 조정자 등이 있으며, 이것에 한정하지 않는다고 하고 있다.

제3절   지역사회 물리치료사의 주요 직종

21세기 건강관리체계가 질병의 치료보다는 건강의 유지, 증진, 그리고 질병의 예방이 강조됨에 따라 다양한 분야에서 전문화된 인력의 필요성이 대두되고 있다. 지역사회 물리(작업)치료사는 의료기사 등에 관한 법률에서 규정하고 있는 물리(작업)치료사 이외에도 노인복지법, 장애인 등에 대한 특수교육법 등에 의해 규정된다.

1. 특수학교 물리치료사

(1) 근거법률
장애인 등에 대한 특수교육법 제28조 제2항 '교육감은 특수교육대상자가 필요로 하는 경우에는 물리치료, 작업치료 등 치료지원을 제공해야 한다.'

(2) 자격기준
치료지원에 필요한 인력은 「의료기사 등에 관한 법률」 제4조에 따른 면허 또는 「자격기본법」 제19조 제1항에 따라 주무부장관이 공인한 민간자격을 소지한 사람으로 한다(「장애인 등에 대한 특수교육법」 제28조 제9항 및 「장애인 등에 대한 특수교육법 시행령」 제24조 제1항).

(3) 직무

장애학생의 장애정도, 발달상황 등을 고려하여 적절한 교재와 교육방법을 활용해 학습지도를 한다. 장애학생들의 생활지도 및 인성지도, 장애에 따라 시각장애, 청각장애, 정신지체, 지체부자유, 정서장애로 구분된다.

2. 특수학교 기숙사 생활지도원

(1) 근거법률

각급 학교의 장은 특수교육대상자의 생활지도 및 보호를 위하여 기숙사를 설치·운영할 수 있다(「장애인 등에 대한 특수교육법」 제28조 제6항).

기숙사를 설치·운영하는 특수학교에는 특수교육대상자의 생활지도 및 보호를 위하여 생활지도원을 두는 외에 간호사 또는 간호조무사를 두어야 한다(「장애인 등에 대한 특수교육법」 제28조 제6항).

(2) 자격기준

특수학교의 기숙사에 두는 생활지도원은 다음의 어느 하나에 해당하는 사람으로 한다(「장애인 등에 대한 특수교육법」 제28조 제6항 후단 및 「장애인 등에 대한 특수교육법 시행규칙」 제6조 제1항).

① 교사 자격이 있는 사람
② 고등학교를 졸업한 사람 또는 이와 같은 수준 이상의 학력이 있다고 인정된 사람으로서 물리치료사에 해당하는 자격이 있는 사람

(3) 배치기준

국립학교에 두는 생활지도원은 학생 5명마다 1명 이상을 배치하여야 한다. 다만, 시각장애 또는 청각장애가 있는 특수교육대상자를 교육하는 중학교 및 고등학교 과정의 경우에는 학생 7명마다 1명 이상을 배치할 수 있다(「장애인 등에 대한 특수교육법」 제28조 제6항 후단 및 「장애인 등에 대한 특수교육법 시행규칙」 제6조 제2항).

공립 및 사립학교의 경우 생활지도원의 배치기준은 시·도 교육규칙으로 각각 정한다(「장애인 등에 대한 특수교육법」 제28조 제7항).

3. 요양보호사

(1) 근거법률

노인복지법 제39조2(요양보호사의 직무·자격증의 교부) 제1항 노인복지시설의 설치·운영자는 보건복지부령으로 정하는 바에 따라 노인 등의 신체활동 또는 가사활동 지원 등의 업무를 전문적으로 수행하는 요양보호사를 두어야 한다.

(2) 자격기준

광역시, 도에 지정신고를 필한 요양보호사 교육원에서 소정의 교육이수 후 요양보호사 자격시험에 합격 후 결격사유가 없는 경우 자격증을 취득할 수 있다.

표 2-1   자격 또는 사회복지관련 면허소지자의 요양보호사의 교육과정 및 교육시간

구분	과목	교육내용	교육시간	
			이론	실기
이론강의 (31시간) / 실기연습 (11시간)	요양보호개론	요양보호 관련 제도 및 서비스	5	
		요양보호업무의 목적 및 기능	2	
		요양보호사의 직업윤리와 자세	8	4
		요양보호대상자 이해	2	
	기본요양보호각론	의사소통 및 여가지원	5	
		서비스 이용지원	3	
		요양보호 업무 기록 및 보고	3	4
	특수요양보호각론	치매요양보호기술	3	3
		소계	① 31	② 11
현장실습 (8시간)	노인요양시설 또는 재가노인복지시설 실습		③ 8	
총계(① + ② + ③)			50	

표 2-2   교육내용의 세부내용

요양보호 관련 제도 및 서비스	• 사회복지제도 • 노인보건복지서비스 제도의 개요 • 노인장기요양서비스에서의 방문간호 • 장기요양보험 서비스 표준 • 노인보건복지서비스 관련 자원

요양보호업무의 목적 및 기능	• 요양보호업무의 목적과 기능 • 요양보호사의 기본원칙 및 역할범위 • 요양보호서비스 유형(시설·재가)
요양보호사의 직업윤리와 자세	• 요양보호사 직업윤리 및 윤리강령 • 요양보호사 직업적 태도 • 노인의 인권 및 학대예방 • 요양보호사의 자기관리 및 안전관리(건강관리, 스트레스 관리, 자기계발, 자격관리, 성희롱 대처 등)
요양보호대상자 이해	• 노년기 특성(생리·심리적 특성) • 노인과 가족관계
의사소통 및 여가지원	• 효율적 의사소통 • 의사소통 및 라포르(rapport) 형성방법 • 여가활동 돕기(TV시청, 음악듣기 등)
서비스 이용지원	• 요양보호대상자·장소 특성파악 및 서비스계획 변경지원 • 타 직종, 타 서비스와의 연계성 • 업무보고회, 사례검토회
요양보호 업무 기록 및 보고	• 기록과 보고의 목적 및 중요성 • 업무일지 기록방법 • 업무 보고방법
치매요양 보호기술	• 치매대상자의 일상생활 지원 • 치매대상자의 문제행동 대처 • 치매대상자와의 의사소통

* 경력인정기관 중 법 및 「노인장기요양보험법」에 따른 노인요양시설·재가노인복지시설· 장기요양기관 또는 재가장기요양기관에서 그 자격 또는 면허소지자로서 종사하여 1년(1,200시간) 이상의 경력을 인정받은 간호사·사회복지사·간호조무사·물리치료사 및 작업치료사는 현장실습시간의 전부를 감면할 수 있다.

〈경력인정기관〉

가. 법에 따른 노인주거복지시설, 노인의료복지시설 또는 재가노인복지시설

나. 「국민기초생활 보장법」에 따른 지역자활센터 및 자활공동체

다. 「노인장기요양보험법」에 따른 장기요양기관 또는 재가장기요양기관

라. 「농어촌 등 보건의료를 위한 특별조치법」에 따른 보건진료소

마. 「의료법」에 따른 의료기관

바. 「장애인복지법」에 따른 장애인 생활시설, 장애인 지역사회재활시설(다만, 장애인 체육시설, 장애인 수련시설, 장애인 심부름센터, 수화통역센터, 점자도서관과 점자도서 및 녹음서 출판시설은 제외한다) 또는 장애인 유료복지시설

사. 「정신보건법」에 따른 정신질환자생활시설, 정신질환자지역재활시설 또는 정신질환자종합시설(정신질환자생활시설 또는 정신질환자지역재활시설이 결합되어 있는 시설만을 말한다)

아. 「지역보건법」에 따른 보건소 또는 보건지소

자. 그 밖에 보건복지부장관이 정하는 기관 또는 단체

(3) 배치기준

노인복지법 제39조의2(요양보호사의 직무·자격증의 교부 등) 제1항 노인복지시설의 설치·운영자는 보건복지부령으로 정하는 바에 따라 노인 등의 신체활동 또는 가사 활동 지원 등의 업무를 전문적으로 수행하는 요양보호사를 두어야 한다.

그림 2-1 요양보호사 시험 응시원서

[별지 제20호의2서식]〈개정 2010.4.26〉

응 시 원 서
(년도 제 회 요양보호사 자격시험)

응시번호		성명		연락처	자 택: 휴대전화:	
주민등록번호			–			사 진 (3cm×4cm)
주 소	□□□-□□□					
전자우편 (e-mail)			@			
요양보호자 교육기관	기관명			(소재지: 시·도)		
	이수기간		년 월 일 ~ 년 월 일(이수시간: 시간)			
교육과정	□ 표준교육과정 □ 경력자 과정 □ 자격·면허 소지자 과정					
자격·면허 종류	□ 간호사 □ 사회복지사 □ 간호조무사 □ 물리치료사 □ 작업치료사					
응시지역						

「노인복지법 시행규칙」 제29조의6 제1항에 따라 응시원서를 제출하며, 본인이 위에 기재·표기한 사항은 사실과 다르지 않음을 확인합니다.

년   월   일

응시자 (서명 또는 인)

(시험실시기관의 장) 귀하

------------------------- 절 취 선 -------------------------

응 시 표
(년도 제 회 요양보호사 자격시험)

응시번호			사 진 (3cm×4cm)
성 명		응시지역	
주민등록번호		–	

(시 험 실 시 기 관 명)

210mm×297mm [인쇄용지(2급) 60g/m²]

표 2-3	노인주거복지시설의 직원배치기준

시설별 \ 직종별		시설의 장	사무국장	사회복지사	의사(한 의사를 포함한다) 또는 촉탁의사	간호사 또는 간호조무사	요양보호사	사무원	영양사	조리원	위생원	관리인
양로시설	입소자 30명 이상	1명	1명	1명	1명 이상	입소자 50명당 1명	입소자 12.5명 당 1명	1명 (입소자 100명 이상인 경우로 한정)	1명 (입소자 50명 이상인 경우로 한정)	2명 (입소자 100명 초과할 때마다 1명 추가)	입소자 50명당 1명	
	입소자 30명 미만 10명 이상	1명	1명			1명	입소자 12.5명 당 1명				1명	1명
노인공동 생활가정		1명					입소자 3명당 1명					
노인복지주택		1명		1명								1명

(4) 직무

독립적인 일상생활을 수행하기 어려운 노인의 신체·가사 및 일상생활 지원 서비스를 전문적으로 수행한다.

4. 노인의료복지시설 물리치료사

(1) 근거법률

노인복지법 시행규칙 제22조(노인의료복지시설의 시설기준 등) 제1항 노인복지법 제35조의 규정에 의한 노인의료복지시설의 시설기준 및 직원배치기준은 〈표 2-4〉와 같다.

(2) 자격기준

의료기사 등에 관한 법률에 따른 물리치료사 면허소지자 또는 작업치료사 면허소지자이다.

(3) 배치기준

물리(작업)치료실은 기능회복 또는 기능감퇴를 방지하기 위한 훈련 등에 지장이 없는 면적과 필요한 시설 및 장비를 갖추어야 한다.

노인요양시설의 입소자가 30명 이상인 경우 1명(입소자 100명 초과할 때마다 1명 추가), 노인요양시설의 입소자가 30명 미만 10명 이상인 경우 필요수(필요수로 규정한 경우에는 해당 직원의 배치와 관련하여 그 시설의 장이 판단하여 결정할 수 있다)로 하고 있다.

(4) 직무

기능회복 또는 기능감퇴를 방지하기 위한 훈련이다.

표 2-4 노인의료복지시설의 직원배치기준

직종별 / 시설별		시설의 장	사무국장	사회복지사	의사(한의사를 포함한다) 또는 촉탁의사	간호사 또는 간호조무사	물리치료사 또는 작업치료사	요양보호사	사무원	영양사	조리원	위생원	관리인
노인요양시설	입소자 30명 이상	1명	1명 (입소자 50명 이상인 경우로 한정)	1명 (입소자 100명 초과할 때마다 1명 추가)	1명 이상	입소자 25명당 1명	1명 (입소자 100명 초과할 때마다 1명 추가)	입소자 2.5명당 1명	필요수	1명 (입소자 50명 이상인 경우로 한정)	필요수	필요수	필요수
	입소자 30명 미만 10명 이상	1명	1명		1명	1명	필요수	입소자 2.5명당 1명			필요수	필요수	
노인요양공동생활가정		1명				1명		입소자 3명당 1명					

노인복지법에 따라 노인이 이용할 수 있는 노인복지시설의 종류는 노인주거복지시설(양로시설, 노인공동생활가정, 노인복지주택), 노인의료복지시설(노인요양시설, 노인요양공동생활가정), 노인여가복지시설(노인복지관, 경로당, 노인교실), 재가노인복지시설(방문요양서비스, 주야간보호서비스, 단기보호서비스, 방문목욕서비스, 재가노인지원서비스 등을 제공하는 시설)과 노인보호전문기관(중앙노인보호전문기관, 지역노인보호전문기관) 등이 있다(노인복지법 제31조 노인복지시설의 종류).

특히, 노인의료복지시설은 노인성질환 등으로 요양을 필요로 하는 65세 이상의 노인이 입소하여 급식, 요양 그 밖의 일상생활에 필요한 편의를 제공받을 수 있는 시설이며, 노인의료복지시설에 들어갈 수 있는 노인은 장기요양급여 수급자, 기초생활보장 수급자로서 65세 이상인 사람, 부양의무자로부터 부양을 받지 못하는 65세 이상인 사람, 입소비용을 전부 내고 들어갈 수 있는 경우에는 60세 이상인 사람으로 한다.

표 2-5 노인의료복지시설의 입소대상자와 입소비용

입소대상자	입소비용
1. 「노인장기요양보험법」 제15조에 따른 수급자	노인장기요양보험법령이 정하는 바에 따름
2. 「국민기초생활보장법」 제2조에 따른 수급권자(이하 "기초수급권자"라 함)로서 65세 이상인 사람	국가 및 지방자치단체가 전액 부담
3. 부양의무자로부터 적절한 부양을 받지 못하는 65세 이상의 사람	국가 및 지방자치단체가 전액 부담
4. 입소자로부터 입소비용의 전부를 수납하여 운영하는 노인요양시설 또는 노인요양공동생활가정의 경우는 60세 이상의 사람	입소자 본인 전액 부담

* 「노인복지법」 제34조 제2항, 노인복지법 시행규칙 제18조 제1항 제1호 및 제19조의2.

5. 노인여가복지시설 물리치료사

(1) 근거법률

노인복지법 시행규칙 제26조(노인여가복지시설의 시설기준 등) 제1항 노인복지법 제35조의 규정에 의한 노인여가복지시설의 시설기준 및 직원배치기준은 〈표 2-6〉과 같다.

(2) 자격기준

의료기사 등에 관한 법률에 따른 물리치료사 또는 작업치료사 면허소지자이다.

(3) 배치기준

노인복지관 물리(작업)치료사는 1명이다.

표 2-6 노인여가복지시설의 시설기준 및 직원배치기준

구분 / 시설별	사무실	식당 및 조리실	상담실 또는 면회실	집회실 또는 강당	프로그램실	화장실	물리치료실	비상재해대비시설	거실 또는 휴게실	전기시설	강의실	휴게실	객실	공동목욕장	기타부대시설
노인복지관	1	1	1	1	1	1	1	1							
경로당						1			1	1					
노인교실	1					1					1	1			

* 노인복지관 설비기준: 물리치료실은 기능회복 또는 기능감퇴를 방지하기 위한 훈련 등에 지장이 없는 면적과 필요한 시설을 갖추어야 한다.

표 2-7 노인복지관 인력배치기준

직종별 / 시설별	시설의 장	상담지도원	강사	물리(작업)치료사	사무원	조리원	관리인
노인복지관	1명	2명 이상		1명	1명	1명	1명
노인교실	1명		1명				

(4) 직무

기능회복 또는 기능감퇴를 방지하기 위한 훈련이다.

6. 재가노인복지시설 물리치료사

(1) 근거법률

노인복지법 시행규칙 제29조(재가노인복지시설의 시설기준 등) 제1항 노인복지법 제39조의 규정에 의한 재가노인복지시설의 시설기준 및 직원배치기준은 〈표 2-8〉과 같다.

(2) 자격기준

의료기사 등에 관한 법률에 따른 물리치료사 면허소지자 또는 작업치료사 면허소지자이다.

(3) 배치기준

주·야간보호를 제공하는 시설의 경우 물리(작업)치료사는 이용자 10명 이상인 경우 1명 이상, 이용자 10명 미만인 경우 1명 이상으로 하고, 요양보호사는 이용자 7명당 1명 이상으로 한다. 단기보호시설을 제공하는 시설의 경우 물리(작업)치료사는 이용자 30명 이상일 경우 1명으로 한다.

표 2-8 재가노인복지시설의 시설기준 및 직원배치기준

구분		시설장	사회복지사	간호(조무)사	물리(작업)치료사	요양보호사	사무원	조리원	보조원(운전사)
방문요양		1명	필요수			15명 이상 (농·어촌 지역의 경우에는 5명 이상)	필요수		필요수
방문목욕		1명				2명 이상	필요수		필요수
주·야간보호	이용자 10명 이상	1명	1명 이상	1명 이상		이용자 7명당 1명 이상	필요수	필요수	필요수
	이용자 10명 미만	1명		1명 이상				필요수	필요수
단기보호	이용자 10명 이상	1명	1명 이상	이용자 25명당 1명	1명 (이용자 30명 이상)	이용자 4명당 1명 이상		필요수	필요수
	이용자 10명 미만	1명		1명					필요수
재가노인 지원서비스		1명	1명					1명	

* 주·야간보호서비스와 단기보호서비스를 함께 제공하는 경우에는 사회복지사, 간호(조무)사, 물리(작업)치료사는 상호 겸직하여 운영할 수 있다. 다만, 이 경우 사회복지사는 이용자 50명당 1명, 간호(조무)사는 이용자 25명당 1명, 물리(작업)치료사는 이용자 30명 이상일 경우 1명을 배치하여야 한다.
주·야간보호를 제공하는 시설을 사회복지시설에 병설하여 운영하는 경우 간호(조무)사, 물리(작업)치료사는 겸직하여 운영할 수 있다.

(4) 직무

재가노인복지시설과 관련한 물리(작업)치료사의 업무는 주·야간보호서비스와 단기보호서비스 두 가지로 분류할 수 있다.

첫째, 주·야간보호서비스는 ① 생활지도 및 일상동작훈련 등 심신의 기능회복을 위한 서비스 ② 급식 및 목욕서비스 ③ 노인가족에 대한 교육 및 상담 사업내용을 포함하고 있다.

둘째, 단기보호서비스는 ① 신체활동지원, 기능회복 훈련 등 그 밖에 일상생활에 필요한 편의를 제공하는 서비스 ② 그 밖에 노인요양시설 또는 노인요양공동생활가정의 사업에 준하는 서비스의 사업내용을 포함하고 있다.

표 2-9 재기장애인의 장애유형별 출현율 - 주된 장애 (단위: 명, %)								
구분	지체장애		뇌병변장애		시각장애		청각장애	
	추정수	출현율	추정수	출현율	추정수	출현율	추정수	출현율
0~9세	1,433	0.03	4,837	0.10	1,790	0.04	1,254	0.03
10~19세	10,992	0.17	9,159	0.14	6,170	0.09	4,531	0.07
20~29세	21,894	0.34	9,237	0.14	7,095	0.11	6,047	0.09
30~39세	88,128	1.13	11,734	0.15	18,524	0.24	10,810	0.14
40~49세	201,849	2.46	26,351	0.32	27,185	0.33	25,640	0.31
50~59세	324,429	4.94	49,941	0.76	53,992	0.82	39,827	0.61
60~69세	330,154	8.27	91,454	2.29	70,591	1.77	69,320	1.74
70세 이상	346,998	9.61	113,596	3.14	71,494	1.98	120,908	3.35
계	1,325,877	2.78	316,309	0.66	256,841	0.54	278,337	0.58

주: 주된 장애 비율로 장애인 1인은 중복장애를 가지고 있다고 하여도 주된 장애유형 한 가지로 산정.
출처: 김성희 외, 2011 장애인실태조사, 보건복지부 한국보건사회연구원, p.421.

표 2-10 현재 받고 있는 재활치료서비스 주 평균 이용시간 (단위: 시간)										
구분	성별		연령별				장애정도			전체
	남자	여자	17세 이하	18~44세 이하	45~64세 이하	65세 이상	중증 (1~2급)	경증 (3~6급)	계	
물리치료	2.5	2.3	2.2	2.6	2.4	2.3	3.2	2.2	2.3	2.4
작업치료	4.3	2.3	1.8	5.3	5.0	1.7	3.2	3.9	3.4	3.4
언어치료	1.7	2.1	1.7	3.1	2.1	1.0	1.9	1.6	1.8	1.8
음악치료	1.6	2.2	1.6	2.1	1.0	2.6	1.9	1.5	1.8	1.8
놀이치료	1.9	4.1	1.9	3.4	7.5	4.4	3.0	2.0	2.7	2.7
미술치료	1.5	2.2	1.4	1.9	7.5	3.3	2.1	1.2	1.8	1.8
심리·행동치료	1.4	1.6	1.5	1.7	1.0	-	1.8	1.1	1.4	1.5
기타	2.7	3.2	2.3	2.9	3.8	3.7	3.1	2.8	2.9	2.9

출처: 김성희 외, 2011 장애인실태조사, 보건복지부 한국보건사회연구원, p.421.

표 2-11	현재 받고 있는 재활치료서비스 월 평균비용									(단위: 만원))
구분	성별		연령별				장애정도			전체
	남자	여자	17세 이하	18-44세 이하	45-64세 이하	65세 이상	중증 (1-2급)	경증 (3-6급)	계	
물리치료	4.59	4.17	15.00	4.67	5.48	3.10	6.50	3.89	4.27	4.35
작업치료	13.24	8.84	11.94	5.69	23.65	8.51	11.77	9.27	11.15	11.15
언어치료	12.76	13.33	13.10	13.65	12.18	5.00	15.02	9.87	13.32	12.99
음악치료	7.78	7.90	9.51	4.72	4.00	3.00	6.88	10.64	7.83	7.83
놀이치료	8.04	4.71	8.39	2.37	-	4.72	6.79	7.06	6.87	6.87
미술치료	7.19	6.27	7.98	2.61	-	4.32	7.12	6.09	6.76	6.76
심리·행동치료	11.54	7.42	12.43	2.61	1.37	-	9.05	7.77	8.51	10.22
기타	12.42	8.94	17.87	4.61	6.04	4.30	13.19	8.47	11.10	11.10

출처: 김성희 외, 2011 장애인실태조사, 보건복지부 한국보건사회연구원, p.421.

7. 요양보호사교육기관 교수요원으로의 물리치료사

(1) 근거법률

노인복지법 시행규칙 제29조10(요양보호사교육기관의 지정기준 등) 제1항 노인복지법 제39조의3 제1항에 의한 요양보호사교육기관의 지정기준은 〈표 2-12〉와 같다.

(2) 자격기준

의료기사 등에 관한 법률에 따른 물리(작업)치료사로서 해당 업무 경력이 3년 이상인 사람이다.

(3) 배치기준

전임교수요원은 1명 이상, 외래교수요원은 '필요수'로 하고 있다.

(4) 직무

요양보호사 교육 및 양성이다.

◎ 요양보호사교육기관 지정기준 ◎

1. 요양보호사교육기관 시설기준

표 2-12	요양보호사교육기관 시설기준
강의실 · 사무실	1. 최소 연명적(강의실+사무실): 80㎡ 이상 2. 강의실(1인당 면적기준) 　① 전용강의실 – 이론강의: 1명당 1㎡ 이상 　　　　　　　　 – 실기연습: 1명당 2㎡ 이상 　② 통합강의실: 1명당 2㎡ 이상
소방시설	「소방시설설치유지 및 안전관리에 관한 법률」이 정하는 바에 따라 소화용 기구를 비치하고 비상구를 설치하여야 한다.

그 밖에 시설규모에 맞는 적절한 화장실 및 급수시설을 갖추어야 하며, 채광, 환기, 냉난방시설 등 보건위생상 적절한 학습환경을 갖추어야 한다.

2. 학습교구기준
1) 인체모형, 이동식 침대(이불 및 베개 포함), 휠체어, 이동욕조, 미끄럼방지 매트, 욕창방지 매트리스, 욕창방지 방석 및 병원용 스크린을 각각 1개 이상씩 갖추어야 한다.
2) 기본용품, 식사지원용품, 이동지원용품, 응급처치용품, 배변용품, 개인위생품 및 욕창방지용품을 10인당 1세트 이상 갖추어야 한다.
　① 기본용품: 체온계, 전자혈압계, 시트, 방수포, 환자복, 일회용 장갑 · 수건 · 물수건, 화장지 및 면봉 등
　② 식사지원용품: 수저, 컵, 빨대, 식사보조도구, 비위관(L–tube) 및 위장관 영양백(feeding bag) 등
　③ 이동지원용품: 목발, 보행보조기 및 지팡이 등
　④ 응급처치용품: 곡반(曲盤), 솜 및 반창고 등
　⑤ 배변용품: 기저귀, 기저귀 커버, 이동식 좌변기, 휴대용 배변기, 소변주머니(urine bag) 및 유치 도뇨관(留置 導尿管) 등
　⑥ 개인위행용품: 세면 · 세발 · 목욕도구 및 구강청결도구 등
　⑦ 욕창방지용품: 파우더 및 로션 등
3) 시청각 학습에 필요한 기자재를 갖출 것
최소 연명적(강의실+사무실): 80㎡ 이상으로 한다강의식(1인당 면적기준 ①전용강의식 – 이론강의(1명당 10이상실기연습(1명당 2 이상)통합강의실: 1명당 20이상

3. 직원배치기준
1) 교수요원은 전임 교수요원과 외래 교수요원을 합하여 총 3명 이상이어야 한다.
2) 교과목 또는 교육내용별 교수요원의 자격기준과 업무경력의 구체적인 범위는 보건복지부 장관이 정한다.

표 2-13	직원배치기준	

구분		수	자격기준
교육기관의 장		1명	없음
교수요원	전임	1명 이상	① 「고등교육법」 제14조 제2항 및 제17조에 따른 교원 또는 겸임교원(명예교수, 시간강사 등을 포함한다)으로서 대학에서 사회복지학과, 노인복지학과 및 간호학과의 과목을 교수하는 사람(해당 학과 과목 중 영어 등 교양과목은 제외한다) ② 사회복지·노인복지 및 간호분야의 석사 이상의 학위를 가진 자로서 해당 분야 업무경력이 3년 이상인 사람
	외래	1명 이상	③ 「사회복지사업법」에 따른 사회복지사 1급, 「의료법」에 따른 의료인, 「국민영양관리법」에 따른 영양사 및 「의료기사 등에 관한 법률」에 따른 물리치료사로서 해당 업무경력이 3년 이상인 사람 ④ 노인요양시설 또는 재가노인복지시설의 장으로서 업무경력이 5년 이상인 사람

8. 재가방문 물리치료사

(1) 근거법률

의료법에 근거한 가정간호사제도로 건강보험관리공단 요양급여행위 급여목록에 의거 기본방문료, 교통비 및 각 의료행위에 대해 보험을 청구하고 노인요양보험제도의 가정간호 시행 후 행위료를 청구(건강보험관리공단)한다.

(2) 자격기준

현재까지 가정물리(작업)치료에 관한 법적 근거는 미비하여 관련 법률의 제·개정이 필요하다.

가정물리치료학회는 재택건강관리론, 주택환경개량론, 가정운동처방론, 복지기구응용방법론, 예방의학론, ADL응용론, 가정물리치료응용방법론, 기초가정간호론, 근육뼈대계통가정관리론, 신경계가정관리론 등 총 150시간을 이수하고 가정방문 실무연수(50시간)을 이수하며, 물리치료협회와 가정물리치료학과가 공동주관하는 자격시험에 응시하여 합격하면 재가방문 물리(작업)치료사 자격을 부여하고 있다.

(3) 직무

의사의 처방을 기초로 가정에서 물리·작업치료 서비스를 제공하는 것이다. 급성기가 지난 만성질환자를 대상으로 퇴원 이후 가정에서 이루어지는 재가방문 물리치료 서비스제도이다.

9. 자원봉사자로서의 물리치료사

자원봉사의 활동의 범위는 다양하게 존재할 수 있으나 자원봉사활동 기본법에서 제시하고 있는 자원봉사의 범위 중에서 물리치료사의 역량을 발휘하여 효율적인 자원봉사활동을 할 수 있는 분야는 다음과 같은 것이 있을 수 있다고 하겠다.

① 사회복지 및 보건증진 분야: 지역사회복지관, 사회복지시설이나 무의탁노인가정에서의 건강교육, 건강증진캠페인, 호스피스 활동, 지역사회복지관 사무보조 및 안내

② 지역사회 개발 및 발전분야: 지역봉사지도원(노인복지법), 지역사회 유해 환경 추방캠페인, 유해환경 감시 등

③ 사회적 취약계층의 권인증진 분야: 보육원, 영아원, 양로원, 지역사회복지관, 노인복지관, 장애인복지관, 청소년쉼터, 노숙자시설, 재가복지봉사센터, 모자가정생활시설 등에서 상담 및 교육, 가정방문, 나들이 지원, 음식 제공, 심리치료(미술·음악 등)

④ 인권옹호 및 평화구현 분야: 외국인 노동자 지원

⑤ 범죄예방 및 선도분야: 보호소년의 봉사활동, 수형자의 봉사활동

⑥ 재해구호 분야: 재난, 재해지역에서의 구호활동

⑦ 문화관광예술 및 체육진흥 분야: 사회복지시설 등에서의 생활체육활동 지원

⑧ 국제협력 및 해외봉사활동 분야: 비영리기관, 사회복지기관 등에서 해외자원봉사활동, 구호활동, 재활교육, 보조기기 사용법 안내, 간단한 맞춤형 보조기기 지원 및 개조 등

⑨ 공공행정 분야: 지역사회복지관, 사회복지시설에서의 주민자치활동 지원

⑩ 공익사업수행 또는 주민복지증진 분야: 자원봉사멘토링, 청소년 금연도우미 등

제4절 보건복지부 지역사회 서비스 투자사업 사례

1. 영유아 발달지원서비스

① 대상자 선정기준: 전국 가구 평균소득 100% 이하, 만 0~6세
② 제공주기: 중재서비스 주 2회, 부모상담 1회
③ 서비스내용: 중재서비스가 필요한 아동을 대상으로 관찰·평가를 통해 환경적·신체적 원인을 분석하고 발달이 지연되는 영역(발달기초, 언어발달, 초기인지, 정서·사회성 등)의 발달을 촉진할 수 있는 통합적 조기중재 서비스를 설계하여 제공
④ 중재서비스(주 2회 60분) / 부모상담 및 교육(월 1회) / 월별 보고서 작성 배포(월 1회)
⑤ 서비스가격: 2,000,000원
⑥ 정부지원금: 1,800,000원
⑦ 본인부담금: 200,000원

2. 시각장애인 안마치료서비스

① 대상자 선정기준: 전국 평균소득 120% 이하 또는 기초노령연금 수급자, 만 60세 이상(장애인, 국가유공자는 연령무관), 근육뼈대계통/신경계/순환계질환이 있는 만 60세 이상인자
② 제공주기: 월 4회
③ 서비스내용: 근육뼈대계통 마사지, 지압, 자극요법 등, 월 2회(회당 1시간) 서비스 제공
④ 서비스가격: 1,360,000원
⑤ 정부지원금: 1,240,000원
⑥ 본인부담금: 120,000원

3. 문제행동아동 조기개입서비스: 가족행복 아동상담 지원서비스

① 대상자 선정기준: 전국 가구 평균소득 100% 이하
② 제공주기: 1개월마다
③ 서비스가격: 1,500,000원
④ 정부지원금: 1,350,000원(1등급), 1,200,000원(2등급), 1,050,000원(3등급)
⑤ 본인부담금: 150,000원(1등급), 300,000원(2등급), 450,000원(3등급)
⑥ 서비스내용: 문제행동아동을 위한 심리상담, 놀이, 미술, 음악, 언어, 인지치료(물리치료, 작업치료 제외), 월 6회 서비스 제공
⑦ 서비스시간: 50분

4. 유 헬스케어(U-Healthcare) 시스템을 통한 대사증후군 관리서비스

① 대상자 선정기준: 전국 가구 평균소득 100% 이하(노인, 장애인 120%이하)
② 제공주기: 1개월마다
③ 서비스가격: 680,000원
④ 정부지원금: 630,000원
⑤ 본인부담금: 50,000원
⑥ 서비스내용: U-Health 디바이스를 활용하여 대상자 건강정보에 기인한 맞춤형 건강관리서비스, 월 1회 회당 60분 서비스 제공
⑦ 서울 강북구, 송파구, 강동구, 경기도 양평군, 광주, 경남 창원시, 전남 순천시

5. 노인 맞춤형 운동처방서비스(또는 맞춤형 헬스케어 서비스사업)

① 대상자 선정기준: 전국 가구 평균소득 120% 이하, 만 60~65세 이상, 노인 가구
② 제공주기: 1개월마다
③ 서비스가격: 700,000원
④ 정부지원금: 600,000원

⑤ 본인부담금: 50,000원

⑥ 서비스내용: 건강상태점검, 운동 프로그램 구성 및 실시, 주 3회 회당 90분 서비스 제공, 65세 이상 노인과 장애인을 대상으로 맞춤형 건강관리서비스 제공(유산소운동, 재활운동, 수영 등)

6. 친구들과 함께해요! Jump-up! (구리시)

① 대상자 선정기준: 전국 가구 평균소득 100% 이하, 만 7~12세, 경도 이상의 비만아동

② 제공주기: 1개월마다

③ 서비스가격: 700,000원

④ 정부지원금: 600,000원

⑤ 본인부담금: 100,000원

⑥ 서비스내용: 건강관리 종합컨설팅, 맞춤형 운동지도, 영양처방, 식단표 및 생활습관 관리, 주 2회(회당 60분)

7. 장애인을 위한 찾아가는 맞춤운동서비스

① 대상자 선정기준: 전국 가구 평균소득 120% 이하, 만 4~60세 이하, 등록장애인

② 제공주기: 1개월마다

③ 서비스가격: 2,000,000원

④ 정부지원금: 1,800,000원

⑤ 본인부담금: 200,000~300,000원

⑥ 서비스내용: 지역사회 장애인에게 개인별 체력측정을 통한 맞춤 운동서비스 제공(재가서비스: 주 2회, 회당 1시간 서비스 제공 또는 집합서비스: 주 3회, 회당 1시간 서비스 제공)

8. 아동건강관리서비스

① 대상자 선정기준: 만 5~12세
② 제공주기: 1개월마다
③ 서비스가격: 730,000원
④ 정부지원금: 600,000원
⑤ 본인부담금: 130,000원
⑥ 서비스내용: 비만 및 허약아동들을 대상으로 운동지도 및 영양, 건강 등에 대한 정보 제공 및 관리서비스 제공, 집합은 주 2회, 방문은 월 4회 회당 40분 서비스 제공

9. 아름이와 숫돌이 건강관리서비스(부천시)

① 대상자 선정기준: 만 3~15세
② 제공주기: 1개월마다
③ 서비스가격: 950,000원
④ 정부지원금: 800,000원
⑤ 본인부담금: 150,000원
⑥ 서비스내용: 아름이와 숫돌이 건강관리서비스로 건강/체력 종합 측정 및 평가, 맞춤형 운동지도, 영양/생활습관 상담 및 지도, 맞춤형 식단 제공, 주 2~5회, 회당 50분 서비스 제공

10. 노인행복증진서비스

① 대상자 선정기준: 전국 가구 평균소득 120% 이하, 만 65세 이상, 노인자살 위험검사에 따른 자살위험군
② 제공주기: 1개월마다
③ 서비스가격: 1,600,000원
④ 정부지원금: 1,500,000원

⑤ 본인부담금: 100,000원

⑥ 서비스내용: 1개월마다 10회, 1시간(사례관리), 1.5(치료집단)

11. 찾아가는 맞춤형 치매예방교실(부산시)

① 대상자 선정기준: 전국 가구 평균소득 120% 이하 또는 기초노령연금 수급자, 만 60세 이상

② 제공주기: 주 2회

③ 서비스가격: 1,600,000원

④ 정부지원금: 1,400,000원

⑤ 본인부담금: 일반(200,000원), 차상위 이하(100,000원)

⑥ 서비스내용: 가정방문을 통한 1:1 치매예방서비스 제공, 주 2회, 회당 1시간 서비스 제공

12. 찾아가는 건강재활운동서비스(경남 양산시)

① 대상자 선정기준: 전국 가구 평균소득 120% 이하

② 제공주기: 1개월마다

③ 서비스가격: 2,100,000원

④ 정부지원금: 2,000,000원

⑤ 본인부담금: 100,000원

⑥ 서비스내용: 노인케어, 스트레칭 및 건강체조, 건강관리 및 재활테이핑, 재활운동, 웃음치료, 개인맞춤형 운동처방(주 3회, 회당 90분), 기초체력검사, 체성분검사, 관절가동력검사(연 4회, 40분)

13. 맞춤형 재활보조기구렌탈서비스

① 대상자 선정기준: 19세 미만

② 제공주기: 3개월마다

③ 서비스가격: 300,000원

④ 정부지원금: 2,700,000원(1등급), 2,400,000원(2등급), 1,800,000원(3등급)

⑤ 본인부담금: 300,000원(1등급), 600,000원(2등급), 1,200,000원(3등급)

⑥ 서비스내용: 특수 휠체어 렌탈, 맞춤형 포지셔너, 포지셔닝 휠체어, 스텐딩 테이블, 워커차량용 자세유지기구, 기타 재활기구(의보, 건보 제외 품목) 대여, 방문점검 및 전화상담

14. 찾아가는 맞춤형 건강운동 도우미사업(경북 청도군)

① 대상자 선정기준: 전국 가구 평균소득 120% 이하, 만 65세 이상을 대상으로 한다.

② 제공주기: 1개월마다

③ 서비스가격: 900,000원

④ 정부지원금: 850,000원

⑤ 본인부담금: 50,000원

⑥ 서비스내용: 노인들을 대상으로 전문운동기법을 제공하고 찾아가는 서비스 제공(운동재활마사지, 운동재활체조, 노르딕워킹, 웃음치료 및 재활레크레이션, 보조기구운동 등)하고, 주 2회, 회당 90분 서비스를 제공한다.

15. 기타 특수체육활동서비스

① (부산 연제구, 수영구, 금정구) Love Care 119: 비장애 아동(만 3~18세)의 정서장애, 발달장애 치유서비스를 제공한다.

② (영도구) World Mom과 함께하는 유아학교: 만 1세~초등학생 다문화가정, 일상생활교육, 언어치료교육, 체육활동/놀이를 통한 신체활동교육, 발음정확도 테스트, 인지, 언어발달검사 등이 있다.

③ (영도구) 실버 해양체험서비스: 만 60세 이상 노인에게 건강한 노년을 위해 체력증진과 여가선용, 건전한 사회관계 형성을 위해 수영, 아쿠아로빅 등 아쿠아(수중)운동서비스 제공, 주 2회 회당 60분 서비스를 제공한다.

- 유사프로그램: (인천시 남동구) 물장구치며 노인건강관리서비스

　　　　　　　　(인천 남구) 노인맞춤형 수중운동처방서비스

④ (인천 연수구) 만성질환자 생애맞춤형 건강증진서비스: 개인별 맞춤형 운동 프로그램을 운영한다.

　서비스 1. 진단서 및 소견서에 따라 개인별 맞춤형 운동종류를 결정한다.

　서비스 2. 측정/평가에 따라 개인별 맞춤형 운동 프로그램을 처방하고 있다.

　서비스 3. 개인별 맞춤형 운동 프로그램 실시하고 있다.

⑤ (경북 구미시) 만성근육뼈대계통 이완 및 질환예방을 위한 건강관리 투자서비스: 맞춤형 근육재활 및 건강관리서비스로 이루어져 있다.

- 수중관절 강화운동: 아쿠아로빅으로 근력 강화 운동, 근육뼈대계통 관련 질환예방 및 재활관련 교육, 근골격 관련 질환예방 및 재활관련 집합교육

- 기본체력관리: 기본적인 체지방 및 근력 책정 상담

⑥ (경주시) 노인 보행능력 향상서비스: 노인을 대상으로 수중걷기운동, 토구운동, 하체근력 강화 체조 등의 노인 보행능력 향상서비스 제공, 주 3회 회당 2시간의 서비스를 제공한다.

⑦ (목포시) 고령자 만성퇴행성질환 예방관리서비스: 근육 및 골격 마사지, 지압, 자극요법 등(월 1회)

⑧ (전남) 재가장애인을 위한 찾아가는 맞춤형 건강증진서비스: 뇌병변 및 지체장애인 중 인근 의료기관 이용이 어려운 재가방치장애인에게 찾아가는 건강증진서비스 제공(운동서비스, 전기자극서비스, 초음파 마사지서비스, 테이핑서비스, 면담을 통한 스트레스 관리서비스, 의수족 및 보조기 사용 교육서비스, 혈압, 혈당 관리 및 교육, 공기압 마사지 등), 주 1회 1.5시간 서비스를 제공한다.

❖ 참고문헌

김성희 외 10명(2011). 장애인실태조사. 보건복지부 한국보건사회연구원.

노인복지법.

노인복지법 시행규칙.

요양보호사 시험 응시원서.

이건철 외(2012). 재활의학. 현문사.

이정관(2009). 기초생활보장과 공공복지. 글로벌. 42~87.

의료기사 등에 관한 법률.

자격기본법.

장애인 등에 대한 특수교육법.

AOTA(1993).

AOTA(2007).

Changing concepts of CBR 2 – Implications for physical therapists, The World Confederation for Physical Therapy, London, 2007, Liz Carrington.

Occupational therapy education and intervention in the developing world. *Sonia Gulati, OT Now · MARCH/APRIL 2005.*

The Indian Journal of Occupational Therapy: Vol. XXXV: No. 1. OCCUPATIONAL THERAPY IN COMMUNITY BASED REHABILITATION. Satish Mishra, Mobility India, Bangalore.

❖ 참고 사이트

http://www.wcpt.org

http://www.wfot.org/

CHAPTER
03

지역사회 물리치료 사업의 기획

Business Plan of the Community
Based Physical Therapy

✚ 학습목표

1. 지역사회 물리치료사업의 기획에 대해 설명할 수 있다.
2. 기획의 특성에 대해 설명할 수 있다.
3. 기획의 원칙에 대해 설명할 수 있다.
4. 기획의 과정에 대해 설명할 수 있다.
5. 지역보건의료계획의 변화과정과 내용에 대해 설명할 수 있다.

✚ 핵심용어

– 기획
– 지역보건의료계획

CHAPTER 03

지역사회 물리치료사업의 기획

기획은 어떤 대상에 대해 그 대상의 변화를 가져올 목적을 확인하고, 그 목적을 성취하는데에 가장 적합한 행동을 설계하는 것을 의미한다. 계획은 기획을 통해 산출된 결과를 의미한다. 기획은 미래지향성이 강하고, 계획에 대해 기간이 정해져 있으며, 원하는 방향성이 포함되어 있다. 이러한 점에서 미래지향성, 합리성 추구, 통제성은 기획의 세 가지 특성이라고 할 수 있다.

1. 기획의 특성

1) 미래지향성

행정을 통해 기존의 사회를 보다 바람직한 상태로 장래에 변화시키고자 하는 연속적인 활동으로 장래에 일어날 불확실한 상태를 미리 예측하여 그 대비책을 강구하려는 미래지향성을 가지고 있다고 할 수 있다.

2) 합리성 추구

설정된 목표를 달성하기 위해 가장 효율적이고, 가장 적용 가능한 수단과 방안을 모색한다.

3) 통제성

기획은 기존의 사회상태를 의도적으로 수정과 통제를 가하여 장래에 보다 바람직한 상태로 변화시켜 보려는 성격을 가진다.

그림 3-1 | 기획의 요소

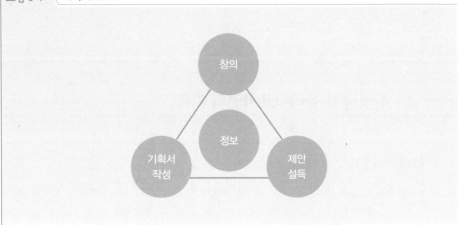

2. 기획의 원칙

1) 목적부합의 원칙

기획은 목표성취를 위한 노력의 과정이며, 목적을 명확하고 구체적으로 기술해야 한다.

2) 간결성의 원칙

기획은 간결하고 명료하게 표현되어야 한다. 목적이 명료하지 못하면 기획은 복잡해지고, 낭비의 원인이 되며, 복잡한 전문용어를 피하여 평이하게 작성되어야 한다.

3) 탄력성의 원칙

기획은 수립할 당시의 상황이나 장래예측에 기초를 두지만 변동 상황이 발생하였을 때 대응할 수 있고, 집행기관의 창의력을 충분히 발휘할 수 있어야 한다.

4) 안정성의 원칙

기획의 효과를 높이기 위해서는 안정성을 갖는 것이 필요하다. 안정된 기획일수록 효과적이고 경제적이다. 안정성은 수집된 정보의 질과 양 및 정확성 여하에 따라 달라진다.

5) 장래예측의 원칙

정확한 예측이 이루어질 수 있도록 정확한 정보를 통해 수립해야 한다. 선입견이나 주관성이 개입되면 비현실적이고 너무 이상적으로 보이게 된다.

6) 포괄성의 원칙

기획에는 필요한 제반요소들이 포함되어야 한다. 기획과정에서 인적, 물적, 설비, 예산의 부족 등으로 차질이 발생하지 않도록 충분한 사전준비가 이루어져야 한다.

7) 균형성의 원칙

어떤 기획이든지 다른 기획과 업무 사이에서 적절한 균형과 조화가 이루어져야 한다. 동일한 기획 내에서도 목표, 소요자원, 제반요소들 간에 상호균형과 조화가 이루어져야 한다.

8) 경제성의 원칙

기획을 수립할 때에는 물적, 인적, 비용, 권한, 조직의 자원이 필요하게 되는데 이런 기획에 소요되는 자원들을 활용하는데 최소의 비용으로 최대의 효과를 달성하도록 활용해야 한다.

9) 필요성의 원칙

기획은 정당한 이유에 근거를 둔 필요한 것이어야 한다.

10) 계층화의 원칙

기획은 가장 큰 것에서 시작하여 구체화 과정을 통해 연차적으로 기획을 파생시켜야 한다.

3. 기획의 유형과 과정

기획을 통해 제한된 자원을 적정하게 배정할 수 있고, 상호이해대립에 대한 조정 및 결정을 위해 필요하다. 급변하는 지식과 기술의 수용과 개발을 통해 합리적인 의사결정이 가능하도록 한다는 점에서 기획은 중요하다.

기획은 기획기간에 따라 장기기획(10년 이상), 중기기획(5년 정도), 단기기획(1~2년)으로 구분된다. 또한 기획형성과정에 따라 하향적 기획(top-down approach)과 상향적 기획(bottom-up approach)으로 구분할 수 있다.

하향적 기획은 전체적인 목적이나 방향을 먼저 설정하고, 상세한 내용에 대해서는 각각의 하부체계에서 구체화하는 과정으로 기획한다. 지역사회에서 하향적 기획은 부족한 재원 때문에 선도적 산업과 도시에 선별적으로 투자하여 그 투자이익이 다시 여타 산업이나 주변지역에 흘러 들어가기를 기대하는 개발방식을 말하기도 한다. 상향적 기획의 경우에는 각 하부조직에서 매우 상세하고 구체적인 기획을 세운 이를 바탕으로 통합된 목표설정과 방향을 결정하여 기획이 이루어지게 된다. 지역주민의 욕구와 참여에 바탕을 두고 개발하는 방식을 말하는 것이다.

기획서의 작성은 〈표 3-1〉과 같은 순서로 작성된다.

표 3-1 기획서의 주요 항목

가. 표지
나. 목차
다. 관여자 일람표
라. 기획 의뢰내용
바. 요약문
사. 기획의 목표, 목적
아. 기획서의 흐름도
자. 기획의 개요
차. 기획의 전제
카. 현상분석
타. 컨셉트
파. 기획의 목적·목표
하. 기획의 내용
갸. 개별 기획
냐. 문제점과 유의점
댜. 스케줄·예산·체제
랴. 참고자료의 첨부

출처: 링크커뮤니케이션.

우수한 기획서는 도입부가 매력적이고, 결론이 모두에 위치하여 전체의 이해를 돕는다. 논리적 흐름이 자연스럽다. 내용의 과부족이 없다. 레이아웃이 세련되고 간결하다. 데이터, 이미지가 효과적으로 사용된다. 전체 볼륨이 기획의 내용에 알맞다. 기획의뢰자, 독자의 입장에서 이해하기 쉽다.

보건기획의 목표를 달성하기 위해서는 적절한 관리가 필요하다. 국가의 한정적인 인적·물적 자원을 활용하여 조직이나 국가에서 행해지는 과정들이 서로 효율적으로 상호작용할 수 있어야 하기 때문이다. Gulick은 보건기획관리에 대한 이론으로 POSDCoRB(기획, Planning/조직, Organizing/인사, Staffing/지휘, Directing/조정, Coordination/보고, Reporting/ 예산, Budgeting)을 제안하였다.

4. 기획의 방법

1) 계획예산제도(Planning Programming Budgeting System, PPBS)

미국 국방성에서 만들었으며, 거대한 조직에서 자원배분이 효율성을 높이기 위해 정책책정, 사업별 실시계획, 예산화 등을 유기적으로 결합한 시스템이다. 무엇을 하고 싶다는 목적을 명확히 하고, 가장 적은 비용으로 이를 성취할 수 있는 방법을 선택할 수 있도록 적절한 정보를 제공하는 시스템이다. 이는 부서 간 중복사업 추진을 방지할 수 있고 우선순위가 명확하다는 장점이 있으나 목표가 다양한 경우 목표설정이 어렵고, 대체안의 평가를 위한 비용편익분석에 많은 인력과 자료가 필요하다. 또한 정부의 산출물이 계량화하기 힘든 경우가 있고, 소득분배문제 등은 제대로 고려되지 못한다는 점이 단점이라고 할 수 있다. 이를 개선·보완할 수 있는 방법으로는 제로 베이스 예산(Zero Base Budget)이 있다.

2) 사업평가 및 검열기술(Performance Evaluation Review Technique, PERT)

앞으로 진행될 사업에 대하여 주요 활동을 확인하고 진행도표에 작업순서를 한 눈에 알 수 있게 나열한 뒤에 소요시간을 정하는 식으로 집행계획을 정리하는 방법이다. 복잡한 프로젝트에 유용하다. 공사에 대한 PERT를 이용한 계획을 짜는 경우 어떠한 공정의 인원이나 자재낭비를 줄이면서 공기를 단출할 수 있는 공정관리를 할 수 있다. 최장시간경로를 크리티컬 패스(Critical Path)라고 하고 이를 단축시키는 것이 중요하다.

3) 다요소 효용이론(Multiattribute Utility Theory, MAUT)

이 방법은 결정에 관련된 독립적인 요소들을 결정하고 각 요소들이 상대적인 비중을 정한다. 대안이 될 수 있는 요소들을 열거하고 대안의 순위를 부여한다. 순위와 요소의 가중치를 곱한 값들을 더하여 각 대안의 효용성을 계산하는 방법이다. 이 이론은 요소와 순위가 수량적으로 표현이 가능하여야 한다는 단점이 있다. 대안들이 심리적으로 독립적인 여러 속성들로 이루어진 경우 목표달성을 최대화시켜 줄 수 있는 의사결정방법 중의 하나이다.

4) 건강증진의 이론적 모형(Precede-Proceed Model, PPM)

이 모델은 사회적 사정단계, 역학적 사정단계, 형태 및 환경진단, 교육 및 조직진단, 행정 및 정책사정과 중재계획, 사업실행, 과정평가, 영향평가, 결과의 과정으로 이루어진다. 사회적 사정단계는 정보수집, 삶의 질 규명 및 측정 등이 있고, 역학적 사정단계는 사망률, 이환율, 장애율 파악 등이 그 예라고 할 수 있다. 교육 및 조직진단은 성향요인, 촉진요인, 강화요인으로 분류할 수 있다. 성향요인은 행위를 초래하거나 행위의 근거가 되는 요인으로 인지·정서적 요인, 지식태도, 신념가치, 자기효능 등이 있다. 촉진요인은 개인이나 조직으로 하여금 행동을 취하도록 촉진하는 것으로 지역사회 자원에 대한 이용가능성, 접근성, 시간적 여유 등이 이에 해당한다. 강화요인은 행위결과로 행동을 한 후 받게 되는 긍정 또는 부정적 피드백으로 사회적 지지, 동료영향, 의료제공자에 의한 피드백, 보상 등이 있다.

5) 지역사회건강계획 접근방식(Planned Approach to Community Health, PATCH)

이 방법은 1983년 질병통제예방센터(CDC)에 의해 관리 및 지원 기술 프로그램으로 국가와 지역보건부서의 강화 및 구현, 그리고 우선순위의 건강문제를 대상으로 지역사회 기반의 건강증진활동을 평가하기 위해 설계되었다. 효과적이 전략을 확산하는 것이 기본개념으로 기본목표는 효과적인 지역사회 보건교육활동을 통해 실제적인 메커니즘을 만드는 것이다.

5. 지역사회 보건 통계자료 작성을 위해 참고할 수 있는 데이터 베이스

① 국가통계포털(http://www.kosis.kr)

② 교육통계서비스(http://std.kedi.re.kr)

③ 국민건강보험공단(http://www.nhic.or.kr)

④ 환경부 환경통계포털(http://stat.me.go.kr)

⑤ 지역사회 건강조사(http://chs.cdc.go.kr)

⑥ 국민건강 영양조사(http://knhanes.cdc.go.kr)

6. 지역보건의료계획의 변화과정

지역보건법 제3조(지역보건의료계획의 수립 등)에 따라 시군구는 지역보건의료계획을 수립한 후 당해 시·군·구의회의 의결을 거쳐 특별시장·광역시장·도지사에게 제출하여야 한다. 지역보건의료계획을 제출받은 시·도지사는 관할 시장·군수·구청장, 지역주민, 보건의료 관련기관·단체 및 전문가의 의견을 들어 시도의 지역보건의료계획을 수립한 후 시·도의회의 의결을 거쳐 보건복지부장관에게 제출하여야 한다.

1) 지역보건의료계획의 내용
① 보건의료수요 측정
② 보건의료에 관한 장단기 공급대책
③ 인력·조직·재정 등 보건의료자원의 조달 및 관리
④ 보건의료의 전달체계
⑤ 지역보건의료에 관련된 통계의 수집 및 정리

2) 수립시기
지역보건의료계획은 4년마다 수립하여야 하고 그 연차별 시행계획은 매년 수립하여야 한다. 또한 지역보건의료계획 및 그 연차별 시행계획의 제출시기는 시장·군수·구청장의 경우에는 계획시행 전년도 6월 말까지로 하고 시도지사의 경우

계획시행 전년도 11월 말까지로 하고 있다.

3) 지역보건의료계획의 진행경과

2013년 기준으로 현재 제5기 지역보건의료계획이 시행되고 있으며, 기별 지역보건의료계획은 〈그림 3-2〉와 같다. 지역보건의료계획 수립 시 물리치료를 포함한 다양한 재활프로그램에 대한 요구를 반영할 필요가 있다.

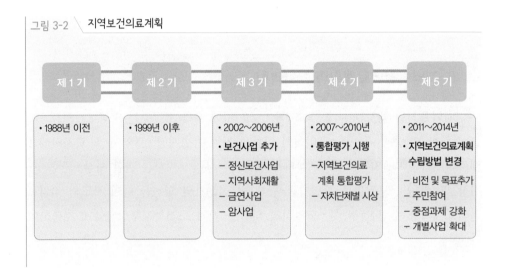

그림 3-2 \ 지역보건의료계획

4) 주요 지역보건의료계획에 포함되어야 할 내용

지역보건의료계획은 맞춤형 방문건강관리사업, 금연사업, 건강생활실천 통합서비스사업, 건강검진사업, 구강보건사업, 암관리사업, 심뇌혈관질환 예방관리사업, 정신보건사업, 모자보건사업, 감염병예방관리사업, 진료사업, 의약무관리사업, 공중위생관리사업, 노인보건사업, 영양플러스사업, 지역사회 중심 재활사업 등 해당 보건기관의 기능과 역할을 감안하여 수행하고 있는 업무 및 사업을 포함한다. 그 중에서도 물리치료사와 관련있는 몇 개 사업에 대해서 설명하고자 한다.

(1) 맞춤형 방문건강관리사업 계획

맞춤형 방문건강관리사업 계획은 지자체 취약계층의 건강향상을 위한 지역보건기관의 사업계획을 작성하는 것으로 대상자 발견 및 등록, 가정방문 및 서비스 제공 등을 주요 내용으로 한다.

(2) 암관리사업 계획

암관리사업 시행계획은 암사망의 감소 및 암환자의 삶의 질 향상을 위한 지역 보건기관의 사업계획을 작성하는 것으로 암예방 및 교육홍보사업, 암조기검진, 암 의료비 지원, 재가 암환자 관리를 주요 내용으로 한다.

(3) 심뇌혈관질환 예방관리사업 계획

심뇌혈관질환 예방관리사업은 고혈압·당뇨병·이상지질혈증 등 주요 만성질 환의 유병률을 감소시키고 만성질환으로 인한 사망과 장애를 최소화하기 위한 지역 보건기관의 사업계획을 작성하는 것으로 지역사회 교육 및 홍보사업, 환자조기발견 사업, 고혈압, 당뇨병, 이상지질혈증 환자등록관리사업 등 관할지역 보건기관 심뇌 혈관질환 예방관리사업 지원 등을 주요 내용으로 한다.

(4) 정신보건사업 계획

정신보건사업 계획은 지역사회 정신질환의 예방, 정신질환자 조기발견·상 담·치료·재활 및 사회복귀를 위한 지역보건기관의 사업계획을 작성하는 것으로 정 신건강증진, 아동청소년 정신질환 예방 및 관리, 중증정신질환관리, 중독관리 등을 주요 내용으로 한다.

(5) 모자보건사업 계획

모자보건사업 시행계획은 지역사회 모성과 영유아의 사망 및 장애를 예방하고 건강을 증진시키기 위한 지역보건기관의 사업계획을 작성하는 것으로 임산부의 산 전 산후관리, 선천성대사이상검사 및 환아관리 등 영유아 장애발생예방, 불임부부 시술비 지원 등을 주요 내용으로 한다.

(6) 노인보건사업 계획

지역사회 노인에게 적합한 각종 건강증진 프로그램을 개발·운영하여 노인의 건강향상을 위한 사업으로 노인건강증진 프로그램, 치매예방관리, 치매상담센터운 영, 노인건강검진 등을 포함한다.

(7) 지역사회 중심 재활사업 계획

지역사회 중심의 장애예방 및 조기발견, 재활치료, 장애인의 건강증진, 가족지지, 지속적 관리체계를 개발함으로써 장애를 최소화 하고 일상생활에의 자립능력 증진 및 지역주민들의 재활의식 개선 및 관련기관 간 연계관계를 구축하는 내용을 포함한다.

제 2 절　한국건강증진재단의 건강증진연구사업

1. 설립목적

국민의 건강에 대한 가치와 책임의식을 함양하도록 효율적이고 체계적인 정책 개발 및 지원사업을 수행함으로써 국민의 건강증진에 이바지함을 목적으로 한다.

2. 건강증진재단 연혁

① 1995년 02월: 국민건강증진법 제정
② 1998년 10월: 「건강증진연구사업평가단」 설치
③ 2001년 03월: 「건강증진기금사업지원단」으로 개칭
④ 2005년 02월: 「건강증진사업지원단」으로 개칭하여 확대 개편 설치
　　설치근거: 국민건강증진법 제5조의 3(국민건강증진사업지원기구의 운영·위탁), 건강증진사업지원단 설치·운영에 관한 규정(보건복지부 예규 제178호)
⑤ 2011년 01월: 「한국건강증진재단」 설립
　　설치근거: 민법 제32조 및 「보건복지부 및 그 소속 청 소관 비영리법인의 설립 및 감독에 관한 규칙」
⑥ 2011년 12월: 지정기부금단체 지정
⑦ 2012년 01월: 기타공공기관 지정

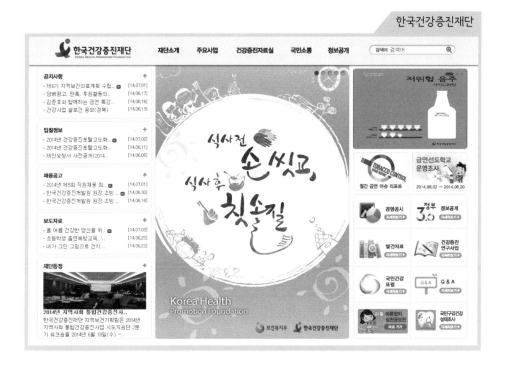

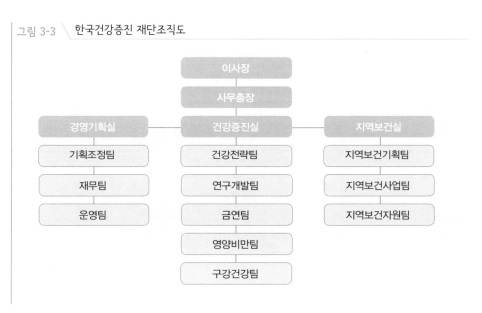

그림 3-3　한국건강증진 재단조직도

3. 주요 사업내용

① 건강증진정책 개발 지원에 관한 사항
② 건강증진사업 기획·조정 지원에 관한 사항
③ 건강증진사업 기술개발 및 기술자문·지도에 관한 사항
④ 건강증진 및 지역보건사업에 필요한 지표개발 및 각종 통계생산·조사분석 및 제공과 이에 관련된 연구사업
⑤ 건강증진·지역보건의료 관련 국내외 전문기관과의 기술정보 교류 및 협력에 대한 사항
⑥ 건강증진 및 지역보건 관련 교육, 연수 및 홍보
⑦ 재단의 목적달성에 필요한 부대사업 및 수익사업
⑧ 그 밖에 보건복지부장관, 국가기관 또는 지방자치단체로부터 위탁받은 사업

4. 사업추진체계

그림 3-4 | 한국건강증진재단 건강증진사업 사업추진체계

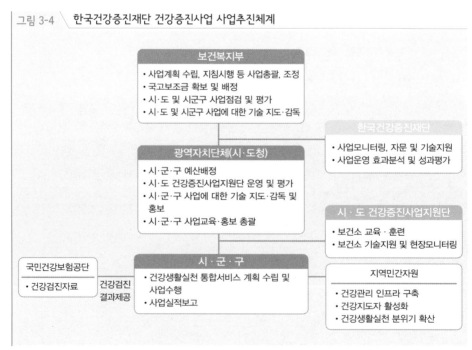

출처: 한국건강증진재단 홈페이지, http://www.khealth.or.kr

제 3 절   보건복지부 지역사회 서비스 투자사업 지원계획

1. 지역사회 개발 및 활성화지원제도 현황

지역사회 중심 물리치료는 앞장에서 다른 보건복지와 관련된 각종 법률이 제정되면서 구체화되기 시작하고 있으며, 정부에서는 서비스를 확대하여 욕구에 따른 서비스 연계, 가사활동지원 등 맞춤형 복지서비스 제공을 강화하고 있다.

지역사회 중심 프로그램에 대한 재정지원은 지방자치단체가 그 기능을 수행하는데 필요한 재원이 부족하기 때문에 중앙정부가 국고보조금으로 지방자치단체의 부족재원을 지원한다. 그 방법으로는 국가보조금, 국고보조금, 국고부담금 등이 있다. 국고보조금은 국가시책상 또는 지방자치단체에 재정사정상 필요하다고 인정되어 지원하는 경비(지방재정법 제20조 제1항)이며, 국고부담금은 지방자치단체의 사업경비 중 국가의 책임 정도에 따른 국가부담분(지방재정법 제10조 제1항)을 말한다. 국가보조사업에 대해서는 해당 자치단체의 지방비 부담을 의무화(보조금 예산 및 관리에 관한 법률 제13조)하고 있다.

지역사회에서는 정부나 지방자치단체에 의존하지 않고는 쉽게 사업을 확대하기 어렵다. 국가에 의존적인 형태가 지속될 경우 사업경쟁력의 지속성에 한계가 생길 가능성이 높으며, 지역사업도 자체적으로 지속 가능한 역량을 확보하지 않으면 사업에 대한 실패확률이 높아진다. 일본 등 외국에서도 중앙정부의 정책부합형 지역 사업이 많지만 민간영리기업이나 NPO 등 민간단체의 참여도 활발히 이루어지고 있다는 점에서 차이를 보이고 있다.

표 3-2 보건복지부 주요 추진과제별 담당부서

과제번호	과제명	담당부서
1.	기본생활보장 강화	
1-1.	기초생활보장 및 자활 지원 강화	
1-1-1.	국민기초생활보장제도 개선	보건복지부 기초생활보장과
1-1-2.	지역자활센터 활성화 지원	보건복지부 자립지원과
1-2.	사회보험 지원	
1-2-1.	건강보험 개선	보건복지부 보험정책과 농림수산식품부 농어촌사회과
1-2-2.	국민연금 지원	보건복지부 국민연금정책과 농림수산식품부 농어촌사회과
2.	연령·세대 사회통합	
2-1.	노인복지서비스 강화	
2-1-1.	노인돌봄서비스 확대	보건복지부 노인정책과
2-1-2.	노인요양시설 확충	보건복지부 요양보험운영과
2-2.	보육기반 확충	
2-2-1.	국공립보육시설 확충	보건복지부 보육기반과
2-2-2.	만 5세아 무상보육 조기 실시	보건복지부 보육사업기획과
2-2-3.	시간연장형 보육시설 운영	보건복지부 보육사업기획과
2-2-4.	농어촌 보육시설 차량운영비 지원	보건복지부 보육기반과
2-3.	아동·청소년 지원 강화	
2-3-1.	요보호아동 그룹홈 확충 및 내실화	보건복지부 아동복지정책과
2-3-2.	아동·청소년 방과 후 돌봄사업 확대	보건복지부 아동권리과
2-4.	장애인 복지증진	
2-4-1.	농어촌 장애인 주택개조 지원 확대	보건복지부 장애인권익지원과
2-4-2.	장애인 직업재활시설 확충	보건복지부 장애인자립기반과
2-5.	다문화가족 지원	
2-5-1.	다문화가족 지원 강화	여성가족부 다문화가족과
2-5-2.	다문화가족 방문교육서비스 제공	여성가족부 다문화가족과
2-6.	민간의 복지서비스 전달기능 활성화	
2-6-1.	민간사회복지서비스 전달체계 개선	보건복지부 사회서비스자원과

과제번호	과제명	담당부서
2-6-2.	농·수협, 연금공단 우체국과 연계한 지역복지 활성화	보건복지부 지역복지과
3.	보건의료기반 개선 및 건강증진	
3-1.	공공보건의료 강화 및 민간병원 지원 육성	
3-1-1.	지역거점 공공병원시설 현대화	보건복지부 공공의료과
3-1-2.	농어촌지역 보건기관 기능보강 지원	보건복지부 건강정책과
3-1-3.	보건소의 방문건강관리 확대	보건복지부 건강증진과
3-1-4.	민간의료기관 육성	보건복지부 의료기관정책과
3-2.	응급의료기관 육성 및 지원	
3-2-1.	취약지역 응급의료기관 육성	보건복지부 응급의료과
3-2-2.	119구급지원센터 설치 및 특수구급차 확충	소방방재청 구조구급과
3-3.	구강건강서비스 강화	
3-3-1.	농어촌 치과이동차량 및 장비 지원	보건복지부 구강생활건강과
3-3-2.	노인의치보철 지원	보건복지부 구강생활건강과
3-4.	암관리 강화	
3-4-1.	국가 암조기검진 수검율 제고	보건복지부 질병정책과
3-4-2.	농어촌 재가암환자 서비스 강화	보건복지부 질병정책과
3-5.	정신보건 강화	
3-5-1.	정신보건센터 확충	보건복지부 정신건강정책과
3-5-2.	농어촌 노인자살예방 프로그램 운영	보건복지부 정신건강정책과
3-6.	한의약 공공보건사업 및 한의약 보건사업 활성화	
3-6-1.	한의약 건강증진 Hub보건소 확대	보건복지부 한의약정책과
3-6-2.	보건소 한방기능 보강 지원	보건복지부 한의약정책과
3-6-3.	한의약 지역보건서비스 강화	보건복지부 한의약정책과
3-7.	취약계층 영양지원사업 확대	
3-7-1	영양플러스사업 확대	보건복지부 건강정책과

출처: 2012년 보건복지부·농림수산식품부·여성가족부·소방방재청·광역시도 농어촌보건복지 추진계획.

2. 지역사회 프로그램 연구(Community-Based Participatory Research)

지역사회 물리치료(작업치료)서비스 사업을 실시하면서 사업의 효율성을 알아보기 위해서는 사업실시와 동시에 연구가 필요하다. 지역사회를 협력주체로서 생각하여야 하고, 지역사회에 의미있는 연구주제로부터 시작하여 사회변화를 목적으로 이루어져야 한다.

연구는 일시적이거나 형식적인 지역사회의 참여가 아닌 기획, 수행, 평가 및 결과활용 전 과정에 심도 깊은 참여가 요구된다. 연구는 실천적이면서 현장적용이 가능한 연구가 되어야 한다. 지역사회 프로그램에 대한 연구방법은 양적 · 질적 연구방법 모두 적용이 가능할 뿐만 아니라 두 가지를 복합하여 적용할 수도 있다.

연구하고자 하는 지역사회가 가지고 있는 장점과 자원을 면밀히 살펴보아야 하며, 전 과정에서 지역사회 담당자와 연구자는 협력적 관계를 유지하는 것이 중요하다. 지역사회에 대한 다각적인 인식과 함께 당면한 과제에 대한 동의를 통해 얻는 결과는 담당자와 연구자가 공유와 전달과정을 반복하는 과정을 통해 발전시켜나갈 수 있다.

3. 지역사회 물리치료의 효율성

지역사회 프로그램에 대한 해석은 다양하게 존재할 수 있다. 또한 각 프로그램들의 효율성에 대해 비교하기가 어렵다. 정부나 기부기관에서는 투입된 재정에 대한 결과가치를 측정하기 원한다. 현재 지역사회에서 이루어지는 다양한 운동 프로그램 · 인지향상 프로그램들에 대해서 전문가 집단인 물리치료사의 개입이 예산의 낭비를 줄이고 근거중심의 치료를 통해 지역사회에 기여할 수 있는 길임을 인지하여야 한다.

서비스영역이 점차 확대되면서 지역사회 서비스에 물리치료와 작업치료가 포함되기 시작하였다. 프로그램 계획을 할 때 필수적으로 포함되어야 할 점은 사업을 수행할 혁신적인 능력을 가진 훈련된 요원을 충분히 확보해야 한다는 것이다. 지역마다 상이한 훈련방법을 표준화시키는 것은 어려운 문제이지만 프로그램을 표준화시키는 측면과 차별성 간에 균형을 유지할 필요가 있다.

2000년부터 건강증진기금사업으로 전국의 16개 거점 보건소 지역사회 중심 재활사업을 추진하고 있으며, 2005년 25개소, 2011년 60개소로 확대되고 있다. 사업의 질적 수준을 제고하여 전국적으로 확대를 하기 위해서는 사업수행에 대한 적절한 평가가 절실히 필요한 실정이다.

4. 지역사회 물리치료 프로그램 운영 가이드

1) 자료수집
① 지역사회 내 장애인 현황파악하기: 장애인실태조사와 한국보건사회연구원의 자료를 통해 지역 내 장애인 인구를 파악한다.
② 지역사회 내 관련 자원 역할, 대상, 내용 등 파악한다.
③ 보건소 내 다양한 프로그램별 대상, 내용 등을 파악한다.

2) 지역사회 현황분석 및 우선순위결정
① 현황분석 시 고려사항: 문제에 대한 정확한 기술을 하고, 문제의 직접적 결정요인과 간접적 기여요인을 분석한다. 현 상태에서 용이하고 많은 효과를 거둘 수 있는지 결정요인을 검토한다.
② 우선순위결정 시 고려사항: 공정성, 적절성, 경제성, 수용도, 자원
③ 예상되는 문제점: 지역사회 협력부재, 보건소 인력 및 업무량 조정, 훈련된 재활요원 부족, 장애인 발견체계 등

3) 사업목적과 목표설정
① 사업목적: 지역사회에 기반한 프로그램 운영 시 공공성과 경제성, 효율성을 목표로 지역 내 장애인 기능향상에 중점을 둔다.
② 사업목표: 지역사회의 구성원에 대한 건강증진을 목적으로 맞춤형 복지서비스를 제공한다.

4) 중재전략
① 프로그램 일반적 관리체계이다.

② 지역사회 중심 재활사업에서 제공되는 서비스이다.

③ 사업활동계획 시 고려사항: 전략, 활동, 방법, 시간, 내용을 분석한다. 또한 자원활용계획에 대해서는 기술하도록 한다.

5) 평가계획 수립

목표대비 사업수행 성과를 비교하는 것으로 사업 전 수행기간 동안 주기적으로 수행하도록 한다. 그 내용은 올바른 목표를 수립하였는지, 계획을 올바르게 수행하였는지 성과를 검토할 수 있도록 한다.

❖ 참고문헌

2012년 보건복지부·농림수산식품부·여성가족부·소방방재청·광역시도 농어촌보건복지 추진
　　계획
보건복지부(2011). 제5기 지역보건의료계획. 2012년도 통합시행계획 수립 지침.
안양희(2010). 보건사업기획 이론과 사례. 연세대학교 원주의대 간호학과.
지방재정법
지역보건법
함유근·김영수(2010). 커뮤니티 비즈니스: 지역경제를 살리는 새로운 대안. 삼성경제연구소.
W. K. Kellogg Foundation(2001).

❖ 참고 사이트

교육통계서비스(http://std.kedi.re.kr)
국가통계포털(http://www.kosis.kr)
국민건강보험공단(http://www.nhic.or.kr)
국민건강 영양조사(http://knhanes.cdc.go.kr)
보건복지통계(http://hawelsis.kihasa.re.kr)
지역사회 건강조사(http://chs.cdc.go.kr)
한국건강증진재단(http://www.khealth.or.kr)
환경부 환경통계포털(http://stat.me.go.kr)

CHAPTER
04

재가방문 물리치료
Home Visiting Physical Therapy

✚ 학습목표

1. 노인장기요양보험제도를 설명할 수 있다.
2. 재가방문건강관리사업을 설명할 수 있다.
3. 지역사회 중심 재활사업을 이해하고 설명할 수 있다.
4. 재가방문 물리치료제도를 이해하고 설명할 수 있다.

✚ 핵심용어

− 노인장기요양보험
− 재가방문건강관리사업
− 재가방문 물리치료
− 지역사회 중심 재활사업

▫▪ CHAPTER 04 ▪▫

제1절   노인장기요양보험

1. 정의 및 목적

2008년 7월부터 독일, 일본에 이어 시행된 우리나라 노인장기요양보험제도는 고령이나 노인성 질환 등의 사유로 일상생활을 혼자서 수행하기 어려운 노인 등에게 신체활동 또는 가사활동 지원을 보장하는 장기요양서비스이다(〈표 4-1〉). 이 제도는 사회보험을 통해 제공되고, 노후생활에 있어서의 건강증진 및 생활안정을 도모하고 가족의 부담을 덜어줌으로써 **국민의 삶의 질**(Quality of Life, QOL)을 향상시키는데 목적이 있다.

표 4-1   외국의 장기요양보험제도

국가 구분	미국	일본	영국	호주	독일
사회 보장법	• Medicare (단기병상, 의료, 가정간호) • Medicaid (시설요양, 재가요양)	• 개호보험 장기요양보험 (Long term care insurance system)	• Social security Contribution & benefits • NHS • Community CareAct (Social service)	• Medicare	• 수발보험 (Pflegevers icherung) + 사회부조법
재원	• 조세+ 노인건강보험	• 사회보험	• 조세	• 조세	• 사회보험+ 질병금고
대상	• Medicare: 전체 노인 • Medicaid: 저소 득층, 장애인	• 40~65세: 15개 노인성 질환 • 65세 이상: 모든 장애	• 노인+장애인 특별최중증자	• 65세 이상 노인	• 6개월 이상 요양이 필요한 전 국민
선정기준 및 방식	• 시설입소자격: PAS	• 등급판정: 요개호 5등급, 예방지원 2등급	• 노인: 65세 이상 • 장애인: 16세 이상 • SAP: 단일사정	• ACFI(Aged Care Funding Instrument): 노인 급여 64단계 세분	• 보편적 • 연령기준 없음 • MDK에 의한 판정

급여
방식
	현물	• 재가보호
		• 가정간호
		• 주/야간보호
		• 시설보호
			• 재가보호: 방
			  문재활, 방문간
			  호, 방문목욕
			• 가정간호
			• 주/야간보호
			• 시설보호
				• 재가보호
				• 가정간호
				• 주/야간보호
				• 시설보호
					• 재가보호
					• 가정간호
					• 주/야간보호
					• 시설보호
					• 보조기대여
					• 재활서비스
						• 재가수발
						• 주/야간보호
						• 시설
						• 단기수발(가족)
						• 치매 케어

	현금	• 있음(일부주
		  의 수발수당)
			• 없음
			  (예외적 인정)
				• 있음(상태별
				  차등지급)
					• 있음	• 있음(단, 시설
						  보다 한도액
						  낮음)

본인
부담
		• 시설: 본인부
		  담 후 소득 감
		  소되면 Medic-
		  aid 대상
			• 10%	• 있음(능력 없
				  으면 지방정
				  부가 원조)
				• 시설 NHS에서
				  지불
					• 있음	• 재가: 없음
						  (단, 평균 130
						  유로 이상의
						  경우 일부)
						• 시설: 식비,
						  주거 일부

출처: OECD 국가의 노인장기요양서비스 체계비교와 정책적 합의, 한국보건사회연구원, 2003.

2. 급여대상

노인장기요양보험의 급여대상자는 첫째, 65세 이상 노인 또는 둘째, 65세 미만 노인성 질병을 가진 자로서 6개월 이상 동안 스스로 일상생활을 수행하기 어려운 자로 정하고 있다. **노인성 질병**이라 함은 치매, 뇌혈관성 질환, 파킨슨병 및 노화관련 질환을 말한다. 장기요양등급은 3등급으로 구분하고 있으며, 1등급은 종일 침대에서 움직일 수 없는 와상 상태, 2등급은 타인의 도움으로 일상생활이 가능하고 휠체어 이용이 가능한 상태, 3등급은 신변처리에 부분적인 도움이 필요하며 도움을 받아 외출이 가능한 상태로 규정하고 있다.

3. 장기요양인정 및 서비스 이용절차

급여대상자는 소득 수준과 상관없이 65세 이상 노인 또는 미만이라도 노인성 질병을 가진 자는 국민건강보험공단의 각 지사에 위치한 장기요양센터에 장기요양인정을 신청할 수 있다. 자세한 내용은 다음과 같다.

장기요양인정 및 서비스 이용절차를 살펴보면 ① (공단 각 지사별 장기요양센터) 신청 → ② (공단직원) 방문조사 → ③ (등급판정위원회) 장기요양 인정 및 등급판정 → ④

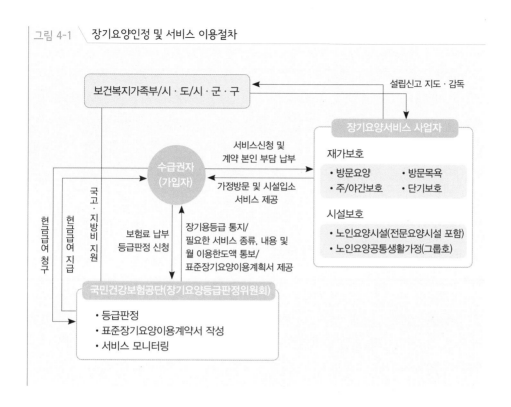

그림 4-1 장기요양인정 및 서비스 이용절차

(장기요양센터) 장기요양인증서 및 표준장기이용계획서 통보 → ⑤ (장기요양기관) 서비스 이용 등의 절차를 거친다(〈그림 4-1〉).

4. 급여내용

장기요양보험제도에서 급여는 크게 3가지로 구분되는데 첫째, 시설급여는 요양시설에 장기간 입소하여 신체활동 지원 등을 제공하고 둘째, 재가급여는 가정을 방문하여 신체활동, 가사활동, 목욕, 간호 등을 제공하며 주간보호센터 이용, 복지용구 구입 또는 대여 등을 제공한다. 마지막으로 특별현금급여는 도서벽지 지역에서 장기요양시설이나 재가급여를 이용할 수 없는 경우 가족요양비를 지급한다.

5. 장기요양기관

요양시설 및 재가시설의 지정 또는 신고를 위해서는 시설급여 시설(노인복지법상 시설) 및 재가급여 시설(장기요양보험법상 시설·인력기준 적용)을 시·군·구청장의 지정 또는 신고를 통해서 기관을 설립할 수 있다. 제도가 도입된 2008년 8,318개소이었던 재가·시설의 기관 수는 2011년 14,918개소로 3년 사이에 재가기관과 시설기관이 각각 1.64배, 2.39배 증가하였다. 장기요양요원으로는 요양보호사와 간호사, 물리치료사, 작업치료사, 사회복지사 등이 필요하다.

6. 노인장기요양보험 기본계획

단기적으로는 등급인정 기준을 현실에 맞게 보완해 치매가족 등의 수발 부담을 경감하는 방향으로 수혜범위를 확대하고, 장기요양보험 등급외자에 대해서는 노인 돌봄 등 지역사회 중심의 서비스로 연계하고, 장기요양보험 차원의 예방서비스를 개발할 예정이다.

다양하고 질 높은 서비스 제공을 위해 경증 수혜자 확대에 맞추어 입소시설보다는 주간보호서비스 등 다양한 재가급여 서비스를 활성화하며, 급여제공 기준 마련, 시설평가 개선, 부적정 시설 퇴출 등 서비스 제공기관의 품질 향상에 노력하고 요양보호사의 처우 개선 등 서비스 제공인력의 수준을 향상시킨다.

전달체계의 효율성 강화를 위해 장기적 수혜자 확대에 맞추어 서비스 소외지역을 중심으로 지자체, 보험자를 통한 공공인프라를 단계적으로 확충하되, 입소시설보다는 재가 인프라 확충에 정책적 우선순위 부여한다. 또한 믿을 수 있는 재정관리 체계를 확립하여 고령인구규모 증가에 따른 요양 수요 확대에 대비해 장기적 재정관리 체계를 마련하고 재정누수 방지 등 지출효율화와 아울러 지출규모에 알맞는 적정 보험요율을 결정해야 할 것이다. 보건복지부는 요양수요를 감안하여 2017년까지 전체 노인의 7%(50만 명) 수준으로 서비스 대상을 확대할 계획이며 또한 현재 소득이 없는 노인세대의 부담을 줄여드리기 위해 본인부담금 감경기준을 완화하여 장기적으로 독일과 일본처럼 노인인구의 8% 수준까지 장기요양보험 대상자를 확대해 나갈 계획이다.

그러나 장기요양보험 운영인력의 부족, 장기요양기관 불법부당행위 발생, 요양보호사 과다배출로 인한 질 저하 우려, 복지용구 남용 등 급여제도의 개선 필요, 요양보험료 부과 및 징수, 급여 지급, 등급판정, 평가의 모든 기능을 독점하고 있는 공단의 일방적인 제도 운영과 재가방문 물리치료의 추가 등 급여제도의 개선 등이 필요하다.

7. 문제점

1) 등급판정 및 지속적 등급관련 문제

2012년 보건복지부 통계연보에 의하면 현재 노인인구 546만 명 중 341,788명만이 1등급에서 3등급을 판정받아 서비스를 받고 있다. 등급판정 현황을 살펴보면 〈표 4-2〉와 같다. 1등급은 매월 지속적으로 감소하고 3등급은 지속적으로 증가하고 있다. 이러한 변화에 대해 공단은 요양서비스 제공에 의한 기능호전으로 해석하고 있지만 일부에서는 공단의 인위적인 등급조정으로 추측하고 있다.

표 4-2 　등급판정 현황　(단위: 명)

구분	1등급	2등급	3등급	합계
2010년	31,352	63,696	175,272	270,320
2011년	41,326	72,640	210,446	324,412
2012년	38,262	70,619	232,907	341,788

출처: 2012년 보건복지부 통계 연보.

2) 등급 외 대상자에 관한 체계적인 관리시스템 필요

노인장기요양보험은 노인성 질환 예방의 목적도 있기 때문에 현재처럼 등급자 중심으로 서비스를 제공할 것이 아니라 향후 수급자로 들어올 가능성이 높은 등급 외자에게도 제도권 안에 포함시켜 노인성 질환을 예방 관리함으로써 미래의 의료비를 절감할 필요가 있다. 2012년 말 기준으로 등급 외 현황을 살펴보면 〈표 4-3〉과 같다.

개선사항으로는 계속 늘어나는 노인인구를 고려하여 등급 외 대상자에 관한

표 4-3	등급 외 현황			(단위: 명)
구분	등급외 A	등급외 B	등급외 C	합계
2010년	45,733	17,208	4,325	67,266
2011년	95,890	42,258	15,886	154,034
2012년	93,422	44,754	15,481	153,657

체계적인 서비스 관리시스템이 강화되고 방문재활을 도입하여 1등급자는 와상상태 방지와 상태유지, 2등급과 3등급은 1등급으로 진입방지 및 상태유지 그리고 등급 향상에 노력해야 한다. 또한 등급 외 대상자뿐만 아니라 서비스 미이용자, 노인성 질환을 가진 자의 건강악화를 방지하여 차후 건강보험 재정을 악화시킬 수 있는 노인성 질환에 대한 예방사업을 실시하여야 한다.

3) 가족부양 부담 해소 미흡

매년 계속적인 대상자의 증가로 인해 재정자원의 고갈로 대상자의 축소나 법 제도의 축소가 예상되며 재원확보를 위해서 다양한 방안들이 모색되어야 한다. 정부는 조속히 확대 시행 계획을 수립하여 제도의 취지에 맞게 부양가족의 부담을 감소시키고 또한 방문재활 물리치료를 도입하여 재가급여 확대 실시를 통해 모든 국민이 이용할 수 있도록 제도적인 정착이 필요하다.

4) 재활관련 인력의 부재

노인장기요양보험제도의 등급판정을 위해 요양직이 신설되었으나, 전체 요양직 2,036명 중에서 사회복지사 1,241명, 간호사 777명, 물리치료사 9명, 치과위생사 2명, 기타 2명으로 등급인정자의 상태를 파악하고 기능상태를 유지 및 개선시킬 수 있는 재활에 관한 전문적 지식을 갖추고 있는 물리·작업치료사의 채용이 매우 부족하다. 노인장기요양보험 관련 인력은 전문적인 노동집약적 분야로 전문 노동력 양성을 위해서는 많은 시간이 소요되므로 서비스를 담당할 전문인력의 양성이 시급한 문제라고 할 수 있다. 그러므로 노인장기요양보험에서 등급인정자의 상태를 파악하고 기능상태를 유지하며 개선하는 가이드를 제공하는 장기요양관리직원의 확충과 방문재활의 도입을 통해 질적 수준을 유지하고 등급자들의 악화를 예방하며 기능을 향상시킬 수 있을 것이다.

5) 복지용구 지급의 비효율성

노인장기요양보험에서 수급자의 일상생활의 독립과 보호자들의 수발을 보조하는 용도의 복지용구는 여러 가지 원인으로 인해 효과적으로 활용되지 못하고 있다. 복지용구 지급에 대한 예산 배정도 중요하지만, 올바른 정보 제공 및 적절한 복지용구 지급은 대상자의 일상생활능력도 향상시키고 비용절감에도 일조하리라 생각된다. 개선사항으로는 수급자의 기능상태와 복지용구의 사용에 관해 전문적인 지식을 가진 물리치료사와 작업치료사가 복지용구 선정에 관여하여 복지용구의 사용에 대한 전문적인 설명과 모니터링에 관한 업무로 대상자의 편익과 부당한 재정지출 감소 효과를 볼 수 있을 것이다.

제 2 절   재가방문건강관리사업

1. 재가방문건강관리사업의 현황

1) 정의

재가방문건강관리사업은 우리나라 재가방문 물리치료 도입의 시초로서 노인장기요양보험에서 등급을 받지 못한 대상자에게 지역자치단체와의 연계를 통해 보건복지서비스를 받을 수 있는 제도로 의사, 간호사, 물리치료사, 작업치료사, 운동사, 영양사, 사회복지사, 치과위생사 등 보건의료 전문인력이 건강위험요인을 가진 만성질환자, 노인, 장애인, 임산부, 영유아, 다문화가족 등 취약계층의 건강격차 해소 및 건강형평성 제고를 위해 가정 또는 시설을 직접 방문하여 건강문제를 가진 가구 및 가구원을 발견하고 운동, 재활, 간호, 구강서비스 및 영양상담 등 건강관리서비스를 제공하여 만성질환 등 질병예방, 관리 및 건강증진을 위한 적합한 보건의료서비스를 직접 제공하거나 의뢰, 연계함으로써 가족과 지역주민의 건강관리능력을 개선하여 건강수준을 향상시켜주는 포괄적인 사업이다.

2009년에 최초로 물리치료사 교육과정과 매뉴얼이 만들어졌고 전국적으로 방문물리치료사 숫자가 늘어나고 있지만 아직도 인력 고용문제로 인해 전국 모든 보건소에 물리치료사가 배치되지 못하고 또한 배치된 물리치료사도 질적 수준보다는 건수를 중요시해 방문물리치료와 보건소의 다른 업무를 병행하고 있는 실정이다. 그러나 방문인력의 지속적인 수적 확대, 집중관리군에 대한 강조, 연계업무의 활성화와 평가에 질적인 부분을 반영하기 위한 노력, 지역사회에서의 모범적인 사례나 사업의 등장 등은 긍정적인 요소들이라 볼 수 있으며, 공공사업의 특성상 느리지만 조금씩 발전해가고 있는 것을 계기로 방문재활 물리치료의 도입방안에 관한 연구와 활성화가 필요한 시점이다.

2) 재가방문 물리치료사의 역할

2001년부터 확대 실시된 가정간호제도는 재활이 필요한 환자들에게 충분한 치료를 제공하지 못하고 있어 관절구축, 인지능력 감소, 일상생활 활동의 제약 등 많은 문제점을 발생시키고 있다. 재가방문건강관리사업은 방문보건인력 등 전문인력이 생애주기별 질환 관리, 만성질환 관리, 합병증 예방, 건강증진 등 건강관리서비

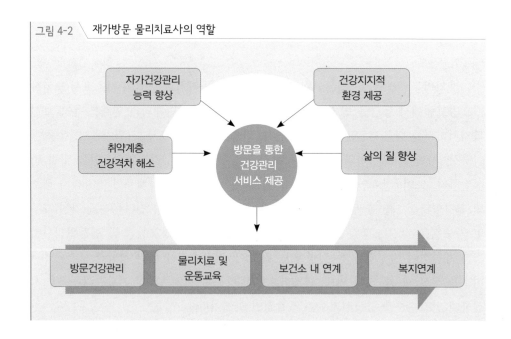

그림 4-2 　재가방문 물리치료사의 역할

스를 통합적으로 접근하도록 규정하고 있다. 따라서 재가방문건강관리사업에서 재가방문 물리치료사의 역할은 방문간호사 및 보건소 내 타 부서, 지역사회 기관에서 재가방문 물리치료가 필요하다고 의뢰한 대상자에게 요구에 맞는 중재를 실시하며, 질병 및 손상으로부터 신체적 고통을 당하는 대상자에게 기능회복, 통증 감소, 균형 및 협응 촉진, 영구적 신체장애 제한 및 예방, 체력 및 건강 촉진과 유지와 회복, 손상 예방, 가동성 개선, 사회복귀를 위한 재활서비스를 제공하는 것이다(〈그림 4-2〉).

2. 재가방문보건인력

보건소 재가방문보건사업 수행을 위한 평균 간호인력 수는 〈표 4-4〉에서와 같이 보건소 3.5명, 보건지소 0.6명, 보건진료소 0.9명, 의사는 보건소당 평균 0.7명, 기타 인력 0.4명으로 재가방문보건사업 운영지침에는 재가방문보건인력을 구성하여 사업을 수행하도록 명시하고 있지만 방문보건인력의 수가 매우 적은 실정이다. 한국보건산업진흥원(2007)에서 재가방문보건사업인력 적정 비율에 따라 의사 276명, 물리치료사 582명, 간호사 3,573명, 보조원 1,090명, 기타 인력 124명 등이 필요하다고 추계하였으나 〈표 4-5〉의 2012년 재가방문건강관리사업의 재가방문인력 현황에서 보듯이 부족한 것으로 나타나 인력 충원이 가장 시급한 문제로 나타났다.

농촌형 보건소와 보건지소 재가방문인력은 대부분 정규직이지만 대도시형과 중소도시형 보건소의 재가방문인력은 정규직 비율이 상대적으로 낮아 재가방문보

표 4-4	보건소당 재가방문 보건담당 인력수							(단위 : 명)
구분	유형	N	간호사			의사	기타	계
			일반	가정전문	소계			
보전소	대도시형	44	4.6	1.3	5.9	0.7	0.4	7.1
	중소도시형	84	2.7	0.6	3.3	0.6	0.4	4.3
	농촌형	68	1.7	0.7	2.4	0.7	0.4	3.5
	소계	197	2.7	0.8	3.5	0.7	0.4	4.6
보건지소		829	0.6	0.0	0.6	0.2	0.2	1.0
보건진료소		422	0.9	0.0	0.9	0.0	0.0	0.9

주: 의사＝의사+치과의사, 기타＝물리치료사+작업치료사+사회복지사+영양사+치위생사.
출처: 정현숙 외, 방문보건사업 모니터링 및 활성화 방안 개발, 한국보건산업진흥원, 2007.

표 4-5	재가방문인력 채용 현황						(단위 : 명)
합계	간호사	물리/작업 치료사	운동사	치과 위생사	영양사	사회 복지사	북한이탈 상담사
2,649 (100%)	2,300 (86.8%)	113 (4.3%)	69 (2.6%)	57 (2.2%)	55 (2.0%)	46 (1.7%)	10 (0.4%)

출처: 방문보건인력 2012 보도자료.

건사업 인력 부족난을 해결하기 위해 대도시와 중소도시에서 임시적으로 비정규직 인력을 고용하고 있어서 간호사와 물리치료사의 경우 정규직 인력의 2배 이상을 비정규직으로 활용하고 있는 실정이다.

3. 지역사회 중심 재활사업

1) 정의

지역사회 중심 재활사업(Community-Based Rehabilitation, CBR)은 거점보건소 재가장애인 중 건강관리서비스가 요구되는 대상자를 방문건강관리사업팀에 의뢰하여 등록관리 후 보건소를 중심으로 지역사회의 인적·물적 자원을 최대한 활용하여 재활서비스를 체계적으로 구축, 제공하므로 장애인의 재활 촉진 및 사회참여 증진을 도모하기 위한 것으로 지역사회 재활담당 실무자가 재활의 중요성과 개념을 정립하고, 지역사회 재활서비스 제공에 필요한 지식과 재활기술을 습득하여 지역사회에서 수행 가능한 재활 프로그램을 개발하고 수행할 수 있는 능력을 갖추므로 재활사업을 활성화하고 효율적으로 추진 및 정착시켜 장애인의 사회통합을 도모하고자 한다.

2) 시행

사업내용은 보건복지부, 국립재활원 및 지방자치단체를 연계한 재가장애인의 재활사업 수행, 지역사회 중심 재활실무자 양성훈련 실시, 지역사회 중심 재활사업지역 현장지도 및 간담회를 통해 지역실정에 맞는 효과적인 추진전략을 개발하고 추진하도록 촉구, 지역사회의 자발적인 참여와 유기적인 연계를 위한 지역사회 재활협의체를 운영하여 다양한 자원을 통한 포괄적인 재활서비스를 제공한다 (〈그림 4-3〉).

그림 4-3	지역사회 중심 재활사업과 연계 체계

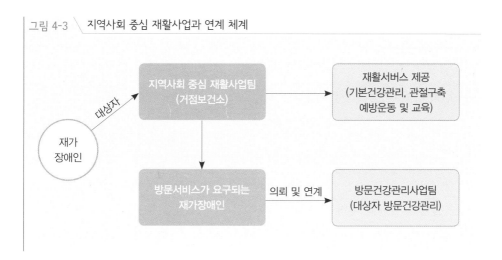

3) 사례

2005년부터 지역사회 중심 재활(CBR)시범사업이 국민건강보험공단 일산병원의 공공보건사업팀을 중심으로 물리치료사, 작업치료사, 간호사가 팀을 이루어 가정방문과 지역사회 중심 재활사업(CBR)을 수행하며, 경기도 일산지역의 시설방문, 순회진료 및 저소득층 가정에서 재가장애인을 대상으로 간호사는 상처치료와 혈압, 당뇨관리, 물리치료사는 운동치료, 작업치료사는 작업치료를 담당하며 대상자를 포함해 가족에게 건강관리 및 치료법 교육을 실시하여 공공의료기관의 체계적인 방문재활 사례를 보여주고 있다.

지역사회 중심 재활(CBR)

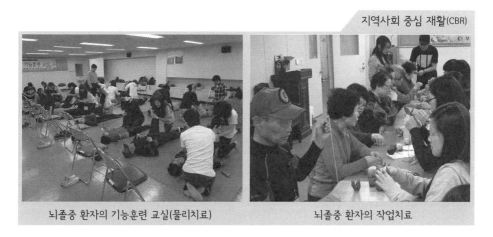

뇌졸중 환자의 기능훈련 교실(물리치료)   뇌졸중 환자의 작업치료

제3절 재가방문 물리치료

1. 재가방문 물리치료제도

재가방문 물리치료는 만성질환으로 병원에서 치료를 종료한 이후 병세는 안정이 되었으나 일상생활 수행능력에 제한이 발생한 노인에게 가정에서 재활서비스 제공으로 신체적 능력 향상 및 회복을 촉진하여 일상생활의 독립적 생활을 목적으로 대상자들에게 장애의 예방적, 지지적, 치료적 서비스 등을 제공하는 것이다. 즉, 거동이 불편하고 장기적으로 재가방문 물리치료가 필요한 환자에게 물리치료사가 직접 가정을 방문하여 환자의 독립적인 일상생활과 사회참여를 촉진하기 위해 물리치료를 시행하는 서비스이다.

Saltman(1994)은 보건의료서비스의 제공과 관련해서 노인인구 증가에 따른 가정방문서비스의 중요성을 역설하였다. 재가방문 물리치료 프로그램은 재활을 위한 시설에서부터 가정으로까지의 변환기에 상당히 도움이 되는 프로그램이다. 가정방문 의료서비스는 치료의 연속성에 기본 바탕을 두고 있다. 우리나라는 지속적인 물리치료가 필요한 환자는 증가하며 퇴원 후 관리가 요구된다. 하지만 퇴원한 환자 중 관리가 되지 않아 재입원하는 경우가 많으며 가정에서 물리치료를 받기를 원하는 만성질환자와 재가장애인이 점점 늘어나고 있다. 이러한 문제점을 해결하고 효율적이면서 성공적인 재활을 위해서 퇴원 후 재활을 위한 재가방문 물리치료가 제안되고 있다.

일본은 이미 2000년부터 공적장기요양보호보험을 시행하여 물리치료 및 작업치료, 개호계획 등 서비스 급여의 다양화를 추구하고 있으며, 우리나라에서도 이와 비슷한 제도의 정착이 이루어지는 과도기적 시기이다. 즉, 우리나라도 외국과 같은 팀 접근의 가정방문의료제도로 제도화되어 있지는 않지만 가정방문의 필요성으로 인해 가정간호사제도가 확립되어 있으며 장애인복지관을 중심으로 저소득층의 장애인과 노인을 위한 재활팀 접근의 재가방문의료서비스가 시행되고 있으며 보건소를 중심으로 부분적으로 재가방문 물리치료가 진행되어 이들을 위한 지속적인 치료를 제공하고 있다. 하지만 체계적인 재가방문 물리치료는 물리치료사에 의해 수행이 가능하고 가정간호사가 수행하기에는 어려움이 많다. OECD 국가의 대부분에서 재가방문재활서비스는 물리치료사가 주체적인 역할을 하고 있다.

1) 재가방문 물리치료의 효과

뇌졸중 환자를 대상으로 8주간의 재가방문 물리치료를 시행한 결과 운동기능과 일상생활 동작 수행능력의 향상을 보였고, 엉덩이관절 골절환자를 대상으로 2년간의 재가방문 물리치료 시행결과 환자의 이동, 균형능력, 능동적 관절운동에 효과적이었다. 체계적인 재가방문 물리치료 프로그램의 제공은 환자들의 지구력과 균형능력, 운동기능을 향상시킬 수 있기 때문에, 일상생활에 제한이 있는 환자들에게 제도적 개선을 통한 재가방문 물리치료 서비스의 제공은 건강을 유지 증진시킬 뿐만 아니라 삶의 질 상승에 효과적이라고 할 수 있다.

재가방문 물리치료에 대한 조사결과 전반적인 만족도(95.2%), 자가관리능력 향상(85.7%), 건강상태의 호전(67.6%) 등에서 대부분 긍정적인 대답을 보였다. 또한 80세 이상 노인 450명을 대상으로 한 연구에서는 재가방문 물리치료를 시행한 결과 낙상 감소의 효과를 보였다. 영국에서는 45세 이상 759명의 환자를 대상으로 조사한 결과 경제적인 비용 측면에서 효율적이고, 치료효과도 훌륭하였다.

시설중심의 재활 및 물리치료서비스 제공체계는 많은 비용을 수반하고 국민의료비의 부담을 가중시키는 반면 재가방문 물리치료는 대상환자들의 재활 측면에서의 의료서비스뿐만 아니라, 환자의 병원집중화 현상 해소, 병상회전율을 향상시켜 병원 재무구조를 호전시키고, 의료비 상승을 억제하여 의료보험 재정 안정을 도모하고 의료수가 통제에 도움을 주며 합리적인 비용으로 국민 모두에게 양질의 보건의료서비스를 제공할 수 있다. 또한 증가 추세에 있는 만성질환자와 각종 성인병환자, 심신장애자, 노인환자, 산업재해를 비롯한 직업병 환자들의 효율적 관리가 가능해질 것이다.

2) 재가방문 물리치료사의 역할

2001년부터 확대 실시된 가정간호제도는 재활이 필요한 환자들에게 충분한 치료를 제공하지 못하고 있어 관절구축, 인지능력 감소, 일상생활 활동의 제약 등 많은 문제점을 발생시키고 있다. 재가방문건강관리사업은 방문보건인력 등 전문인력이 생애주기별 질환 관리, 만성질환 관리, 합병증 예방, 건강증진 등 건강관리서비스를 통합적으로 접근하도록 규정하고 있다. 따라서 재가방문건강관리사업에서 재가방문 물리치료사의 역할은 방문간호사 및 보건소 내 타 부서, 지역사회 기관에서 재가방문 물리치료가 필요하다고 의뢰한 대상자에게 요구에 맞는 중재를 실시하며, 질병 및 손상으로부터 신체적 고통을 당하는 대상자에게 기능회복, 통증 감소, 균형 및 협응 촉진, 영구적 신체장애 제한 및 예방, 체력 및 건강 촉진과 유지와 회복, 손상 예방, 가동성 개선, 사회복귀를 위한 재활서비스를 제공하는 것이다.

3) 재가방문 물리치료의 영역

재가방문 물리치료는 크게 진단 및 평가, 직접적인 물리치료, 치료상담 및 교육으로 구분할 수 있다. 진단 및 평가항목은 평가지를 이용하여 환자의 상태를 직접적

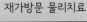
재가방문 물리치료

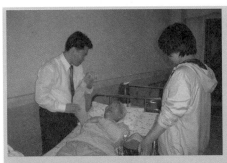
관절가동범위 운동치료

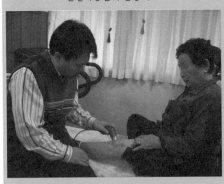
관절염 환자의 초음파치료

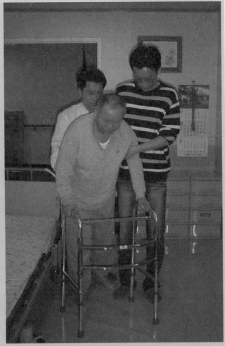
보행훈련

으로 평가하고 문제점을 확인한다. 직접적인 물리치료 항목은 기본적인 처치와 각
종 물리치료 기법들이 해당된다. 치료상담 및 교육항목은 환경을 개선하고 가족구
성원의 협조를 유도하며 가정운동 프로그램과 일상생활 활동을 교육한다. 자세한
내용은 〈표 4-6〉에 기술되어 있다.

표 4-6　재가방문 물리치료 내용

물리치료 서비스 항목	세부 항목	세부 내용
진단 및 평가	상태측정 및 관찰평가	• 평가지를 이용한 평가 및 점검문제 확인과 진단
직접적인 물리치료	기본적인 처치	• 기형 예방과 욕창 방지를 위한 침상자세 교육
	운동치료	• 관절가동운동 • 신장운동 • 근력강화운동 • 기능훈련 • 지구력 훈련 • 자세교정 • 균형훈련 • 보행훈련 • 보장구 및 복지용구 사용훈련 • 일상생활 활동
	정형물리치료	• 정형도수치료 • 근막이완술 • 연부조직가동술
	신경물리치료	• 고유수용성신경근촉진법(PNF) • 신경발달치료(NDT) • 운동조절(motor control) • 감각통합(sensory integration)
	마사지치료	• 마사지 • 결합조직 마사지 • 림프 마사지
	심폐물리치료	• 호흡운동 • 체위배담법
치료상담 및 교육	환경적응	• 환경개선: 주택개조 • 가족구성원들 간의 협조 유도
	교육	• 자가운동치료 프로그램 교육 • 일상생활 활동 교육 • 재발방지 교육

노인질환 중 신체기능 상실을 가장 크게 일으키는 원인은 뇌졸중과 골절로 조사되었고 급성질환이나 사고, 또는 만성질환으로 인해 상실된 신체기능을 회복하거나 더 이상의 신체기능 손실을 방지하기 위한 장기적인 재활치료 및 지속적 관리가 요구되는 노인환자들이 증가하고 있는 것으로 분석되었다. 이에 따라 일상생활 활동훈련, 관절가동범위 운동, 중추신경계 발달치료, 근력강화운동 등이 치료영역에 포함되어야 한다.

물리치료사가 치료하는 질환은 뇌혈관질환(80.1%), 치매(20.1%), 파킨슨병(15.5%) 순으로 나타났고, 재가방문 물리치료의 선호도는 기능유지 및 회복을 위한 중추신경계 발달치료, 일상생활 활동훈련, 관절가동범위 운동 순으로 나타났다. 그러나 실제 재가방문 물리치료에서 치료사가 시행하는 치료는 관절운동, 테이핑치료, 일상생활 활동훈련, 보행훈련, 근력운동 순이었다. 재가방문 물리치료는 가정이라는 한계로 인해 적극적인 물리치료 보다는 물리치료사가 직접 시행하는 관절가동범위 운동치료와 테이핑치료 또는 협소적인 장소에서도 시행이 가능한 탄성밴드와 같은 기구를 이용한 치료가 효과적으로 생각된다.

4) 재가방문 물리치료의 목표

병원 중심의 물리치료를 받는 환자의 상당수는 조기퇴원을 원한다. 이에 병원생활의 지루함없이 가정 내에서 물리치료와 재활서비스를 시행함으로써 환자에게 심리적 안정감과 회복을 촉진시킬 수 있으며 병원 입원기간을 단축시키고 상병기간 중에도 가정에서 치료를 받음으로 가족의 구성원으로서 가족 간의 유대를 원활히 할 수 있다. 또한 치료를 통해 불구상태를 예방 및 지연시키며 가능한 범위 내에서 치료비용을 절감시킬 수 있고 보행 촉진을 통해 지역사회로 복귀할 수 있다.

5) 재가방문 물리치료 대상자

모든 노인 및 장애가 있는 사람으로 다양하고 포괄적이지만 담당의사가 퇴원 후 물리치료가 필요하다고 인정되는 자로 규정될 수 있고 연령과 질병의 양상에 따라 고려하여 보행이 어려운 노인, 뇌혈관질환자, 만성질환자, 허약노인 등을 대상자로 규정할 수 있다. 적용대상을 규정하면 다음과 같다.

① 근육뼈대계통 질환으로 골절, 관절염, 골다공증 등으로 뼈와 관절의 **만성질환자**

② 신경손상 물리치료로 말초신경 병변, 뇌손상, 뇌혈관질환, 척수손상 신경마비로 하지마비, 사지마비 등 **중추신경계 손상환자**

③ 허리뼈 및 목뼈 수술환자, 인공 엉덩이관절과 인공 무릎관절 치환술 등 **수술 후 조기퇴원 환자**

④ 뇌성마비, 운동발달 지체아동 및 장애아동, **선천성 기형**

⑤ 기동성 장애, 치매 등으로 **와상 중인 노인환자**

⑥ 목뼈 부위와 허리뼈 부위 통증, 화상 호흡기 장애, 순환기 장애 등 가족의 건강문제로 인해 가족구성원 모두에게 갈등을 조장할 수 있는 질환

6) 재가방문 물리치료 도입에 따른 선결과제

재가방문 물리치료가 도입이 되거나 활성화 되었을 때 선결과제는 재가방문 물리치료사의 인적 인프라 확충을 통해 질적 서비스 향상이 가장 우선적으로 시행되어야 한다. 또한 재가방문 물리치료와 관련된 법령의 정비가 필요하며, 재가방문 물리치료에 필요한 조세 및 기금 확보, 재가방문 물리치료 도입에 대한 전 국민의 인식의 변화, 재가방문 물리치료의 시설 인프라 확충으로 양적 서비스 향상이 필요할 것이다.

재가방문건강관리사업의 핵심인 재가방문 물리치료가 국내에 정착될 경우 환자의 장기입원으로 발생되는 병원집중화의 방지, 효율적인 물리치료서비스의 제공, 재가장애인 증가로 인한 사회문제 예방, 병상가동율 증가, 전문인력 및 시설의 효율적 활용에 기여할 것으로 생각된다. 또한 불필요한 병원이용을 최소화함으로써 시간, 의료비 등의 사회비용을 감소시킬 수 있으며, 재가장애인의 치료욕구 역시 충족시켜줄 수 있을 것으로 기대된다.

재가방문 물리치료는 물리치료사와 환자 및 보호자의 신체적, 정신적 불편함을 해소하기 위해 꼭 필요한 제도로 물리치료사들의 적극적인 참여로 양질의 물리치료를 뇌혈관질환자에게 제공할 수 있고 필요성이 높기 때문에 조속한 시행을 위해 재가방문 물리치료사 제도의 법적 보장, 프로그램의 개발, 물리치료 인력의 수급과 교육, 시범사업 실시, 방문요양보호사와 물리치료 인력 간의 업무 및 역할기준의 확립

등을 포함하는 재가방문 물리치료사 제도의 도입이 조속히 필요하다고 생각된다. 또한 물리치료사협회와 물리치료사들의 노력과 정부의 정책적인 뒷받침이 절실히 요구된다.

2. 재가방문 물리치료모델

1) 종합병원 중심

병원중심 재가방문 물리치료는 재활의학과 등의 전문의 진단에 의해 운영되며, 공중보건 의료체계와 1차 민간체계에 의해 보다 집중적인 관리가 필요하다고 판단되는 환자를 2, 3차 의료기관으로 의뢰하면 그 진료기관에서 계속적인 집중관리가 필요한 경우는 입원치료를 제공하게 된다. 물리치료 대상 환자 중 병원에서 물리치료 외에 다른 치료가 종결된 환자는 진료과에 의뢰하여 퇴원 후 가정에서 제공하는 치료적, 예방적 치료를 실시하여 지속적 치료가 되도록 하는 것이다. 이러한 종합병원 중심의 재가방문 물리치료는 장기입원 현상을 완화시키고 병상회전율을 증진시키고 의료의 부담을 경감시키고 저렴한 양질의 치료를 제공하고자 하는 것이다.

2) 공공기관인 보건소나 복지관

공공기관의 재가방문 물리치료는 의료비 지불능력이 어려운 의료취약계층인 차상위계층에게 효과적이고 지속적인 보건관리가 이루어질 수 있다는 점과 보건진료소와 보건지소와의 연계로 도서산간지역이라도 환자의 관리가 쉽고 2차 및 3차 의료기관의 퇴원 후에도 의료전달체계의 확립이 이루어지며 기존의 보건자원을 최대로 확보할 수 있다.

보건소의 맞춤형 재가방문보건사업과 장애인복지관의 순회재활서비스 형태로 재가방문 물리치료를 시행할 수 있다. 보건소 중심의 지역사회 재활서비스는 1995년 국립재활원을 중심으로 시작되어 활발한 활동을 벌이고 있으나, 여전히 전문재활인력의 참여가 부족한 실정이다. 장애인복지관에서는 재가장애인을 순회 방문하여 재활과 교육 및 상담 등 종합적인 재활서비스를 제공한다.

재가방문재활서비스는 보건소 내 부서 간 연계와 지역사회 자원 연계 강화를 통해 포괄적 서비스를 제공한다. 보건소 내 건강증진팀, 구강보건팀, 만성질환관리팀, 암관리팀, 재활팀, 모자보건팀 등과 연계하여 개인별 요구 수준에 따른 맞춤식 서비스를 제공한다. 방문재활 대상인 만성질환자, 장애인, 노인에 대한 서비스를 강화하기 위하여 구강보건팀, 만성질환관리팀, 암관리팀, 재활팀과 의뢰·연계를 통해 통합적 서비스를 제공한다.

3) 비영리 단체 중심

물리치료사들의 숙원인 물리치료실 단독 개설의 형태로 각 의료기관에서 입원 또는 외래의 형태로 물리치료를 받고 있는 환자에게 편안하고 집중적인 물리치료가 필요하다고 판단되는 환자에 대해 재활의학과 전문의가 처방을 하여 재가방문 물리치료센터로 의뢰를 하면 환자를 평가한 후 적정수준의 물리치료를 제공하는 것이다. 또는 노인장기요양보험의 시설서비스인 양로원이나 노인요양보호시설 등의 기관과 물리치료사협회가 계약형태로 재가방문 물리치료를 실시한다면 사업이 증가될 것으로 생각된다. 단체의 설립에 가장 선행되어야 할 것은 가정간호사제도처럼 방문재활 물리치료도 건강보험수가가 제도화되어야 한다.

3. 재가방문 물리치료 도입을 위한 관련 법적 제도

1) 노인복지법

보건복지가족부에서 시행하는 노인을 위한 지역보건복지서비스 중 재활치료와 관련된 서비스로는 보건소의 재가방문보건사업과 지역사회 의료기관과의 연계의료서비스, **노인장기요양보험제도**이다. 재활서비스는 경험과 전문성이 요구되며 환자뿐만 아니라 가족의 교육 및 환경의 개조와 정비도 포함되므로 전문가의 참여가 필요하다.

노인요양시설을 무료·실비·유료 시설과 노인전문요양시설·유료노인전문요양시설로 각각 구분하던 것을 현재 노인요양시설로 통합·개편하고, 노인요양공동생활가정을 새로 신설하였다. 신설된 노인요양공동생활가정의 직원배치기준은 시설장 1인, 간호(조무)사 1인 또는 물리(작업)치료사 1인, 입소자 3인당 요양보호사 1인으로 정하였고, 노인요양시설의 시설기준 및 직원배치기준도 전문요양시설 수준으로 상향조정되었다.

시행규칙에 의한 노인의료복지시설의 시설기준 및 직원배치기준에 의하면, 입소자 10명 이상의 노인요양시설에는 기능회복 또는 기능감퇴를 방지하기 위한 훈련 등에 지장이 없는 면적과 필요한 시설 및 장비를 갖춘 물리(작업)치료실을 설치하여야 한다.

입소자 30명 이상의 노인요양시설에서는 물리(작업)치료사 1명을 두고 100명 초과 시마다 1명을 추가하도록 하고, 입소자 10명 이상 30명 미만의 노인요양시설에는 필요수의 물리(작업)치료사를 두어야 하며, 노인요양공동생활 가정에서는 간호(조무)사, 물리치료사, 작업치료사 중에서 1명만 있으면 된다.

제26조 제1항 노인여가복지시설의 시설기준을 살펴보면, 노인복지관에는 기능회복 또는 기능감퇴를 방지하기 위한 훈련 등에 지장이 없는 면적과 필요한 시설을 갖춘 물리치료실을 설치하도록 되어 있다. 재가노인복지시설에는 작업 및 일상생활활동 훈련실을 두어 기능회복 및 감퇴를 예방하기 위한 훈련 등에 지장이 없는 면적과 필요한 설비 및 장비를 갖추게 하고 있다. 현재 우리나라에서는 지역협의회 위원을 활용한 시범사업이 실시되고 있으며 재가급여의 종류에 재가방문재활을 추가하기 위한 하위 법령 및 관련고시 제정을 검토하고 있다.

노인요양 및 전문요양시설에서 물리치료는 법적 시설 인력기준에 물리치료사를 고용하도록 되어 있기 때문에 대부분의 시설에서 물리치료 및 기능훈련서비스를 제공하고 있는 것으로 조사되고 있다. 하지만 대부분이 기능회복보다는 기능유지에 서비스 제공의 목적을 두고 있다.

2) 지역사회보건법

지역사회보건법은 국민건강증진법 제3조에서 국가 및 지방자치단체는 건강에 관한 국민의 관심을 높이고 국민건강을 증진할 책임을 진다. 지역보건법 제9조 보건소의 업무에서 노인보건, 보건소는 당해 지방자치단체의 관할구역 안에서 행하여지는 가정·사회복지시설 등을 방문하여 행하는 보건의료사업에 관한 사항, 장애인의 재활사업 등이 재가방문 물리치료와 관련된 항목이다. 보건의료기본법 제31조 평생국민건강관리사업은 국가와 지방자치단체는 공공보건의료기관이 평생국민건강관리사업에서 중심 역할을 하며 건강지도·보건교육 등을 담당할 전문인력을 양성하고 건강관리정보체계를 구축하는 등 필요한 대책을 마련해야 한다. 공공보건의료에 관한 법률 제5조는 제1호 의료보호환자 등 취약계층에 대한 보건의료, 제2호 노인·장애인·정신질환자 등 타 분야와의 연계가 필수적인 보건의료, 제7호 기타 보건의료기본법, 제15조의 보건의료발전계획에 따라 보건복지부장관이 정하는 보건의료를 우선적으로 제공하여야 한다.

노인보건사업 중 재가노인복지사업에 대한 지원과 가정 및 사회복지시설 등을 방문하여 행하는 보건의료사업인 방문보건사업, 장애인재활사업 등 기타 보건복지부령이 정하는 사회복지사업이 재가방문 물리치료제도와 관련이 있다. 또한 보건소의 여러 가지 업무 중 장애인의 재활사업, 노인보건·정신보건, 만성퇴행성질환 등의 질병관리영역은 방문재활과 관련이 있다. 또한, 지역보건법 시행규칙에서는 보건소에서의 전문인력 등의 최소 배치기준을 물리치료사는 보건의료원의 경우에 2명, 보건소에는 1명을 배치하도록 규정되어 있다. 현재 보건소의 재가방문인력은 의사와 간호사, 물리치료사 및 작업치료사로 명시되어 있다. 물리치료사의 일부는 정규직으로 참여하고 있지만 그 수가 절대적으로 부족하고, 대다수의 물리·작업치료사는 계약직의 형태로 참여하고 있다. 지속적인 공공보건의료의 기능강화와 맞춤형 방문건강관리사업이 더욱 활성화되려면, 물리·작업치료사의 인원을 더욱 증강시켜야 할 것이다.

3) 의료법

의료법에서는 간호사에 대하여 면허 이외에 분야별 자격을 인정하여 1990년 보건사회부 고시 제90-44호에 의해 전문간호사 과정의 고시가 발표되었다. 이를 통해 가정간호사 분야도 법적인 근거를 갖게 되었다. 의료인은 의료기관을 개설하지 않고는 의료업을 행할 수 없지만 가정간호에 대해서는 예외로 인정하고 있다. 보건복지부령으로 정하는 바에 따라 가정간호를 하는 경우 외에는 그 의료기관 내에서 의료업을 하여야 한다. 가정간호를 실시하는 간호사는 전문간호사 자격인정 등에 관한 규칙에 따른 가정전문간호사이어야 하며 가정간호는 의사나 한의사가 의료기관 외의 장소에서 계속적인 치료와 관리가 필요하다고 판단하여 가정전문간호사에게 치료나 관리를 의뢰한 자에 대하여만 실시하고 가정전문간호사는 가정간호 중 검체의 채취 및 운반, 투약, 주사 또는 치료적 의료행위인 간호를 하는 경우에는 의사나 한의사의 진단과 처방에 따라야 한다. 가정간호의 업무를 살펴보면 구강간호,

온열, 냉열요법, 체위교환, 관절운동, 회음부 간호, 마사지 등 기본 간호와 검사행위, 투약 및 주사행위, 교육 및 훈련상담, 치료적 행위가 있다.

그러나 가정간호 대상자 중 많은 부분을 차지하는 뇌혈관질환자나 재활치료대상자는 오히려 전문적인 재활치료가 더욱 요구된다. 방문간호서비스의 주요 업무중 기본 간호의 온·냉요법, 체위변경, 마사지, 개인위생관리와 교육훈련의 운동요법, 기구 및 장비사용법 등에 대한 교육과 훈련항목은 전문적인 교육과정인 운동치료학과 보조기 및 의수족, 수치료, 치료적 마사지, 일상생활 동작 등 물리치료학과 표준교과과정을 이수한 물리치료사들로 하여금 이행하게 하거나, 물리치료사로부터훈련을 받을 경우 좀 더 전문적이고 체계적인 교육과 훈련이 될 것으로 생각된다.

4) 노인장기요양보험법

노인장기요양보험법 제23조에서 장기요양급여는 방문요양, 방문목욕, 방문간호, 주,야간보호 등이 보장되며, 방문간호서비스는 시행규칙 제22조에 따라 기본 간호 및 교육, 훈련 및 상담 등을 제외한 일부검사, 투약, 주사, 기본 간호 외의 간호등을 실시하는 경우에는 의사의 처방(방문간호지시서)에 의뢰하여 실시한다. 그러나만성질환관리는 간호사의 역할만으로는 부족하며 신체기능과 일상생활 회복을 위해 물리치료와 작업치료가 꼭 필요하다.

그러나 노인장기요양보험법 시행규칙 제19조 기타 재가급여 제공기준에서 장기요양기관은 제9조에 따라 수급자의 일상생활 또는 신체활동 지원에 필요한 용구로서 보건복지부장관이 정하여 고시하는 것으로 복지용구지급서비스에서 품목별내구연한 등을 고려하여 구입 또는 대여방식으로 제공하여야 하며 복지용구의 품목별 급여대상의 범위, 세부적인 제공기준절차 등 필요한 사항은 보건복지부장관이정하여 고시한다고 규정하여 재가방문 물리치료의 가능성을 열어 놓았다. 수급자의기능상태에 따라 제공되는 복지용구는 재가방문 물리치료의 항목으로 심신의 기능이 저하되어 일상생활 활동을 영위하는 데 지장이 있는 노인 또는 신체장애자에게복지용구를 사용하는 전문가인 물리치료사는 사용자의 신체상태, 잔존기능 및 보호자의 능력을 고려하여 복지용구의 선택과 사용에 관한 방법을 교육하고, 복지용품을 이용하는 주택의 개조로 환경조정도 작업치료사와 함께 고려해야 한다. 적절한복지용구 선택과 올바른 사용방법 및 주택개조 같은 환경의 조정의 목적은 독립적인 일상생활을 도울 뿐만 아니라 보호자의 신체적·정신적 피로감을 덜어주므로 재가방문 물리치료의 도입으로 재가방문 물리치료사의 역할이 매우 중요할 것으로 여겨진다.

법·제도적 측면에서도 도입가능성을 살펴보았다. 노인장기요양보험법 제23조 제1항 제1호 재가급여에 재가방문 물리치료의 추가 신설이 필요하며, 이를 위해 의료기사 등에 관한 법률 제1조에 따라 의사의 지도 하에 방문재활이 가능한 부분에 대해 방문간호, 가정간호와 유사한 제도 신설이 필요하다. 현재 장기간 입·퇴원 반복 및 방치되는 만성질환자의 경우 재가나 지역사회에서 지속적인 치료가 가능하려면 재가방문 물리치료도 방문간호와 비슷한 일수의 처방기간이 정해져야 한다. 2009년 재활의학전문의는 1,100명이고 노인장기요양 대상자는 약 25만 명임을 볼 때 대상자들이 재가방문 물리치료서비스를 제공받을 수 있도록 신경과, 가정의학과, 정신과 등 처방전 교부의 확대 방안이 필요하다.

4. 재가방문 물리치료의 도입과 활성화에 대한 타당성

재가방문 물리치료는 환자에게 위생적이고 심리적 안정감을 주는 가정에서 물리치료를 제공하여 환자의 병원집중화 현상 해소와 병원의 병상회전율을 증가시켜 병원의 재무구조를 호전시키고, 의료비 상승을 억제하여 국민건강보험공단의 재정 안정과 의료수가 조절에 도움을 주며 합리적 비용으로 국민에게 양질의 보건의료서비스를 제공할 수 있다. 효과적인 서비스를 위해 환자가 사용하는 복지용구 등 사용방법에 대한 교육과 전문적이고 체계적인 조언을 통해 관련 산업분야 발전을 위해 재가방문 물리치료는 반드시 도입되어야 한다. 따라서 재가방문 **물리치료사의 양성교육과 장기요양 및 물리치료** 등에 대하여 활발히 논의되어야 한다.

한국의 물리치료서비스 인프라는 매우 취약하여 고령화 사회에 맞는 재활서비스 인프라 구축과 재가방문 물리치료와 같이 물리치료사를 효율적으로 활용할 방안에 중점을 두는 보건의료정책이 필요할 것이다. 물리치료사협회는 재가방문 물리치료의 정의, 역할, 영역을 구축하며 재가방문 물리치료를 전담할 재가방문물리치료사들의 인력 관리 및 재가방문 물리치료의 제도적 장치 마련 및 효율적인 운영의 활성화, 학문적 발전 도모 및 회원 상호 간의 학술적 교류 등을 위해 2003년 사단법인 물리치료사협회의 승인으로 가정물리치료학회가 설립되었다.

5. 외국의 사례

1) 미국

미국의 방문의료서비스는 1970년대에 포괄수가제(DRG)가 도입되면서 재활전문가가 재활을 목표로 다양한 접근법을 시도하고 의사, 물리치료사, 간호사, 작업치료사, 언어치료사, 영양사, 사회사업가, 가사보조원 등 각종 전문인력들이 팀으로 참여하고 있다. 재가방문 물리치료는 다양한 운영주체에 의하여 제공되고 있으며, 홈케어(Home care), 가정건강관리체계(Home health care system), 환자관리매니저(Patient care manager)라 부르고 있다. 간호사와 치료사는 재가방문 물리치료 제공에 대한 규정이나 별도의 자격과 면허도 없으며, 기관별로 선발하여 6~8주 동안 교재와 실습 위주로 자체교육을 통해 직무에 필요한 인성과 기술을 훈련시키고 있다. 별도의 기관(Agency)이나 가정건강관리센터(Home health center)의 운영을 위해서는 별도의 면허를 받아 독립채산제로 운영하며, 기관의 운영인력은 간호사, 물리치료사, 언어치료사, 작업치료사, 영양사, 사회복지사 등 전문인력으로 구성되며, 조합과의 계약에 의해 고용되고 주어진 스케줄에 따라 순회 방문하여 치료하며 치료기록을 작성하고 보수를 받는다. 재가방문 물리치료사는 조합의 자문의사에게 특별한 경우 필요에 따라 자문을 받고 일반적으로 독자적인 판단에 의해 평가, 시작, 진행, 종결 등을 결정하고, 의뢰된 재가방문 치료일정에 따라 치료를 시행한 후 기록을 하며, 서비스 대상자의 특성에 따른 환경적인 조정과 독립적 일상생활 유지를 위한 활동을 제공하고 환자와 보호자를 교육한다. 방문 시 전문적인 치료를 위한 기구로 전기자극치료와 경피신경자극치료(TENS) 등의 소형화 및 디지털화된 치료기구를 물리치료사가 휴대하고 다니며 활용하고 방문거리는 자동차로 30분에서 1시간 정도의 거리를 범위로 환자 1인당 1시간 정도의 치료시간으로 물리치료사 1인당 1일 평균 3~5명 정도를 치료한다. 치료내용은 심폐기능훈련에서부터 뇌혈관질환, 외상성 뇌손상, 척수손상 등 가동성 장애환자의 기능적인 물리치료까지 다양한 내용의 치료를 행한다. 그리고 방문횟수도 치료내용과 환자상태에 따라 매일 방문, 격일 방문, 주 2회 등으로 적용하고 환자당 평균 치료기간은 8주 정도로 기간이 경과되면 환자 재평가를 실시하여 치료 프로그램의 내용을 바꾸어 적용하거나 치료의 계속 여부를 결정한다.

미국에서 가정방문치료기관은 영리병원 기반이며, 우리나라는 보건소 중심의 공공기관이 총체적으로 재가방문 물리치료를 관리하며 기금조성 및 재정확보 등에 있어서 외국도 유사하나 담당기관의 다양화에 있어서 차이점을 보이고 있다. 우리나라에 재가방문 물리치료가 도입되면 환자의 요구에 적절하게 호응하면서도 우리의 실정에 맞도록 표준화하여 재가방문 물리치료를 정착시켜 이용하는 환자나 운영주체도 서로 만족할 수 있도록 해야 할 것이다.

2) 일본

일본은 노인과 재가장애인에 대해 2000년에 도입된 개호보험 하에서 보건의료사업이 활발하게 시행되고 있으며, 비용은 보험자와 국가, 자치단체가 나누어 부담하고 있다. 급증하는 노인인구에 대한 대책으로 1960년 초 재가복지가 시작되었고 1976년 재가서비스사업 실시요강이 제정되어 서비스가 시행되었다. 1989년 '골드플랜' 발표를 통해 식사·목욕·몸단장·배설 등 일상생활 활동 서비스를 제공하는 물리치료사, 작업치료사, 방문간호사, 개호복지사 등의 전문인력을 양성하고, 1994년 개호노인 의료서비스를 확대시킨 '신 골든플랜'을 제정하여 간호사, 물리치료사, 작업치료사, 사회사업가 등의 활동이 활발해졌다. 방문치료는 노인방문간호스테이션, 병원이나 진료소, 노인보건시설 등이 운영주체가 되어 생활지도, 일상생활 훈련, 물리치료, 작업치료, 가족보호자 교실, 건강교실 등의 프로그램을 제공하고 주간 진료소를 설치하여 규칙적으로 간호사와 물리치료사의 방문치료가 행해지고 있다.

방문재활서비스는 이용자가 자립적인 생활을 영위할 수 있도록 심신기능의 유지 및 회복을 도모하는 것을 목적으로 이용자의 자택을 방문하고, 심신의 기능의 유지 회복을 도모해 일상생활의 자립을 돕기 위해 물리치료, 작업치료를 실시한다. 급성기 및 회복기 재활은 의료보험에 의해 제공되고 유지기 재활은 개호보험과 의료보험이 같이 적용되며 의료보험에서는 우리나라의 요양병원 등의 형태이며 개호보험에서는 가정에서 심신기능의 유지 및 회복을 도모하여 수급자의 일상생활의 자립을 돕기 위해 시행하는 물리치료와 작업치료 등 방문재활을 제공한다. 일본은 특히 방문치료를 지역재활정책으로 추진하면서 의사의 처방 없이도 기능훈련과 간단한 치료가 가능하도록 하였다. 특히, 재가방문서비스가 확대되어 2000년과 2004년 사이 시설서비스는 48%, 재가서비스는 150%로 증가하였다. 재가서비스는 재활환자가 현재의 상태를 유지하는 시기에 가장 적절한 서비스이고 신체기능의 유지 및 개선, 정신적 부담 경감, 타인과의 교류 증대 등 효과가 높은 것으로 나타났다. 가정을 방문한 물리치료사나 작업치료사 등이 방문재활을 실시하고, 대상자 주택개조를 위한 평가 및 실행을 계획한다. 일본의 방문재활서비스 내용은 폐용증후군의 예방과 개선, 기본동작능력의 유지 및 회복, 개호부담의 경감, 일상생활 활동의 유지 및 회복, 수단적 일상생활의 유지 및 회복, 복지용구 이용 및 주택개수에 관한 조언 등을 제공하고 있다.

3) 영국

영국은 국가보건서비스 체제 하에서 만성이나 노인환자 등에게 다양한 팀 접근의 재가치료가 제공되고 있다. 노인들에게 가정건강보호와 가정봉사서비스 프로그램 등이 시행된다. 노인장기요양서비스는 1990년 제정된 지역사회보호법(Community Care Act)에 따라 장기요양보호책임이 지방정부로 이전되었다. 법규에 따른 케어매니저에 의해 창조적, 개별적으로 서비스 대상자에게 케어패키지와 욕구에 의한 서비스 구매가 이루어진다. 케어매니저는 모두 사회사업가 자격증을 소지하고 있으며 전문인력은 보건인력과 지역사회 정신간호사, 사회사업가, 물리치료사, 작업치료사 등이다. 영국의 수발보험법에서는 수발대상자의 재가보호를 우선적으로 명시하고 있고(제3조), 수발급여는 예방에 중점을 두면서 요수발 상태에 이르면 재활에 중점을 두게 된다. 그리하여, 노인보건시설의 데이케어 실시, 뇌졸중과 치매성 노인을 위한 방문간호와 방문물리치료 및 작업치료를 확대실시하고 있다. 서비스에는 가정건강보호, 대인보호, 가정봉사원서비스 등으로 구성된다. 가정건강보호에는 간호, 물리치료, 주사 약물치료 등이 포함되며 대인보호에는 일상동작보조와 위생원조가 있다. 가정봉사원은 가계를 관리하고 집을 지켜주고 음식준비를 도와준다. 노인에게 제공되는 주요 프로그램에는 가정봉사서비스, 가정간호, 재활치료 등이 있다.

4) 호주

호주의 노인케어는 주정부와 지방정부의 헬스영역 계획과 설계를 구축하는 The Aged Care Act 1997에 의해 제공된다. 이 법은 보건과 지역사회 서비스와 관련된 영역에서 효율적으로 케어플랜과 서비스 전달체계를 통합한다. 가정 및 지역사회 지원서비스(HACC)는 노인, 장애를 가진 사람과 보호자를 위해 중앙정부와 지방정부가 재정을 함께 지원하여 형평성과 효율성의 원칙을 가진 HACC 프로그램을 제공하도록 한다. HACC는 지역간호, 가정 내 원조, 개인적 보호, 식사, 가정 내 적응과 지지, 이동, 그리고 지역기반의 일시요양을 포함한다. 대상자의 평가는 노인케어 사정팀(ACTAs)이 구성되어 수급자격을 결정하는데 구성원은 노인병전문 의사, 간호사, 사회사업가, 물리치료사, 작업치료사 등이다. 지역사회 노인복지패키지(CACPs)는 시설요양의 자격에 해당하고 복합적인 요양욕구를 가진 허약한 노인들에게 가정기반의 대안적인 서비스를 제공하기 위해 도입되었고 CACPs는 ACATs에 의해서 집에서 요양서비스가 요구되는 것으로 사정된 사람들을 위한 개인에 맞게 맞추어진 패키지보호서비스이다. 광범위노인재가복지패키지(EACH)는 CACPs가 제공할 수 있는 것보다 더 많은 도움을 필요로 하는 집에 있는 사람들에게 높은 수준의 요양을 공급한다. 2001년 호주의 인구와 주거 센서스에 의하면 공식 노인케어 대상자는 약 52,000명이고, 주로 가정에서 가사원조, 정서지원, 케어서비스를 제공한다.

5) 독일

1995년 세계 최초로 노인을 위한 수발보험이라는 공적보험을 도입되었고 수발보험 가입대상자는 질병보험에 가입된 모든 국민을 원칙으로 한다. 독일은 '장기요양보장의 구조적인 지속적 발전을 위한 법'을 통해 재가급여 제공을 기본 원칙으로 정하고, 요양영역에서 예방과 재활을 강조하고 있다. 자영업이나 소득이 아주 높은 일부 계층은 사회보험에 강제로 가입해야 하는 의무 없이 민간보험에 의무적으로 가입하여야 하며 질병보험과 민영질병보험에 가입된 모든 대상자가 수발보험 가입대상자이다. 등급기준은 요양필요자에 대한 원조가능성을 진단하고 보험료 지출을 체계화하기 위해 요양서비스의 형태를 3단계로 나누어 운영하고 있다. 요양(급여)서비스의 내용은 서비스 장소에 따라서 재택요양서비스와 시설요양서비스로 구분된다. 서비스 지급형태로서 현물급여와 현금급여가 제공되고 있으며 기타 요양인에 대한 급여로 구분된다. 독일의 재택요양은 자택서비스에 의해서만 원조가 가능한데, 방문서비스 종사자들은 노인의 가정생활에서 가장 취약한 부분을 찾아내어 우선순위를 정해서 서비스를 제공한다. 시설요양서비스는 서비스 수급자들을 위한 입소시설로 노인집합주택, 노인홈, 노인요양홈 등이 있다. 독일의 인정조사도구에서 의료감독기관은 피보험자에게 수발 및 재활조치가 필요한지, 어떠한 조치가 가장 적합하고 필요한 것인지 등에 관해 조사를 실시한다. 독일의 방문재활은 재활이 필요한 경우 의사의 진료를 받고 방문재활서비스를 실시하게 된다. 재활서비스 이용자는 방문치료 칸이 포함된 처방지에 방문재활서비스를 받은 후 본인 및 가족이 직접 서명한다. 치료가 마지막으로 종료하게 되면 서명된 처방지를 보험공단에 제시한다. 보험공단에서는 서명된 처방지를 확인 후 치료비를 치료사 개인구좌에 송금하도록 되어 있다. 그 후 방문치료가 더 필요하면 동일한 방법으로 수행하고 이용한다.

✤ 참고문헌

국민건강보험공단(2003).

곽현근(2002). 지역 시민사회에 기반을 둔 민주적 지방자치 구현의 방향과 과제. 지역학연구.
　　1: 64-88.

김규용(2013). 방문재활 물리치료 도입 방안에 관한 연구-뇌혈관질환을 중심으로-. 을지대학
　　교 대학원 박사학위 논문.

김동미(1996). 가정방문 물리치료의 도입 필요성. 대한물리치료사학회지. 3(2): 163-175.

김성실(1985). 가정간호요구 및 수행실태에 관한 조사연구-강원도 일부 지역을 중심으로. 연
　　세대학교. 박사학위 논문.

김용택(2001). 일본의 노인보건복지법과 관련시책. 노인복지연구. 4(14): 123-140.

김은주(1991). 퇴원한 뇌혈관질환자의 후유증과 가정간호필요성 및 간호수행. 경북대학교 대학
　　원. 석사학위 논문.

김찬호(1998). 보건소의 업무와 지역사회중심 재활사업. 98 지역중심재활 교육자료 I. 보건복
　　지부 국립재활원.

김희정·이기효·이재신(2010). 노인장기요양보험제도 방문재활서비스 도입에 관한 고찰. 대한
　　작업치료학회지. 18(3): 23-35.

남상요(2001). 일본의 의료제도와 병원 경영-일본의 의료개혁과 병원 구조조정. 수문사.

남상요(2007). 가정방문 작업 및 물리치료 활성화를 위한 세미나. 대한작업치료사협회.

대한물리치료사협회(2007).

박흥심(1990). 보건의료기관 이용노인을 대상으로 한 가정간호 요구조사. 서울대학교 대학원.
　　석사학위 논문.

보건복지가족부(2008).

서미혜·오가실(1993). 만성질환자 가족의 부담감에 관한 연구. 대한간호학회지. 23(3): 467-
　　486.

선우덕(2002). 재가노인 복지정책의 방향. 보건복지포럼. 71: 10-12.

선우덕·오영희(2000). 노인일상생활수행능력향상을 위한 보건복지서비스 연계모형 개발연구,
　　한국보건사회연구원. 5-54.

심정길(1994). 가정방문 물리치료의 도입에 관한 연구. 한양대학교. 석사학위 논문.

안창식·유원종(2012). 가정 방문물리치료에 대한 운영방안 및 만족도 연구. 대한물리의학회
　　지. 7(3): 241-250.

양영애(1997). 가정방문 물리치료에 관한 실증적 연구. 한양대학교. 석사학위 논문.

양영애(2007). 노인장기요양보험제도 시행을 위한 작업치료사의 요구. 고령자치매작업치료학
　　회지. 1(2): 1-25.

양영애·김윤신(2000). 가정방문 물리치료 제도의 필요성에 관한 연구. 한양대학교 환경 및 산업의학연구소. 9(1): 19-28.

양영애·안선정·박윤희·박보라·허준 등(2011). 방문재활 서비스 도입과 활성화 방안에 관한 연구. 한국고령친화건강정책학회지. 3(1): 59-70.

오영호(2010). 보건의료인력 수요 및 공급체계. 한국보건사회연구원.

우주희(2006). 영국 재가노인보호서비스 공급확대를 위한 민간영리부문의 참여와 한국에의 시사점. 노인복지연구. 32: 223-245.

유근춘(2008). 독일장기요양보험의 재정문제와 그 대책이 우리나라에 주는 시사점, 노인장기요양보험 경제성 및 재정 문제. 보건복지가족부.

유재남(2009). 영국·독일·호주의 노인장기 요양보호에서 케어매니지먼트 체계 비교 분석. 노인복지연구. 43: 381-406.

윤태형(2009). 노인장기요양보험제도를 통한 방문물리치료 서비스 도입 방안 연구. 한양대학교 대학원. 박사학위논문.

윤태형(2011). 노인장기요양보험제도를 통한 방문재활 서비스 도입방안－서비스 공급주체로서 OECD국가 가정방문물리치료의 고찰. 보건의료산업학회지. 5(4): 161-175.

이서자(2009). 노인장기요양보험제도의 현황 및 발전방향. 청주대학교 사회복지행정대학원. 석사학위 논문.

이인숙(1996). 가정간호 사업효과의 평가 연구. 서울대학교 간호학논문집. 10(2): 149-167.

이충휘·원종혁·옥준영(2000). 가정방문 물리치료서비스의 이용의사에 관한 연구. 한국전문물리치료학회지. 7(1): 64-78.

이충휘·이현주·박경희 등(2002). 농촌 재가 장애인의 가정방문 재활서비스 욕구도 분석. 한국전문물리치료학회지. 9(2): 61-81.

이한숙·김충식·박돈목(1996). 가정방문 물리치료. 대한물리치료학회지. 8(1): 91-98.

이혜영·박래준(1999). 재가장애인 방문치료에 대한 연구고찰. 대한물리치료학회지. 11(1): 179-185.

이혜영·최진호·김진상(1999). 가정방문을 위한 물리치료사와 가정간호자의 팀웍에 관한 연구. 대한물리치료학회지. 12(1): 79-86.

전시자(1989). 노인의 가정간호. 대한간호학회지. 28(3): 11-14.

장현숙·진영란·김정은·홍은정·유재성(2007). 보건소 방문사업과 의료기관 가정간호, 노인장기요양보험 방문간호 간 기능역할 설정. 한국보건산업진흥원 건강증진사업지원단.

정석(1999). 재가복지 서비스를 위한 가정방문 물리치료에 관한 연구. 세종대학교 행정대학원. 석사학위 논문.

정성진·한화순·임현정·홍기요·박철우 등(2011). 방문재활 치료에 대한 물리치료사들의 인식. 대한노인병학회. 15(1): 37-46.

조원정(1993). 종합병원 중심의 가정간호사업. 대한간호학회. 32(4): 21-27.

추수경(1993). 가정간호사업 상자의 선정기준개발과 서비스 내용에 관한 연구. 간호학탐구. 2(1): 181-201.

최성재(1988). 노인복지정책개발을 위한 연구. 한국노년학회.

최혜숙(2007). 가정작업치료 비용-편익 분석. 포천중문의과대학교. 박사학위 논문.

한국보건산업진흥원(2007). 방문보건인력.

황병용·이은주·한상덕(2003). 가정방문물리치료가 뇌졸중 환자의 운동기능과 일상생활동작 수행에 미치는 영향. 대한물리치료학회지. 15(4): 319-30.

Duncan P.·Studenski S.·Richards L. et al.(2003). Randomized clinical trial of therapeutic exercise in subacute stroke. Stroke. 34(9): 2173-2180.

Gill T. M.·Baker D. I.·Gottschalk M. et al.(2002). A program to prevent functional decline in physically frail, elderly persons who live at home. N Engl J Med. 347(14): 1068-1074.

Gitlin L. N.·Corcoran M.·Leinmiller-Echhardt S.(1995). Understanding the family perspective: An ethnographic framework for providing occupational therapy in the home. American Journal of Occupational Therapy. 49(8): 802-809.

Hasselkus B. R.·Dickie V. A.·Gregory C.(1997). Geriatric occupational therapy: The uncertain ideology of long-term care. American Journal of Occupational Therapy. 51(2): 132-139.

Jackson B. N.(1992). Home-based occupational therapy: Then and now. American Journal of Occupational Therapy. 51(2): 132-139.

Kizer K. W.(2001). Establishing Health Care Performance Standards in an Era of Consumerism, JAMA, Vol. 286(10): 1213-1217.

Levine R. E.(1988). Community home health care. In Hopkin KL & Smith HD (Eds.), Willard & Spackman's Occupational therapy(7th ed.: 756-761). Baltimore: Lippincott Williams & Wilkins.

Mangione K. K.·Lopopolo R. B.·Neff N. P. et al.(2008). Interventions Used by Physical Therapists in Home Care for People After Hip Fracture. Phys Ther. 88(2): 199-210.

Saltman R. B.(1994). A Conceptual Overview of Recent Health Care Reform, European Journal of Public Health. Vol. 4(4): 287-293.

Thomas K. S.·Miller P., Doherty M. et al.(2005). Cost effectiveness of a two-year home exercise program for the treatment of knee pain. Arthritis Rheum. 53(3): 388-394.

CHAPTER
05

보건소의 건강증진사업

Health Promotion Project of
Public Health Center

✚ **학습목표**

1. 보건소의 건강증진사업에 대하여 설명할 수 있다.
2. 보건소의 건강증진센터의 운영계획에 대하여 설명할 수 있다.
3. 보건소의 노인보건 및 재활보건사업에 대하여 설명할 수 있다.

✚ **핵심용어**

– 보건소 Public Health Center
– 건강증진사업 Health Promotion
– 노인보건 Elderly Health
– 재활보건 Rehabilitation Health

▫▪ CHAPTER 05 ▪▫

제1절 개   요

　　최근 재활의료 전달체계의 미진(未盡)함과 의료 및 재활 그리고 치료시스템의 부족으로 지역사회 의료재활 및 사회복지 시스템에 의존하는 경향이 커져가고 있는 실정이다. 하지만 현재 한국보건의료체계의 현실적 부족으로 인해 사회재활서비스의 체계가 보완해야 할 상황에 직면해 있다. 환자들은 의료기관에서의 완전한 치료체계를 받을 수 없을 경우 대부분 준비 없이 퇴원하여 지역에 있는 의료기관에 의존하게 되고 환자입장에서는 충분한 치료적 지원을 받지 못한다고 받아들일 수 있다. 또한 가족들의 간병부담과 이로 인해 나타나는 이산가족 그리고 경제적 어려움을 토로하고 있다. 따라서 정부, 보건복지부 등의 역할이 매년 증가하여 2013년부터 보건복지부(www.mw.go.kr)는 보건소의 건강증진사업에 중앙정부가 관할하는 것이 아닌 각 지방자치단체가 건강문제와 주민의 요구를 자율적으로 사업을 기획하고 반영(bottom-up)할 수 있는 포괄보조방식(Block Grant)을 도입하게 하고 있다(〈표 5-1〉). 이는 건강의 경우 지역별로 조금씩 건강문제가 다르기에 일정한 건강증진 범위 내에서 해당 지자체가 사업의 우선순위와 사업량을 결정할 수 있게 하는 것이다. 물론 보건복지부는 지역보건 의료계획 및 의료서비스 개선사업의 일환으로 10여년 전부터 보건소 등에서 **지역사회의 건강증진사업**을 꾸준히 진행해 오고 있으며(〈그림 5-1〉), 현재는 보다 획기적이고 현실적인 상황에 맞춰 건강증진사업을 지역사회에서 운영하는 것이 포함되어 있다. 〈표 5-2〉는 전국 단위 보건소 지역주민의 건강증진 및 질병예방을 위해 세부적인 운영 현황이다. 차후 지역사회를 위한 건강관리 프로그램이 활성화 될 경우 보다 많은 지역보건소가 증가하게 될 것으로 예상하고 있다. 보건소의 건강증진업무는 일반적으로 국민건강증진사업(금연, 절주, 운동, 영양) 및 건강생활실천사업 운영, 흡연예방 및 금연사업, 건강운동클리닉, 영양비만, 임산부 및 영유아 영양플러스사업이다. 최근 들어, 운동치료를 중심으로 전문적 의료지식을 갖추고 면허를 취득한 물리치료사에 의한 소아 및 건강한 청장년층, 노인재활 비중이 높아져 가고 있다.

표 5-1 전국 각 거점보건소(88개소)

구분		보건소	비고
단독형	광역형	22개소	보건소만 있는 도시지역
	일반형	43개소	보건지소와 보건진료소가 있는 도농복합, 농촌지역
통합형	광역형	6개소	보건소만 있는 도시지역
	일반형	17개소	보건지소와 보건진료소가 있는 도농복합, 농촌지역

그림 5-1 전국 단위 보건소 운영

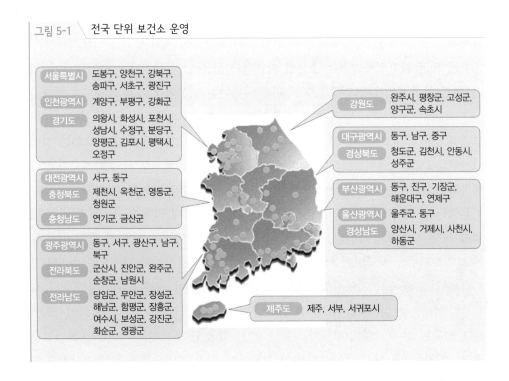

서울특별시	도봉구, 양천구, 강북구, 송파구, 서초구, 광진구
인천광역시	계양구, 부평구, 강화군
경기도	의왕시, 화성시, 포천시, 성남구, 수정구, 분당구, 양평군, 김포시, 평택시, 오정구
대전광역시	서구, 동구
충청북도	제천시, 옥천군, 영동군, 청원군
충청남도	연기군, 금산군
광주광역시	동구, 서구, 광산구, 남구, 북구
전라북도	군산시, 진안군, 완주군, 순창군, 남원시
전라남도	담임군, 무안군, 장성군, 해남군, 함평군, 장흥군, 여수시, 보성군, 강진군, 화순군, 영광군

강원도	완주시, 평창군, 고성군, 양구시, 속초시
대구광역시	동구, 남구, 중구
경상북도	청도군, 김천시, 안동시, 성주군
부산광역시	동구, 진구, 기장군, 해운대구, 연제구
울산광역시	울주군, 동구
경상남도	양산시, 거제시, 사천시, 하동군
제주도	제주, 서부, 서귀포시

표 5-2 전국 보건소의 세부 운영 현황

구분	지역	보건소	구분	지역	보건소	구분	지역	보건소
광역형	서울특별시	양천구보건소	일반형	부산광역시	기장군보건소	일반형	전라북도	완주군보건소
	서울특별시	도봉구보건소		인천광역시	강화군보건소		전라남도	담양군보건소
	서울특별시	서초구보건소		인천광역시	옹진군보건소		전라남도	함평군보건소
	서울특별시	성북구보건소		울산광역시	울주군보건소		전라남도	무안군보건소
	서울특별시	강북구보건소		경기도	포천시보건소		전라남도	해남군보건소
	서울특별시	송파구보건소		경기도	화성시보건소		전라남도	장성군보건소
	부산광역시	진구보건소		경기도	의왕시보건소		전라남도	장흥군보건소
	부산광역시	동구보건소		경기도	양평군보건소		전라남도	광양시보건소
	부산광역시	해운대구보건소		경기도	김포시보건소		전라남도	곡성군보건의료원
	부산광역시	연제구보건소		경기도	안성시보건소		전라남도	화순군보건소
	부산광역시	남구보건소		경기도	양주시보건소		전라남도	영광군보건소
	대구광역시	동구보건소		경기도	안산시보건소		전라남도	여수시보건소
	대구광역시	북구보건소		경기도	평택시보건소		전라남도	보성군보건소
	대구광역시	중구보건소		경기도	군포시보건소		전라남도	강진군보건소
	인천광역시	부평구보건소		강원도	원주시보건소		경상북도	성주군보건소
	인천광역시	계양구보건소		강원도	양구군보건소		경상북도	정도군보건소
	인천광역시	남구보건소		강원도	고성군보건소		경상북도	안동시보건소
	광주광역시	서구보건소		강원도	평창군보건의료원		경상북도	김천시보건소
	광주광역시	동구보건소		강원도	속초시보건소		경상북도	경주시보건소
	광주광역시	광산구보건소		강원도	영월군보건소		경상북도	상주시보건소
	광주광역시	남구보건소		강원도	철원군보건소		경상남도	거제시보건소
	대전광역시	서구보건소		충청북도	옥천군보건소		경상남도	사천시보건소
	대전광역시	동구보건소		충청북도	제천시보건소		경상남도	양산시보건소
	울산광역시	동구보건소		충청북도	영동군보건소		경상남도	하동군보건소
	울산광역시	중구보건소		충청남도	금산군보건소		경상남도	암천군보건소
	경기도	성남시 분당구보건소		충청남도	서천군보건소		경상남도	의령군보건소
	경기도	성남시 수정구보건소		세종특별자치시	세종시보건소		제주특별자치도	서부보건소
				전라북도	군산시보건소		제주특별자치도	제주보건소
	경기도	성남시 중원구보건소		전라북도	순창군보건의료원		제주특별자치도	서귀포보건소
				전라북도	진안군보건소			
				전라북도	남원시보건소			

* 음영부분은 통합형 보건소임.

제 2절 활동 및 분류

보건소의 건강증진사업은 전국 보건소(보건지소)마다 약간씩은 차이가 있지만 대부분 건강증진센터를 중심으로 운동사업, 영양사업, 절주 및 금연사업, 노인보건 그리고 재활보건사업 등의 형태로 운영하고 있다.

1. 운동사업

1) 목적

운동사업은 지역민의 건강생활 여건을 조성하여 건전한 생활습관을 유도하고 각 보건소에서 운영하는 건강증진센터를 활용하여 건강생활 실천율을 향상시키는 것이 목적이다.

2) 추진내용

보건소 내의 지역민의 체력증진 활동의 전반적 감독, 체력측정, 운동지도 및 상담, 각 질환에 맞춘 운동처방, 운동 동아리, 보건소와 보건지소를 연결한 운동시설 확충, 지역운동 동아리를 운영하고 있다.

3) 운영계획

지역주민들에게 효과적이고 실제적인 운동 프로그램을 전문의 및 전문물리치료사에 의해 제공함으로써 각 연령대의 운동참여자에게 운동의 동기부여를 지속시키고, 더불어 운동실천능력을 향상시켜 주민의 건강개선을 위해 계획하고 실행한다.

(1) 체력측정

전문가에 의해 과학적 체력측정방식을 고안하고 체력측정 장비를 이용하여 기초체력을 측정함으로써 개개인의 체력을 평가하여 지역주민의 체력을 데이터베이스화할 수 있고 건강증진을 위한 기초자료로 활용한다. 측정항목으로는 전화 또는 방문접수를 통해 설문지(개인병력, 생활습관 등)를 작성하게 하고 혈압, 맥박, 체성분검

| 표 5-3 | 체력측정순서 |

진행 순서	검사내용
① 사전 접수	전화 또는 방문
② 설문지 작성	개인병력, 생활습관
③ 기초검사	혈압, 맥박, 과거질환검사
④ 체성분검사	비만도, 체지방, 신장, 체중
⑤ 기초체력검사	근육기능, 심장 및 허파기능
⑥ 체력평가 및 운동처방	운동유형, 강도, 빈도, 시간 등 맞춤식 처방

사, 기초체력검사, 체력평가 및 운동처방 순으로 이루어진다.

(2) 운동처방

체력측정을 통해 얻은 자료를 토대로 각 개인 대상자에게 적합한 운동의 양, 강도, 빈도, 시간, 질을 결정한다. 주민들이 효율적이고 안전한 운동을 수행할 수 있도록 유도하고 이를 프로그램화하여 연 단위로 이를 평가할 수 있도록 하여 주민 스스로 이를 생활화하고 습관화시켜 자발적인 운동을 참여하게 한다. 운동전문가인 의사, 물리치료사를 통해 지도하고 운동상담을 실시하여 목적에 맞는 운동이 수행될 수 있도록 유도한다. 맞춤식 운동처방 내용(FITT)으로는 운동빈도(frequency), 운동강도(intensity), 운동시간(time), 운동유형(type)에 따른다.

(3) 운동부하검사

운동부하검사의 측정은 언제 발생할지 모르는 심장혈관계통의 이상을 사전에 미리 예방하거나 이를 확인하여 차단하는 것이 주된 목적이다. 잠재성 질환을 운동이라는 스트레스를 가해 현재화하고 이를 발견해냄으로써 잠재적 질환을 평가해낼 수 있고, 운동수행자에 맞는 적절한 운동강도 및 순환기능을 향상시키고 적응능력을 찾아내는 것이다. 혈압, 심박수의 검사를 통해 운동부하가 심장혈관계통에 미치는 영향을 사전에 파악해냄으로써 운동의 안전성을 확보하고자 한다. 측정항목으로는 운동 중 심박수의 변화, 운동 중 혈압상태 변화, 운동 중 심전도 변화 순으로 이루어진다.

표 5-4 　건강증진센터 인력구성

인력구성	인원	업무내용
① 간호사	○	건강증진센터 예약접수
② 물리치료사[1]	○	건강증진센터 기획 및 운동사업 운영
③ 운동처방사	○	운동사업 체력측정, 운동지도
④ 임상병리사	○	골다공증, 안압, 안저검사
⑤ 보조요원	○	예약업무, 건강검진보조

1) 물리치료사의 역할은 기능개선을 위한 열, 전기치료 등과 일상생활 전반에서의 치료적 운동을 계획, 진단, 중재함을 원칙으로 한다.
* 인원을 보건소의 운영상황 및 여건에 따라 다르게 조정됨.

2. 영양사업

1) 목적

　영양사업은 지역주민의 건강증진 욕구의 증대와 건강관리체계의 일환으로 지역민의 영양관리의 중요성이 부각되면서 지자체의 지역보건영양사업의 활성화를 이루고 지역주민의 건강한 식생활을 실천하며 사전에 만성질환을 예방하고 수명 및 건강증진을 도모하고자 실시한다.

2) 추진내용

(1) 생애주기별 영양교육

① 영유아: 이유식 교실 등이 있다.

② 아동 및 청소년: 바른 성장을 위한 어린이 영양관리 등이 해당한다.

③ 성인 및 노인: 당뇨 및 고혈압, 뼈엉성증 등 성인병 예방을 위한 영양관리를 포함한다.

(2) 영양캠페인

　지역주민의 건강실천 분위기를 조성하고 영양문제에 관한 관심과 정보를 제공함으로써 건강에 대한 주민들의 지속적인 관심과 자발적인 참여를 유도하고자 한다.

(3) 홍보 및 교육매체 제작, 대여

영양에 대한 상세한 리플렛, 패널, 소책자를 제공하여 정보를 알리는 역할을 한다. 특히, 사업장, 학교 등에서 영양개선 분위기를 조성한다. 내용으로는 성인병 항목인 당뇨, 고혈압, 고지혈증, 암, 간질환, 비만(성인, 어린이), 빈혈, 변비 등이 있다.

3. 절주 및 금연사업

1) 목적

최근 음주와 흡연으로 인한 질병증가, 성폭력, 가족폭력, 청소년 탈선, 교통사고 등 사회문제로 발전하면서 기본적으로 지역주민들에게 이를 계몽하고 절주 및 금연운동을 시킴으로써 건전한 음주환경과 가족 및 사업장에서의 건강한 환경조성을 유도한다. 또한 음주와 흡연으로 인한 사회적 폐해를 예방하고 지역주민의 건강증진을 도모하고자 한다.

2) 추진내용

① 지역주민 및 청소년을 대상으로 한 음주예방 및 금연교육 프로그램을 운영하고 있다.
② 청소년 불법주류 판매예방을 위한 주류판매업소 교육 및 홍보기능을 추진하고 있다.
③ 사업체 및 사업장, 경로당 등 절주사업을 통한 건전한 음주 및 금연문화 정착
④ 각종 매체를 활용한 절주, 금연 홍보, 캠페인 실시로 지역사회 절주, 금연분위기를 조성한다.
⑤ 금연 프로그램, 알코올 의존, 남용자에게 관내 알코올 전문치료기관 연계 및 상담, 치료연계 프로그램을 운영한다.
⑥ 금연을 위한 지지적 환경 조성을 추진하고 있다.
⑦ 간접흡연예방사업 실시는 금연버스 및 정류장, 금연아파트 인증관리, 금연거리 조성, 학교 앞 200미터 금연구역, 금연 음식점 신청 및 운영, 감독 관리한다.

4. 노인보건 및 재활보건사업

세계보건기구(WHO)에 따르면, 선진국의 경우 남자 사망의 92.0%, 여자 사망의 76.4%가 7개 건강위험요인(흡연, 음주, 비만, 신체활동 부족, 고혈압, 고콜레스테롤혈증, 과일과 야채 섭취 부족)에 기인하고 있다. 특히, 암 사망의 70%는 흡연 및 식생활에 기인한다(Doll & Pete, 1981). 우리나라의 경우 지난 1998년 국민건강영양조사를 토대로 분석한 결과, 건강의 주요 결정요인으로서 흡연, 영양, 운동, 음주, 스트레스 등 개인의 생활습관이 차지하는 비중이 52%에 달하는 것으로 나타났다(한국보건사회연구원, 2000). 특히 우리나라는 고령사회로의 진입과 만성질환으로 인한 질병부담의 증가는 질병 치료 위주의 정책에서 질병의 예방 및 건강증진으로의 정책전환이 필요함이 절실한 상황이다. 선진국에서는 이미 1980년대부터 건강증진목표를 설정하고 범국민적인 건강생활실천운동을 지역사회 전반에서 전개해 오고 있다.

미국의 'Healthy People 2000', 'Healthy People 2010', 영국의 'The Health of the Nation(2000년)', 'Our Healthier Nation(2010년)', 일본의 '국민건강가꾸기 운동 (1978~1987년)', '활력있는 인생 80 건강계획(1988~1997년)' '건강일본 21(1998~2010 년)', 호주의 'Better Health Commission' 등을 사례로 들 수 있다.

1) 개념

우리나라의 경우는 지난 2002년에 2010년까지 건강수명 75세, 2002년 우리나라 건강수명은 67.8세를 달성하는 것을 목표로 생애주기별 특화된 예방중심의 평생 건강 관리체계를 확립하고 태아에서 사망까지 건강생활 보장을 위한 「Health Plan 2010」을 수립하여 추진해 오고 있다(〈표 5-5〉, 〈그림 5-2〉). 최근 2012년 통계청 발표에 의한 건강수명은 예측과 달리 크게 증가하지 않았다. 반면에 기대수명은 크게 늘

표 5-5 우리나라의 건강수명 변화추이(2002)

구분	1999	2000	2001	2002
전체	65	66	67.4	67.8
남자	62.3	63.2	64.5	64.8
여자	67.7	68.8	70.3	70.8

출처: 통계청, 한국보건사회연구소, 2012년.

그림 5-2 우리나라의 연령별 질환 여부조사(Health Plan 2010 수립 추진현안)

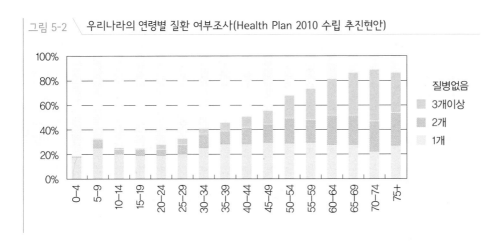

그림 5-3 대한민국의 남녀 건강수명과 기대수명

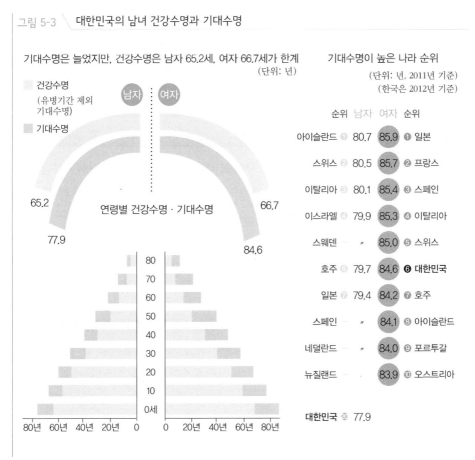

출처: 통계청, 2012년.

어났고, 건강수명은 남자 65.2년, 여자 66.7년으로 추정되었다. 평균은 66년이다. 이는 질병과 사고로 인해 아파하지 않는 기간으로, 2011년에 출생한 남자는 기대수명 중 12.7년(16.3%), 여자는 17.9년(21.2%)을 골골하지 않은 상태로 살아간다는 것을 의미한다(〈그림 5-3〉).

이것을 바탕으로 지금까지 중앙정부에서 추진해 오던 국민보건에 대한 사업을 점차 지역화, 즉 지자체에게 운영 안을 맡기고 있는 추세이기에 보건소 및 지역중심 재활사업의 비중이 높아지고 있다. 이에 노인건강증진사업, 치매관리사업, 심혈관 질환 예방관리사업, 대사증후군관리, 소아 및 아동질환 예방관리 등으로 사업 전반에서 시행하고 있다. 우리나라의 장애인, 노인의료정책은 주로 시설중심이어서 정책들이 독립적, 통합적으로 시행되지 못하고 있는 상황이며 특히, 보건소를 중심으로 하는 지역사회 중심재활이 활성화되어야 하며 특히, 물리치료 및 재활접근이 크게 필요하다. 선진국에서는 이미 수십년전 부터 지역사회 중심재활서비스가 발달해 오고 있다.

2) 노인건강증진사업

최근 우리나라는 선진국에서도 유례를 찾아보기 힘든 급속한 고령화가 도래하였고, 생활습관의 변화 등에 따라 만성 퇴행성 질환이 증가하고 있으며, 특히 노인 의료비와 더불어 국민의료비가 급증하고 있기에 지역에서 노인건강증진에 대한 필요성이 크게 요구되고 있다.

(1) 허브보건소

노인의료서비스의 대부분은 질병관리 위주로서 예방 및 건강증진 프로그램이 부족하거나 또한 노인 스스로도 건강증진을 위한 노력이 크게 미흡하다. 보건복지 부에서는 지역사회 중심의 체계적이고 효율적인 노인건강 관리체계를 마련하기 위해 16개 시·도에 한 곳씩 노인건강증진 허브보건소를 지정·운영하고 있다.

노인건강증진 허브보건소는 시·도의 노인건강증진사업을 선도하는 역할을 담당한다. 2006년에는 시범사업으로『노인건강대학』과『가정방문 노인운동 프로그램』을 운영하고, 보건소, 주민자치단체, 경로당, 노인복지회관 등 접근성이 높은 다양한 시설을 활용,『노인건강대학』을 개설하여 걷기, 노인 장수춤, 댄스 스포츠 등 노인들이 안전하고 재미있게 운동을 즐길 수 있도록 한다. 노인 환자마다 요실금, 노인 안질환, 골다공증 등 생활불편사항 및 주요 질병의 예방·관리 등 건강교육도 실시하며 참가자에 대하여 건강검진, 암검진, 치매상담 등 건강상담 서비스도 제공한다. 또한 거동이 불편한 노인을 대상으로 물리치료사가 가정을 방문하여 가정에서 간단히 실시할 수 있는 운동을 지도하는 가정방문 노인운동 프로그램도 실시한다. 2007년부터는 노인영양관리 프로그램 등으로 개발되어, 전국 보건소로 확대하고 있고, 동 사업은 2008년에는 32개 보건소로 확대하고 2009년 전국적으로 확대하는 등 현재까지 단계적으로 추진되어 왔다.

(2) 노인 낙상 예방 프로그램 사업

65세 이상 노인에게 신경학적 손상 등으로 인해 발생한 질환으로 야기되는 중풍이나 실신 등으로 갑자기 쓰러지는 상황이 고령자 층에서 발생하게 되고, 또한 강한 외부적인 힘에 의해 넘어지는 것을 제외하고 바닥 또는 서있는 위치보나 낮은 위치로 본인의 의사와는 상관없이 넘어지는 것을 낙상이라고 한다. 지역사회 거주 노인의 약 20%, 요양시설 노인의 약 30%가 매년 낙상사고가 발생한다. 그리고 낙상의 20~30%에서 경도 및 중등도의 손상이 유발된다. 지역사회에서 **노인 낙상**을 예방하기 위한 프로그램에서 반드시 운동 프로그램이 포함되는데 균형 및 근력, 활동제한이 포함된다. 이 프로그램에는 점진적으로 단계를 높여 난이도가 있는 운동 프로그램을 규칙적으로 시행하도록 하고, 대상자로는 위험요소가 높은 그룹뿐만 아니라 지역사회의 모든 노년층에서 운동 프로그램을 시행할 수 있도록 하고 있다.

3) 치매관리사업
(1) 사업목적

전국 각 보건소 등에서 실시하고 있는 치매관리 및 예방사업은 노인인구의 70%에 해당하는 치매고위험군을 조기에 발견하여 치매예방, 치매악화 방지를 위한 목적으로 실시하고 있다. 또한 각 보건소에서는 치매에 대한 올바른 인식을 유도하는 교육 및 홍보활동을 통해 치매도 예방 및 치료관리가 가능하다는 사회적 이해를 확산시키고자 한다. 다양한 홍보활동을 통해 일반시민 및 유관기관 종사자들이 서울시가 추진하는 치매관리사업에 적극적으로 동참할 수 있는 분위기를 조성한다.

그림 5-4a 대구광역시 치매관리센터

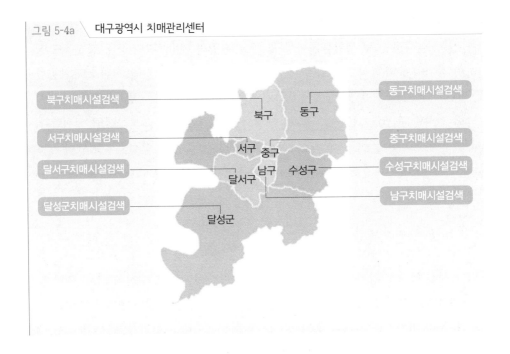

북구치매시설검색

서구치매시설검색

달서구치매시설검색

달성군치매시설검색

북구

동구

서구 중구

남구 수성구

달서구

달성군

동구치매시설검색

중구치매시설검색

수성구치매시설검색

남구치매시설검색

〈그림 5-4a〉는 대표적인 치매관리사업을 실시하고 있는 보건소 중 A광역시 치매관리센터의 모습이다. 또한 B시도 대표적인 보건소의 치매예방관리사업을 중점으로 실시하고 있는 곳으로서, 네트워크의 구축을 토대로 노인관련 사업안내 및 정보공유, 치매선별검사, 관련 대상자 발굴, 복지시설 내 인지저하자 및 중증환자 보건소 등록관리, 인지건강 및 재활 프로그램 대상자연계 및 교육을 실시해오고 있다.

(2) 사업내용

① 교육 및 홍보자료 제작 및 보급

② 교육 및 홍보 프로그램 시행

③ 치매 극복의 날 기념행사

④ 치매 홍보 서포터즈 운영

(3) 치매 환자 부양 부담

전국 각 단위 보건소에서 지역사회 주민을 대상으로 치매예방관리사업을 실시하는 이유로 점차 늘어가는 노인 및 치매환자에 대한 사회적·경제적·가족적 부담

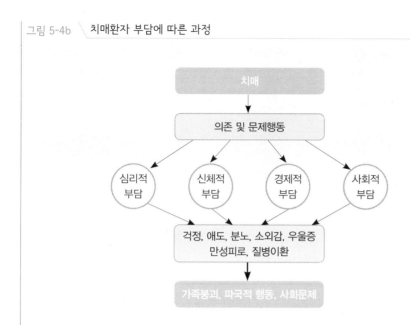

그림 5-4b 치매환자 부담에 따른 과정

을 줄여 국가적으로 지자체에서의 부담을 줄이고자 하는데 있다고 본다. 또한 각 시도 내 보건소에서 노인장기요양등급을 받지 못하는 치매환자에 대해 보호기능 및 부양가족의 경제적 부담과 가족의 우울방지를 위해 치매환자 주간보호시설을 주기적으로 운영하고 있다. 〈그림 5-4b〉는 치매환자를 부양하고 있는 가족구성원의 의존, 문제행동, 부담과정에 대해 나타낸 것이다. 치매환자를 부양하는 가족의 부담은 결국 가족붕괴, 파국적 행동, 사회적 문제로 나타나는 것이다. 따라서 지역사회 건강증진사업의 일환으로 각 시도는 만성적이고 진행적인 질환인 치매로 인해 가족에게 심리적·경제적 부담을 감소시키고, 가족들의 삶의 질 향상을 위한 프로그램 개선에 힘을 기울여야 하는 것이다.

4) 보건소의 맞춤형 방문건강관리 사업

(1) 목적

고령이나 장애노인 등이 전통적 사회환경에서는 가족을 비롯한 친척, 이웃 등의 비공식적 보호체계를 받는 경우가 많았지만 현대사회에서는 소가족, 맞벌이 부

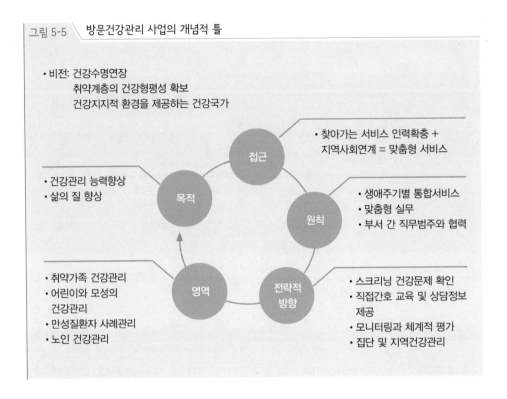

그림 5-5 ┃ 방문건강관리 사업의 개념적 틀

- 비전: 건강수명연장
  취약계층의 건강형평성 확보
  건강지지적 환경을 제공하는 건강국가

접근

- 찾아가는 서비스 인력확충 +
  지역사회연계 = 맞춤형 서비스

목적

- 건강관리 능력향상
- 삶의 질 향상

원칙

- 생애주기별 통합서비스
- 맞춤형 실무
- 부서 간 직무범주와 협력

영역

- 취약가족 건강관리
- 어린이와 모성의
  건강관리
- 만성질환자 사례관리
- 노인 건강관리

전략적 방향

- 스크리닝 건강문제 확인
- 직접간호 교육 및 상담정보
  제공
- 모니터링과 체계적 평가
- 집단 및 지역건강관리

부 등 역할등이 좁고 활동한 사회활동 등에서 장애노인 및 노인들이 허약하거나 질병에 의해 자가 활동이 어려운 대상자들을 보건소의 지역사회 의료인력이 이를 해결해 주는 데 목적이 있다. 좀 더 적극적인 체계에서 장애인 및 거동불편자로 하여금 그들의 장애를 극복하고 완전한 사회로의 참여기회 확대와 사회통합을 실현하는데 의의가 있다. 또한 국민 및 지역사회 주민의 건강수명 연장과 취약계층의 건강형평성 확보가 최우선과제로 보고 수행할 수 있다(〈그림 5-5〉).

(2) 활동

① 가정간호: 지역 내 보호시설, 양로원, 가정을 방문하여 노인 및 장애인의 건강상태 및 욕구에 따른 보호를 해주는 시스템이다. 특히 사회적 보호체계가 완비되지 않고 가정보호가 보호자로부터 관리가 어려운 경우 의료인의 관리를 통해 지원해 주어야 한다.

② 맞춤형 가정방문 물리치료: 보건소 내 물리치료사와 의료인은 가정과 지역

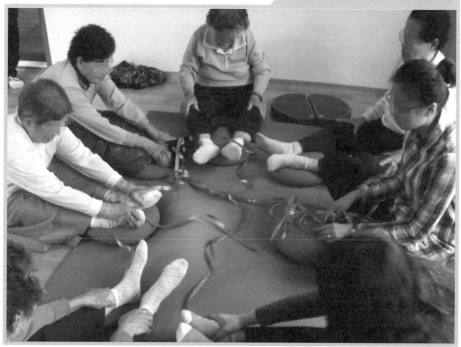

맞춤형 가정방문 물리치료 역할수행

사회의 테두리에서 가정보호 및 관리가 어려운 대상자를 대상으로 재활전문 의료인력이 파견되어 필요한 서비스를 제공한다. 특히 팔다리 마비환자나 거동이 어려운 치매환자를 대상으로 전신운동 및 팔다리 관절 등 구축방지를 위해 기능적 활동에 관한 진단과 움직임 개선을 위한 운동 및 치료를 적용하는 역할을 한다. 가정방문 물리치료에 대한 세부적인 내용은 제4장의 재가방문 물리치료에 자세히 설명되어 있다.

(3) 방문활동 과정

① 방문 전 가족의 동의를 구하고, 방문일지를 통해 환자 및 가족의 정보를 파악한다. 물리치료 실시를 위한 중재계획에 따라 치료기록지, 치료기구 및 장비, 검사도구 및 측정기구, 기타용품 등을 미리 확인하여 빠진 것이 없는지 준비해야 한다.

② 방문 주소지를 확인하고 진단 및 평가, 중재수행이 가능한 날짜와 시간을 조율한다.

③ 방문에 필요한 교통수단을 확보하고 방문 행선지, 출발시간과 복귀시간을 보고 및 정확하게 기재하여야 한다.

(4) 주의사항

① 대상자의 보호자 및 가족과 함께 하도록 한다.

② 응급상황 발생에 대한 전략을 미리 확보하고 연락을 취할 가족 및 의료기관 (해당 병원, 경찰서, 보건소 등)의 전화번호를 저장해 둔다.

③ 병원과의 비상응급체계를 통해 매뉴얼에 따른 조치를 취하도록 한다.

④ 비상상황에 따른 사전 교육을 실시하도록 한다.

(5) 장단점

① 장점

   – 직접 방문하지 않아도 되기에 이동의 접근성이 편하고 장애를 가진 대상 자들에게 서비스 기회가 높아진다.

   – 의료기관 및 보건소 치료실보다 본인의 가정에서 이루어지다 보니 편안 하게 서비스를 받을 수 있다.

   – 본인의 건강결정권을 본인 및 가족이 결정할 수 있고 지역사회 물리치료 사와 관계증진에 도움이 된다.

② 단점

   – 포괄적인 물리치료 수행에 따른 치료실 내의 장비 및 기구들을 충분히 사용하기 어렵다.

   – 치료실 방문 시 물리치료 적용에 비해 일부는 시간과 비용이 더 지출될 수 있다.

   – 가정방문에 따른 가족 및 대상자가 부담을 가질 수 있다.

   – 맞춤형 방문건강관리 수행을 위한 교육과 중재 시 병원보다 집중도가 떨 어지거나 산만할 수 있다.

(6) 방문건강관리 담당자

대형 병·의원과는 달리 협진체계가 보다 원활하게 작용하는 특징이 있다. 보건소장 또는 의료인과의 전달체계가 간결하고 수월하게 이루어지고 있다. 의사, 물리치료사, 간호사, 보건소 행정담당자, 영양사, 치과위생사, 사회복지담당자 등과의 빠른 의사결정이 이루어진다. 하지만 의료자원의 부족이나 의료지식이 부족하여 해결이 어렵다고 판단될 경우 다른 전문가 또는 기관에 의뢰를 통해 해결하도록 하여야 한다. 의료인력 및 적절한 의료자원의 활용이 지역사회 방문건강관리 사업의 성패를 결정할 수 있기에 지역사회 내에서 가깝고 편리한 부분부터 활용할 수 있도록 한다.

그림 5-6 　방문건강관리 담당자와의 협진체계

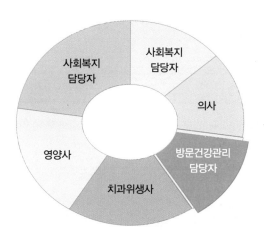

❖ 참고문헌

김태호·권오윤 외(2008). 노인물리치료학. 탑메디오피아.

남정자(2000). 보건소의 건강증진사업을 위한 보건교육전략, 보건교육·건강증진학회지.
　　17(1): 171-184.

박승규 외(2011). 가정방문 물리치료가 재가장애인의 일상생활동작과 기능에 미치는 영향. 대
　　한물리치료학회지. 23(2): 61-68.

박승규 외(2012). ICF를 이용한 재가장애인의 방문물리치료 효과 및 환경요인 분석. 대한물리
　　치료학회지. 24(4): 282-289.

이규석(1997). 보건소의 건강증진사업과 지역보건의료계획. 보건행정학회지: 7(1). 1-31.

이동엽(2005). 뇌졸중 환자의 재활동기 관련요인에 관한 연구. 건양대학교 보건복지대학원 석
　　사학위논문.

이주열(2007). 보건소 건강증진사업의 과거와 미래. 보건교육·건강증진학회지. 24(2): 135-
　　148.

황현숙·양영애 역(2011). 지역사회 재활: 작업치료, 물리치료, 재활간호. 영문출판사.

❖ 참고 사이트

http://blog.naver.com/PostView.nhn?blogId=hhkim5869&logNo=130138519159

http://ehealth.songpa.go.kr/business/business03_01_02.asp

http://ehealth.songpa.go.kr/business/business08_04.asp

http://health.asan.go.kr

http://health.sejong.go.kr/Index.do

http://health.seocheon.go.kr

http://mind.changwon.go.kr/jsp/main/main.jsp

http://www.bundanghealth.or.kr/05_health/51_business.asp

http://www.dalseo.daegu.kr/healthcenter/pages/main

http://www.nrc.go.kr/nrc/board/nrcHtmlView.jsp?menu_cd=M_03_04&part_cd=1&no=58

http://www.pcs21.net

http://www.songpa.go.kr/user.kdf?a=songpa.menu.MenuApp&C=lool&care_id=BB3600000000

http://www.who.int/en/

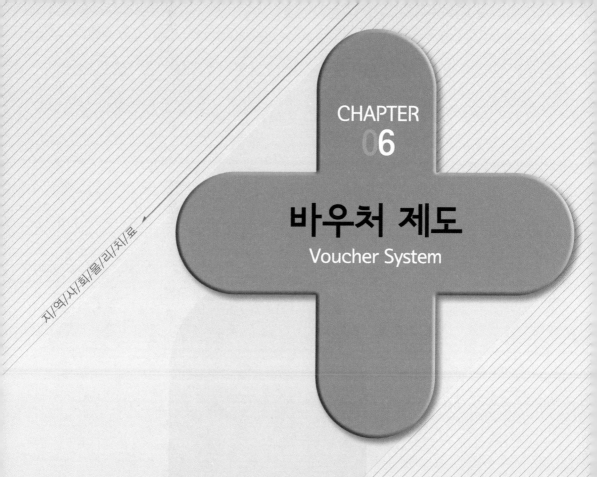

CHAPTER
06

바우처 제도
Voucher System

지/역/사/회/물/리/치/료

✚ **학습목표**

1. 바우처 제도의 정의를 설명할 수 있다.

2. 우리나라의 치료 바우처 제도의 흐름을 설명할 수 있다.

3. 우리나라 바우처 제도 안에서의 재활, 치료, 재활치료의 개념을 설명할 수 있다.

4. 보건복지부 사회서비스 전자바우처를 설명할 수 있다.

5. 보건복지부 사회서비스 전자바우처 중 발달재활서비스를 설명할 수 있다.

✚ **핵심용어**

– 바우처 제도 Voucher System

– 재활 Rehabilitation

– 치료 Therapy

– 발달재활서비스 Developmental Rehabilitation Services

■□ **CHAPTER 06** ■□

제1절   바우처 제도(Voucher System)의 정의

바우처 제도는 국민의 수요에 부응하는 다양하고 질 좋은 사회서비스 보장을 위해 노인, 장애인, 산모, 아동 등 대국민을 대상으로 서비스를 지원하는 제도이다.

① 바우처 제도는 마케팅 또는 사회보장제도에서 사용되는 상품권 제도를 말하는데, 바우처(voucher)의 사전적 의미는 "증서 또는 상품권" 등의 뜻이다. 원래는 마케팅에서 특정 상품의 판매를 촉진하고 고객의 충성도를 확보하기 위해 사용되는 기법 중의 하나였으나, 현재는 사회보장제도에서도 널리 사용되고 있다. 마케팅 측면에서 바우처는 구입할 수 있는 상품에 제한이 있는 일종의 상품권이라고 할 수 있는데, 예를 들어 도서상품권, 문화상품권 등이 해당한다.

② 사회보장제도에서 바우처 제도가 탄생하게 된 주요 원인은 사회보장의 바탕이 될 상품을 판매하는 공급자의 이익을 보호하고, 또한 사회보장제도의 수혜자가 정부의 의도대로 움직이지 않을 것에 대비한 것이다. 미시경제학의 기본적인 이론에 따르면, 사회보장제도의 수혜자의 효용이 가장 극대화되는 경우는 현금을 제공하는 경우이지만, 이때 사회보장제도의 수혜자는 정부가 기대하는 만큼 정부보조 대상의 상품이나 서비스를 구입하지 않는 경우가 발생한다.

③ 미국의 학교 바우처 제도란 공·사립을 불문하고 학생이 다니는 학교에 재정이 투입되는 제도이다. 만약 학생이 사립학교에 가고자 할 경우 공립학교에 지원되는 만큼의 돈을 학생이 다니는 사립학교에 지원한다. 형식상으로는 학생은 정부로부터 바우처를 받아서 사립학교에 등록금 대신 납부하고,

사립학교는 정부에 바우처를 제출하고 재정을 지원받는다(두산백과).

④ 우리나라의 보건복지부 바우처 제도(Voucher System)는 다음과 같은 특징을 보인다.

- 사회서비스: 일반적인 의미에서 개인 또는 사회전체의 복지증진 및 삶의 질 향상을 위해 사회적으로 제공되는 서비스를 말하며 공공행정(일반행정, 환경, 안전), 사회복지(보육, 아동, 장애인, 노인 보호), 보건의료(간병, 간호), 교육(방과 후 활동, 특수교육), 문화(도서관, 박물관, 미술관 등 문화시설 운영)를 포괄하는 개념이다.
- 전자바우처: 바우처는 이용 가능한 서비스의 금액이나 수량이 기재된 증표(이용권)로 전자바우처는 서비스 신청, 이용, 비용 지불/정산 등의 전 과정을 전산시스템으로 처리하는 전달수단을 말한다.
- 발달재활서비스(장애아동재활치료) 바우처: 2009년 장애아동재활치료사업의 도입으로 시작된 재활치료 바우처로서 전국 가구 평균소득 150% 이하의 만 18세 미만 장애아동에게 성장기의 정신적 · 감각적 장애아동의 기능 향상과 행동발달을 위한 적절한 재활치료서비스 지원 및 정보 제공, 높은 재활치료비용으로 인한 장애아동 양육가족의 경제적 부담 경감을 위해 마련된 제도를 말한다.

제2절 재활치료 바우처 제도의 도입 배경

1. 치료교육에 대한 학적 · 법적 논쟁, 그리고 장애아동복지지원법

① 1994년 「특수교육진흥법」의 전면개정과 함께 치료교육이라는 용어가 새롭게 도입되면서 특수교육 학계와 현장에서는 치료교육에 대한 정체성 논란이 지속되었다.

② 「특수교육진흥법」이 폐지되고 2007년에 「장애인 등에 대한 특수교육법」이 새로 제정되는 과정에서 치료교육은 특수교육의 영역에서 분리되어 특수교육 관련서비스의 하나인 치료지원으로 재정되었다.

③ 치료교육에서 치료지원으로의 영역 재구축으로 인해 이 서비스의 통제권한이 특수교육에서 복지의 영역으로 넘어갔다.

표 6-1 관련 법규

관련 법령	주요 내용	비고
특수교육 진흥법	제2조(정의) 1. "특수교육"이라 함은 특수교육대상자의 특성에 적합한 교육과정·교육방법 및 교육매체 등을 통하여 교과교육·치료교육 및 직업교육 등을 실시하는 것을 말한다. 7. "치료교육"이라 함은 장애로 인하여 발생한 결함을 보충함과 동시에 생활기능을 회복시켜 주는 심리치료·언어치료·물리치료·작업치료·보행훈련·청능훈련 및 생활적응훈련 등의 교육활동을 말한다. 제18조(치료교육등) ① 특수교육기관의 장은 특수교육대상자에 대한 건강진단 및 생활기능의 회복정도의 판정을 정기적으로 실시하여야 한다 ② 특수교육기관의 장은 제1항의 규정에 의한 건강진단 및 생활기능의 회복정도를 판정한 결과 치료교육이 필요한 특수교육대상자가 있는 경우에는 이에 필요한 조치를 취하여야 한다. 제19조(치료교육담당교원의 배치) ① 특수교육기관에는 치료교육을 담당하는 교원을 두어야 한다. ② 특수학급에서는 치료교육을 담당하는 교원을 두거나 「교육공무원법」 제22조의2의 규정에 따라 치료교육을 담당하는 순회교사를 두어야 한다. ③ 제1항 및 제2항의 규정에 따라 치료교육을 담당하는 교원의 자격·정원 및 배치기준 등에 관하여 필요한 사항은 대통령령으로 정한다〈전문개정2005. 3. 24〉.	• 치료교육, 「특수교육진흥법」「전면개정」(1994년) • 폐지 (2008년)
장애인 등에 대한 특수교육법	제2조(정의) 1. "특수교육"이란 특수교육대상자의 교육적 요구를 충족시키기 위하여 특성에 적합한 교육과정 및 제2호에 따른 특수교육 관련서비스 제공을 통하여 이루어지는 교육을 말한다. 2. "특수교육 관련서비스"란 특수교육대상자의 교육을 효율적으로 실시하기 위하여 필요한 인적·물적 자원을 제공하는 서비스로서 상담지원·가족지원·치료지원·보조인력지원·보조공학기기지원·학습보조기기지원·통학지원 및 정보접근지원 등을 말한다. 제28조(특수교육 관련서비스) ② 교육감은 특수교육대상자가 필요로 하는 경우에는 물리치료, 작업치료 등 치료지원을 제공하여야 한다.	• 특수교육진흥법 폐지 후 제정된 법안
장애인 등에 대한 특수교육법 시행령	제24조(치료지원) ① 법 제28조 제2항에 따른 치료지원에 필요한 인력은 「의료기사 등에 관한 법률」 제4조에 따른 면허 또는 「자격기본법」 제19조 제1항에 따라 주무부장관이 공인한 민간자격을 소지한 사람으로 한다.	
장애아동 복지지원법	제21조(발달재활서비스지원) ① 국가와 지방자치단체는 장애아동의 인지, 의사소통, 적응행동, 감각·운동 등의 기능향상과 행동발달을 위하여 적절한 발달재활서비스(이하 "발달재활서비스"라 한다)를 지원할 수 있다.	
장애아동 복지지원법 시행규칙	제8조(발달재활서비스 제공기관의 지정기준 및 지정절차) ① 법 제21조 제3항에 따른 발달재활서비스 제공기관의 지정기준은 별표 1과 같다. 별표 1. 발달재활서비스 제공기관의 지정기준(제8조 제1항 관련) 3. 발달재활서비스 기준 가. 발달재활서비스의 내용 및 가격 1) 언어·청능(聽能), 미술·음악, 행동·놀이·심리, 감각·운동 등을 통하여 장애아동의 재활 및 발달에 도움을 주는 서비스일 것	

④ 치료교육제도 하에서는 발생되지 않았던 교육과정의 문제나 치료지원 담당 인력의 자격과 전문성, 그리고 의료기사법과의 충돌 등 장애아동 재활치료 제도 구축의 새로운 해결과제들이 발생하였으며, 교육과정의 문제를 제외하고 특수교육이 실질적인 통제권을 행사할 수 없는 복지영역의 해결과제가 되었다.

⑤ 2009년 장애아동재활치료사업이 도입되었다.

⑥ 국가와 지방자치단체가 장애아동의 특별한 복지적 욕구에 적합한 지원을 통합적으로 제공함으로써 장애아동이 안정된 가정생활 속에서 건강하게 성장하고 사회에 활발하게 참여할 수 있도록 하며, 장애아동 가족의 부담을 줄이는데 이바지함을 목적으로 「장애아동복지지원법」을 제정하였다.

⑦ 「장애아동복지지원법」 제24조에 발달재활서비스 지원조항을 명시함에 따라 보건복지부의 장애아동 재활치료 바우처 사업이 발달재활서비스라는 새로운 용어로 법적 근거를 마련하였다(〈표 6-1〉).

2. 보건복지부의 발달재활서비스(장애아동 재활치료)사업

① 보건복지부의 장애아동 재활치료사업은 장애아동 가족지원사업의 하위사업으로 자리매김되며, 장애아동의 기능향상과 행동발달이라는 재활치료 그 자체의 목적과 함께 장애아동가족에 대한 경제적 지원의 목적이 뚜렷한 정책사업으로 출발하였다.

② 부처의 정책사업이라는 한계에도 불구하고 2007년도에 6천 명에 머물렀던 서비스 대상이 2008년에 1만 7천 명, 2010년에 3만 7천 명, 그리고 「장애아동복지지원법」의 제정으로 서비스의 법적 근거가 마련된 이후 2013년에 4만 2천 명으로 빠르게 확대되어 갔던 배경에는 대상자 확대에 대한 장애아동 부모들의 요구가 크게 작용하여 서비스 대상자의 소득기준이 전국 가구 평균소득 100%에서 150%로 완화되었기 때문이다.

③ 한편 장애아동 재활치료사업은 사설치료실이 서비스제공기관으로 참여할 수 있는 공적인 통로를 마련해 주었으며, 이를 통해 사설치료실이 실질적으로 서비스제공기관의 대다수를 차지하는 시장생태계를 조성하였다.

④ 그러나 장애아동 재활치료서비스가 대상자와 서비스시장을 확대하는 과정에서 민간치료사 자격증의 난립과 6가지 장애유형으로 서비스의 제한, 그리고 서비스 유형에서 물리치료와 작업치료가 배제되는 등의 주요한 문제점들이 제기되었으며, 아직 이러한 문제점들은 해결 또는 개선되지 않은 상황이다.

⑤ 특히 물리치료와 작업치료의 경우 「장애인 등에 대한 특수교육법」에 따라 교육부가 제공하는 물리치료와 작업치료는 치료지원으로 인정되고 있지만, 「장애아동복지지원법」에 따라 보건복지부가 제공하는 동일한 성격의 물리치료와 작업치료는 의료행위라는 이유로 발달재활서비스로서 인정되지 않는 제도적인 모순이 발생하고 있다.

3. 우리나라 바우처 제도(voucher system)에서의 재활, 치료, 재활치료의 개념적 틀(conceptual framework)

1) 재활과 치료의 용어분석

① 재활치료라는 용어는 재활과 치료의 합성어이며 영어로 재활에 해당하는 용어 Rehabilitation과 치료에 해당하는 용어 Therapy로 구성되어 있다.

② 재활(Rehabilitation)이라는 용어는 1943년 샌프란시스코에서 개최된 전미재활회의(National Conference for Rehabilitation)에서 처음 등장하였으며, 최근의 세계보건기구(World Health Organization, WHO)에 따르면 "장애인으로 하여금 최적의(optimal) 신체적, 감각적, 인지적, 심리적 및 사회적 기능수준에 도달하게 하고 그것을 유지하게 하는 것을 목적으로 하는 과정이며 장애인이 자립(independence)과 자기결정권(self-determination)을 획득하는데 필요한 수단을 제공하는 것"으로 정의한다.

③ 치료(Therapy)의 개념은 주로 의료적인 관점을 중심으로 형성되는데 "질환(disease)과 싸우거나(combat) 통증(pain) 또는 부상(injury)을 완화(alleviate)하기 위한 처치(treatment)나 돌봄(care)으로써, 질환을 완치(cure)하거나, 증상을 완화시키거나, 질환이 사라질 때까지 신체기능을 유지시키거나, 회복될 수 없는 질환의 상태에서 불편함을 최소화하는 것"으로 완치에서 불편함의 최소

화까지 매우 폭넓은 기능적 범위로 개념화되었다(〈그림 6-1〉).

④ 재활은 주로 장애를 중심으로 형성된 개념인 반면 치료는 장애보다는 질환
(disease)을 중심으로 형성된 개념이다. 따라서 대상범위를 놓고 보면 재활보
다 치료의 대상범위가 더 넓다(〈표 6-2〉, 〈표 6-3〉).

| 그림 6-1 | 치료(Therapy)의 기능적 범위 |

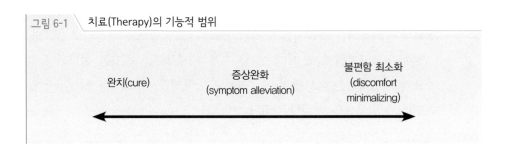

| 표 6-2 | 재활과 치료의 대상범위 |

재활	치료
장애인	장애인
비장애인 (범죄자, 중독자)	비장애인

| 표 6-3 | 재활과 치료의 대상 및 기능범위 |

재활		치료		
재활의 대상		"질환"의 상태	치료의 기능	치료의 대상
장애인	비장애인 (범죄자, 중독자)	만성 (chronic)	불편함 최소화 (discomfort minimalizing)	장애인
		아급성 (subacute)	증상완화 (symptom alleviation)	
		급성 (acute)	완치 (cure)	비장애인

표 6-4	재활의 하위영역

재활							
의료재활				교육 재활	직업 재활	사회 재활	심리 재활
재활의학	재활치료	재활공학	재활간호				

⑤ 장애인만을 대상으로 할 때 재활은 그 하위영역으로 의료재활과 교육재활,
직업재활, 사회재활 그리고 심리재활을 포괄하며, 치료는 의료재활의 또 다
른 하위영역에 위치하므로, 재활은 치료를 완전히 포함하는 상위개념이 된
다(〈표 6-4〉).

즉, 재활치료는 장애인을 대상으로 하는 재활활동이므로 완치를 포함하는 일반
적인 치료의 개념을 그대로 적용하면 안 된다. 장애인 재활의 하위영역으로서의 치
료와 완치(cure)까지를 포함하는 일반적인 치료의 개념은 충돌을 일으키고 있다. 재
활치료는 완치라는 일반적인 치료의 지향점과는 다른 목표를 수행하는 재활활동으
로 개념화되어야 이러한 개념적 충돌을 해소할 수 있다(〈표 6-3〉, 〈표 6-4〉).

2) 의료재활로서의 재활치료 관련 법조항

① 「의료기사 등에 관한 법률」과 「국민건강보험법」 관련 규칙 및 지침 그리고
「장애인복지법」의 관련 조항에서 재활치료의 법적인 개념과 범위는 일치되지
않는다(〈표 6-5〉).
② 「재활의 관점에서 「장애인 등에 대한 특수교육법」에 따른 치료지원(재활치료)
은 교육재활의 하위영역에 포함되고, 보건복지부의 장애아동 재활치료사업
에 따른 재활치료는 비의료적 재활로 구분됨(〈표 6-6〉).

표 6-5 의료재활로서의 재활치료 관련 법조항

법명		관련 조항
의료기사 등에 관한 법률		제1조(목적) 이 법은 의사 또는 치과의사의 지도 하에 진료 또는 의화학적 검사에 종사하는 자(이하 "의료기사"라 한다), 의무에 관한 기록을 주된 업무로 하는 자(이하 "의무기록사"라 한다), 시력보정용 안경의 조제 및 판매를 주된 업무로 하는 자(이하 "안경사"라 한다)의 자격·면허 등에 관하여 필요한 사항을 정함으로써 국민의 보건 및 의료 향상에 이바지함을 목적으로 한다. 제2조(의료기사의 종별) 의료기사의 종별은 임상병리사·방사선사·물리치료사·작업치료사·치과기공사 및 치과위생사로 한다.
국민 건강 보험법	국민건강보험 요양급여의 기준에 관한 규칙 별표 1	5. 예방·재활 재활 및 물리치료(이하요법)는 약물투여 또는 처치 및 수술 등에 의하여 치료효과를 얻기 곤란한 경우로서 재활 및 물리치료(이하요법)가 보다 효과가 있다고 인정되는 경우에 행한다.
	건강보험 행위 급여·비급여 목록표 및 급여 상대가치점수	이학요법 산정지침 1) 기본물리치료 2) 단순재활치료 ① 해당 항목의 물리치료를 실시할 수 있는 일정한 면적의 해당 치료실과 실제 사용할 수 있는 장비를 보유하고 있는 요양기관에서 재활의학과, 정형외과, 신경외과, 신경과 또는 일반외과 전문의가 상근하여야 하며, 해당 전문의 또는 전공의의 처방에 따라 상근하는 물리치료사가 실시하고 그 결과를 진료기록부에 기록한 경우에 산정한다. 3) 전문재활치료 ① 해당 항목의 물리치료를 실시할 수 있는 일정한 면적의 해당 치료실과 실제 사용할 수 있는 장비를 보유하고 있는 요양 기관에서 재활의학과 전문의가 상근하고, 해당 전문의 또는 전공의의 처방에 따라 상근하는 물리치료사 또는 해당 분야 전문치료사가 실시하고 그 결과를 진료기록부에 기록 한 경우에 산정한다. ② 중추신경발달재활치료, 작업치료, 신경인성방광훈련치료, 기능적 전극치료, 재활기능치료는 1일 2회 이상 실시한 경우에도 외래는 1일 1회, 입원은 1일 2회만 산정한다.
장애인복지법		제18조(의료와 재활치료) 국가와 지방자치단체는 장애인이 생활기능을 익히거나 되찾을 수 있도록 필요한 기능치료와 심리치료 등 재활의료를 제공하고 장애인의 장애를 보완할 수 있는 장애인보조기구를 제공하는 등 필요한 정책을 강구하여야 한다.

구분	근거		내용
치료 지원	장애인 등에 대한 특수교육법		제2조 (정의) 1. "특수교육"이란 특수교육대상자의 교육적 요구를 충족시키기 위하여 특성에 적합한 교육과정 및 제2호에 따른 특수교육 관련서비스 제공을 통하여 이루어지는 교육을 말한다. 2. "특수교육 관련서비스"란 특수교육대상자의 교육을 효율적으로 실시하기 위하여 필요한 인적·물적 자원을 제공하는 서비스로서 상담지원·가족지원·치료지원·보조인력지원·보조공학기기지원·학습보조기기지원·통학지원 및 정보접근지원 등을 말한다. 제28조 (특수교육 관련서비스) ② 교육감은 특수교육대상자가 필요로 하는 경우에는 물리치료, 작업치료 등 치료지원을 제공하여야 한다.
	장애인 등에 대한 특수교육법 시행령		제24조 (치료지원) ① 법 제28조 제2항에 따른 치료지원에 필요한 인력은 「의료기사 등에 관한 법률」 제4조에 따른 면허 또는 「자격기본법」 제19조 제1항에 따라 주무부장관이 공인한 민간자격을 소지한 사람으로 한다.
장애 아동 재활 치료 사업	장애 아동 재활 치료 사업 지침 (2013)	목적	성장기의 정신적·감각적 장애아동의 기능향상과 행동발달을 위한 적절한 재활치료서비스 지원 및 정보 제공 높은 재활치료비용으로 인한 장애아동 양육가족의 경제적 부담 경감
		서비스 대상자	연령: 만 18세 미만 장애아동 장애유형: 뇌병변, 지적, 자폐성, 청각, 언어, 시각 장애아동 ※ 중복장애 인정 소득기준: 전국 가구 평균소득 150% 이하(소득별 차등 지원) 본인부담금 있음(미납 시 서비스 중단)
		서비스 내용	언어·청능, 미술·음악치료, 행동·놀이·심리운동치료 등 재활치료서비스 제공(장애아동 및 부모의 수요에 따라 사업 실시기관이 자율적으로 결정) 장애 조기발견 및 발달진단서비스, 중재를 위한 부모상담서비스 ※ 의료행위인 물리치료와 작업치료 등 의료기관에서 행해지는 의료지원 불가

표 6-6 교육과학기술부의 치료지원과 보건복지부의 장애아동 재활치료사업 내용

제3절 보건복지부 사회서비스 전자바우처

1. 사회서비스 전자바우처 소개

1) 사회서비스란?

일반적인 의미에서 개인 또는 사회전체의 복지증진 및 삶의 질 향상을 위해 사회적으로 제공되는 서비스를 말하며 공공행정(일반 행정, 환경, 안전), 사회복지(보육, 아동, 장애인, 노인 보호), 보건의료(간병, 간호), 교육(방과 후 활동, 특수교육), 문화(도서관, 박물관, 미술관 등 문화시설 운영)를 포괄하는 개념이다.

2) 전자바우처란?

바우처는 이용 가능한 서비스의 금액이나 수량이 기재된 증표(이용권)로 전자바우처는 서비스 신청, 이용, 비용 지불/정산 등의 전 과정을 전산시스템으로 처리하는 전달수단을 말한다.

3) 바우처 특징

상품을 이용할 수 있는 구매력을 제공하고, 정책목적이나 취지에 따라 선택권을 조정 및 통제가 가능하다. 즉, 구매하는 상품의 종류, 양, 범위 등의 제한이 가능하고, 이용의 합리성 제고를 위한 자부담(본인부담금)이 도입되었다. 수요자와 공급자에게 별도의 자격기준 설정이 가능한데 수요 측면에서는 소득기준, 장애인, 외국인, 연령의 기준이 설정되고, 공급 측면에서는 자격이나 면허, 품질인증이 포함된다.

4) 이해당사자별 역할

① 대상자는 시군구에서 사회서비스 수혜자로 인정을 받은 대상자를 말한다.
② 보건복지부는 대상자 선정기준, 서비스 유형 및 바우처 지급방법, 사회서비스 본부의 조직과 운영에 관한 내용, 기준·방법·절차에 대한 기반을 마련한다.
③ 시·군·구는 대상자 신청접수·선정·통지 및 제공기관 신청접수·선

정·통지를 담당한다.

④ 한국보건복지정보개발원은 서비스 결제승인, 자금관리(비용지급, 정산업무), 결제매체(카드 및 단말기) 등의 사업을 관리하는 기관이다.

⑤ 제공기관은 보건복지부에서 사회서비스 제공기관으로 인정받아 대상들에게 사회서비스를 제공한다.

5) 바우처의 형태

바우처의 형태는 〈그림 6-2〉와 같다.

그림 6-2 바우처의 형태

쿠폰형

노인돌봄종합서비스
1시간 단가(월 27시간 또는 월 36시간): 9,500원

장애인활동지원
1시간 단가(월 361,000~886,000원): 8,550원

산모·신생아도우미
2주 이용권: 566,000~613,000원
3주 이용권: 1,120,000~1,167,000원
4주 이용권: 1,704,000~1,751,000원

가사간병방문
1시간 단가(월 24시간 또는 월 27시간): 9,500원

포인트형

금액결제와 유사
• 단가 산정이 곤란한 경우
• 기본서비스 설정 자체가 곤란한 경우
※ 지역사회 서비스투자사업, 발달재활서비스, 언어발달지원사업 해당

6) 바우처의 생성

바우처 생성이란 서비스 대상자의 바우처 카드에 일정량의 서비스를 이용할 수 있는 권한을 부여하는 바우처 카드의 기능을 활성화 시키는 것을 의미한다.

7) 사회서비스 전자바우처사업 현황

사회서비스 전자바우처사업의 현황을 〈표 6-7〉과 같다.

표 6-7 사회서비스 전자바우처사업 현황

사업명	바우처 시작연도	대상	선정기준	지원수준(월)	본인부담금 (월/원)
노인돌봄종합	2007년 5월	만 65세 이상 노인	평균소득 150% 이하 장기요양등급 외(A, B)판정	• 방문: 월 27시간, 36시간 서비스 • 주간보호: 월 9일, 12일 서비스(식사, 세면 도움, 외출 동행, 청소·세탁 등 신체기능의 유지·증진)	무료~ 48,000원
장애인활동지원(장애인 활동보조)	2011년 11월 (2007년 5월)	등록 1,2급 장애인 (만 6세~ 64세)	소득기준 없음 장애등급심사 결과 1~2급	• 등급에 따라 40~180 시간(신변처리, 일상생활, 이동보조 지원)	무료~ 94,500원
지역사회 서비스	2007년 8월	사업별 다양 (아동, 노인, 장애인 등)	전국 가구 평균 소득 100% 이하	• 사업별로 다양	사업별로 다양
산모신생아	2008년 2월	출산 가정	평균소득 50% 이하	• 등급에 따라 12~24일간 도우미 파견	기관별 상이 (최대 407,000원)
가사간병방문	2008년 9월	만 65세 미만	차상위 이하	• 월 24시간, 27시간(신체수발, 가사지원, 일상생활, 간병지원)	무료~ 19,710원
발달재활 서비스 (장애아동 재활치료)	2009년 2월	만 18세 미만 장애아동	전국 가구 평균소득 150% 이하	• 월 14~22만 원 포인트 지원(언어치료, 미술치료, 놀이치료 등)	무료~ 80,000원
언어발달지원	2010년 8월	시각·청각 등 부모가 등록장애인인 만 18세 미만 비장애 아동	전국 가구 평균소득 100% 이하	• 월 16~22만 원 포인트 지원(언어치료, 청각치료 등)	무료~ 60,000원

8) 바우처 추진 경과

① 2007년 : 장애인활동보조, 노인돌봄(종합), 지역사회 서비스투자사업을 최초로 도입하였다.

② 2008년 : 산모신생아도우미, 가사간병방문사업, 임신출산진료비를 도입하였다.

③ 2009년 : 장애아동 재활치료사업을 도입하였다.

④ 2010년 : 언어발달지원사업을 도입하였다.

⑤ 2011년 : 사회서비스 이용 및 이용권에 관한 법률을 제정(2011.8.4) 하였다.

⑥ 2012년 : 「차세대 전자바우처 운영체계」로 전환('12.7), 4개 사업 지정제에서 등록제로 전환('12.8)하였다.

- 6대 사회서비스 바우처 사업 전체를 금융기관 위탁방식에서 결제승인, 카드발급, 단말기 관리기능을 보건복지정보개발원이 일괄 수행하는 「차세대 전자바우처 운영체계」로 전면 전환하였다.
- 노인돌봄(종합), 산모신생아도우미, 지역사회 서비스투자사업, 가사간병방문사업 등록제로 전환하였다.

2. 보건복지부 사회서비스 전자바우처 소개

보건복지부 사회서비스 전자바우처의 주요 사업은 노인돌봄종합서비스, 장애인활동지원서비스, 산모/신생아도우미 지원사업, 아동인지능력 향상 서비스, 지역개발형 바우처, 가사간병방문사업, 발달재활서비스, 언어발달지원사업이 있으나 본 장에서는 노인돌봄종합서비스와 발달재활서비스(장애아동 재활치료)를 중심으로 소개를 하고자 한다. 그 외 사회서비스 전자바우처는 홈페이지를 참고하길 바란다(사회서비스 전자바우처 http://www.socialservice.or.kr).

1) 노인돌봄종합서비스

(1) 사업목적

혼자 힘으로 일상생활을 영위하기 어려운 노인에게 가사·활동 지원 또는 주간보호 서비스를 제공하여 안정된 노후생활 보장 및 가족의 사회·경제적 활동기반을 조성한다.

(2) 서비스 대상

서비스 대상은 만 65세 이상(출생월 기준) 노인장기요양등급 외 A, B 판정자로서 전국 가구 평균소득의 150% 이하인 노인으로, 시군구청장이 인정하는 장애 1~3등급 및 중증질환자 중 차상위계층 이하 자, 건강보험료 본인부담금을 기준으로 대상자로 선정한다.

(3) 서비스 내용

신변·활동 지원은 식사도움, 세면도움, 체위변경, 옷 갈아입히기, 구강관리, 신체기능의 유지, 화장실 이용 도움, 외출동행, 목욕보조 등을 말하고, 목욕보조서비스는 보호자가 입회하는 경우에만 가능하다. 하지만 가사·일상생활지원은 취사, 생활필수품 구매, 청소, 세탁 등이며, 의료인이 행하는 의료/조산/간호 등의 의료서비스 제공은 불가능하다. 그리고 주간보호서비스 이용은 기능회복, 급식 및 목욕, 송영서비스이며, 방문서비스 이용시간은 원칙적으로 일별 이용시간에 제한은 없으며, 제공기관과 이용자 간의 계약 체결 시 별도 합의하여 결정한다. 주간보호서비스는 일별 9시간을 초과할 수 없다(초과 시 본인부담). 방문서비스와 주간보호서비스의 혼용은 불가하며, 다른 유형의 서비스를 이용하기 위해서는 등급변경절차를 거쳐야한다.

(4) 서비스 가격(정부지원금 및 본인부담금)

서비스 대상자의 소득 및 서비스 시간(일)에 따라 바우처 지원금을 차등 지원한다(〈표 6-8〉).

표 6-8	서비스가격(정부지원금 및 본인부담금)			
		서비스가격	정부지원금	본인부담금
월 27시간 (9일)	130% 이상 ~ 150% 이하	월 264,600원	월 216,600원	월 48,000원
	100% 이상 ~ 130% 이하	월 264,600원	월 222,600원	월 42,000원
	차상위 초과 ~ 100% 미만	월 264,600원	월 227,600원	월 37,000원
	차상위 계층	월 264,600원	월 246,600원	월 18,000원
	기초생활수급자	월 264,600원 =	월 264,600원 +	무료
월 36시간 (12일)	130% 이상 ~ 150% 이하	월 352,800원	월 288,800원	월 64,000원
	100% 이상 ~ 130% 이하	월 352,800원	월 296,800원	월 56,000원
	차상위 초과 ~ 100% 미만	월 352,800원	월 303,800원	월 49,000원
	차상위 계층	월 352,800원	월 328,800원	월 24,000원
	기초생활수급자	월 352,800원	월 344,520원	월 8,280원

(5) 서비스 신청

서비스 신청권자는 본인, 가족 또는 그 밖의 관계인이며, 신청서 제출장소는 서비스 대상자의 주민등록상 주소지 읍·면·동 주민센터에 제출한다.

신청기간은 일반적으로 매월 1~18일(익월 1일부터 서비스 개시)이고, 제출서류는 신청서 등은 읍·면·동 주민센터에 비치되어 있으며, 신분증과 소득증명 자료가 필요하다. 제출서류는 방문 전 읍·면·동 주민센터로 문의하여야 한다.

(6) 서비스 이용

서비스 제공기관은 서비스 대상자가 이용하고자 하는 기관을 선택하여 이용한다. 방문서비스는 재가노인복지시설, 지역자활센터 등이고, 주간보호서비스는 노인복지법 제38조 재가노인복지시설 중 주간보호서비스를 제공하는 기관이다. 서비스 대상자가 이용을 원하는 제공기관과 계약 후 서비스를 이용하면 되고, 제공기관 연락처는 서비스 신청 후 시·군·구에서 통보되는 사회복지서비스 제공기관 안내를 참조한다. 서비스 제공인력은 노인요양보호사 자격증 소지자이여야 한다.

2) 발달재활서비스

장애아동의 인지, 의사소통, 적응행동, 감각·운동 등의 기능향상과 행동발달을 위하여 적절한 발달재활서비스를 지원한다(2013년 장애아동 가족지원 사업안내 기준).

(1) 사업 목적

성장기의 정신적·감각적 장애아동의 인지, 의사소통, 적응행동, 감각·운동 등의 기능향상과 행동발달을 위한 적절한 발달재활서비스 지원 및 정보를 제공한다.

(2) 서비스 대상

서비스 대상 연령은 만 18세 미만 장애아동이다. 단, 연령은 신청일을 기준으로 판정하되, 지원기간은 대상자로 선정된 장애아동이 만 18세가 되는 달까지로 한다. 장애유형은 뇌병변, 지적, 자폐성, 청각, 언어, 시각장애아동이 서비스 대상 아동이다.

- 「장애인복지법」상 등록장애아동에 한하며, 만 6세 미만의 영유아의 경우 의사진단서와 검사자료로 대체 가능하다.
- 장애등록이 안 된 대상자가 만 6세 도래 시에는 만 6세가 되는 달까지만 지원한다.

소득기준은 전국 가구 평균소득의 150% 이하인 가구를 기준으로 한다. 단, 소득기준은 전국 가구 평균소득 150%를 초과하는 경우에는 장애아 2명 이상 가구, 부모 중 1명 이상이 중증장애인(1, 2급 및 3급 중복장애) 가정에 대하여 시·군·구청장이 인정하는 경우에는 예산범위 내에서 지원할 수 있다(〈표 6-9〉).

표 6-9 **소득수준**   (단위: 천원)

가구원 수	1인	2인	3인	4인	5인
전국 가구 월평균소득의 50%	769	1,456	2,141	2,418	2,521
전국 가구 월평균소득의 100%	1,538	2,912	4,281	4,836	5,041
전국 가구 월평균소득의 150%	2,307	4,368	6,422	7,254	7,562

(3) 서비스 내용

언어·청능(聽能), 미술·음악, 행동·놀이·심리, 감각·운동 등 발달재활서비
스를 제공한다(장애아동 및 부모의 수요에 따라 사업실시기관이 다양한 서비스 개발 가능).

(4) 서비스 가격(정부지원금 및 본인부담금)

서비스 제공기관별로 단가가 상이하며, 1회당 치료서비스 제공시간은 50분이
기본(치료시간 40분 이상)이다. 제공기관별 서비스 단가는 서비스 이용안내문에 포함
된 장애아동 재활치료서비스 제공기관 안내 및 전자바우처 포털(www.socialservice.
or.kr)에서 확인 가능하다. 대상자의 소득기준에 따라 바우처 지원액 및 본인부담금
차등 지원한다(〈표 6-10〉).

표 6-10 소득수준별 바우처 지원액 및 본인부담금

소득수준	바우처 지원액	본인부담금
기초생활수급자(다형)	월 22만 원	면제
차상위 계층(가형)	월 20만 원	2만 원
차상위 초과 전국 가구 평균소득 50% 이하(나형)	월 18만 원	4만 원
전국 가구 평균소득 50% 초과 100% 이하(라형)	월 16만 원	6만 원
전국 가구 평균소득 100% 초과 150% 이하(마형)	월 14만 원	8만 원

(5) 서비스 신청

서비스 신청은 본인, 친족 및 기타 관계인, 복지담당공무원이 직권으로 신청 가
능하고, 신청서 제출장소는 서비스 대상자의 주민등록상 주소지 읍·면·동 주민센
터이다.

신청기간은 매월 1~21일까지(익월 1일부터 서비스 개시)이고, 신청 당월부터 서
비스를 시작할 수 없음에 유의하여야 한다. 신청서 제출서류 등은 읍·면·동 주민
센터에 비치되어 있으며, 신분증과 소득증명 자료가 필요하다. 제출서류는 방문 전
읍·면·동 주민센터로 문의하되, 영유아(만 6세 미만)의 경우 의사진단서 제출하여야
한다.

(6) 서비스 이용

서비스 제공기관은 장애인복지관, 사설치료실 등 시·군·구의 지정을 받은 제공기관이고, 서비스 대상자가 이용을 원하는 제공기관과 계약 후 서비스 이용가능하다.

서비스 제공인력은 재활치료서비스 관련 자격증 소지자, 자격기본법에 등록된 민간자격 발급기관에서 발급한 자격증 소지자, 발달재활서비스 관련 학과를 전공하여 고등교육법에 따른 전문학사 이상의 학위를 취득한 사람으로서 발달재활서비스 관련분야 경력이 1,200시간 이상인 사람(학사학위 이상의 취득자는 초과 이수한 수업연한을 경력으로 인정=1년 300시간), 언어, 미술, 음악, 행동·놀이·심리운동 치료분야 외의 재활치료서비스를 제공하는 인력에 대해서는 위의 요건 등에 준하여 해당 제공기관에서 시·군·구와 협의하여 채용할 수 있다.

3) 제공기관 지정제

제공기관에 대한 품질평가 및 관리하여 이용자 만족도를 개선한다.

(1) 대상사업

장애인활동지원, 발달재활서비스, 언어발달지원사업이고, 일정한 조건을 갖추어 신고하면 행정기관이 심사하여 지정(허가제와 유사)하는 지정제이다.

(2) 근거 법률

장애인활동지원의 경우 「장애인활동지원에 관한 법률」 제20조이고, 발달재활서비스는 「장애아동복지지원법」 제21조이다.

(3) 지정기준(장애아동복지지원법 시행규칙 제8조)

① 시설기준은 발달재활서비스 제공기관의 위치가 발달재활서비스에 대한 수요, 발달재활서비스 제공기관 분포의 적정성, 교통편의 등 시설에 대한 접근성을 고려하여 적절한 곳에 위치하여야 하고, 장애아동의 안전이나 보건·위생의 측면을 고려하여 쾌적한 환경을 유지할 수 있는 곳에 위치해야 한다. 시설의 구조 및 설비는 진단검사 및 발달재활서비스를 제공하기 위한 독립된 공간을 갖추어야 하고, 각 발달재활서비스 제공 공간은 그 공간에서

제공하는 발달재활서비스에 참여하는 사람(발달재활서비스 제공인력을 포함한다) 1인당 3.3제곱미터 이상의 면적을 확보해야 한다. 또한 전문적인 발달재활서비스를 제공하는 데에 적합한 구조와 필요한 설비를 갖추어야 한다. 사무와 행정처리를 위한 별도의 공간, 장애아동이 발달재활서비스를 받는 동안 부모가 대기할 수 있는 공간, 「소방시설 설치유지 및 안전관리에 관한 법률」 제9조에 따른 화재안전기준에 따라 소화기구 및 피난기구를 갖추어야 한다.

② 인력배치기준은 발달재활서비스 제공기관의 장 1명을 배치해야 하고, 발달재활서비스를 적절하게 제공할 수 있도록 발달재활서비스 제공인력 1명 이상을 배치해야 한다. 발달재활서비스 제공기관의 장의 자격기준은 다음의 어느 하나에 해당하는 사람이어야 한다. 다만, 발달재활서비스 제공기관(발달재활서비스 외에 다른 장애인 복지 관련 사업도 수행하는 기관으로 한정한다)의 장이 발달재활서비스 제공인력 중 다음의 어느 하나에 해당하는 자격기준을 갖춘 사람을 발달재활서비스 관리책임자로 지정하는 경우에는 발달재활서비스 제공기관의 장은 그 자격기준을 갖춘 것으로 본다.

- 사회복지사 · 특수학교교사 · 치료사 등 장애인재활 관련 자격증을 취득한 사람
- 「고등교육법」에 따른 전문학사학위 이상의 학위를 취득한 사람으로서 장애인 복지분야에서 5년 이상 근무한 경력이 있는 사람(다만, 「고등교육법」에 따른 학사학위 이상의 학위를 취득한 사람은 초과 이수한 수업연한을 경력으로 인정)
- 「고등교육법」에 따른 대학에서 장애인 복지분야 전임강사 이상으로 재직한 경력이 있는 사람
- 그 밖에 외국에서 취득한 관련 자격으로 위와 같은 수준 이상의 자격이 있다고 보건복지부장관이 인정하는 사람

발달재활서비스 제공인력의 자격기준은 다음의 어느 하나에 해당하는 사람이어야 한다.

- 발달재활서비스 관련 분야 국가자격증 또는 국가공인자격증 소지자
- 「자격기본법」에 따른 민간자격관리자가 발급한 재활치료자격증 소지자
- 발달재활서비스 관련 학과를 전공하여 「고등교육법」에 따른 전문학사 이상의 학위를 취득한 사람으로서 발달재활서비스 관련 분야 경력이 1,200시간 이상인 사

람(다만, 「고등교육법」에 따른 학사학위 이상의 학위를 취득한 사람은 초과 이수한
수업연한을 경력으로 인정. 이 경우 1년을 300시간으로 하여 계산)

③ 발달재활서비스는 언어·청능(聽能), 미술·음악, 행동·놀이·심리, 감각·운
동 등을 통하여 장애아동의 재활 및 발달에 도움을 주는 서비스이여야 한
다. 발달재활서비스의 제공가격이 관련 민간시장의 상황, 발달재활서비스의
내용 및 전문성 등을 종합적으로 고려하였을 때 적절한 수준이어야 한다.
발달재활서비스의 품질은 발달재활서비스 제공인력의 자격 및 임상경험 등
이 양질의 서비스를 제공할 수 있는 수준일 것, 과거 관련 사업경험이 풍부
하여 발달재활서비스 제공 관련 전문성이 축적되어 있을 것, 과거 관련 사
업수행과 관련하여 서비스 계약의 불이행 또는 불성실한 이행, 서비스 품질
에 따른 이용자 불만 민원이 다수 발생하는 등의 사례가 없었어야 한다.

(4) 운영기준(장애아동복지지원법 시행규칙 제9조)

① 운영규정은 발달재활서비스 제공기관의 장은 조직·인사·급여·회계·물
품, 그 밖에 운영에 필요한 규정을 제정 및 시행해야 한다.
② 회계관리는 국가나 지방자치단체로부터 예산의 지원을 받는 발달재활서비
스 제공기관의 경우 기존 사업과 발달재활서비스의 인력 및 회계를 별도로
분리하여 관리해야 한다.
③ 장부 등의 비치는 발달재활서비스 제공기관에는 다음 각 목의 장부 및 서류
를 갖추어 두어야 한다.

- 발달재활서비스 제공기관의 연혁에 관한 기록부
- 발달재활서비스 제공기관의 장 및 발달재활서비스 제공인력의 인사카드
- 발달재활서비스 제공인력 관계 서류(근로계약서, 제공인력 명부, 자격증 등)
- 발달재활서비스 제공 관련 서류(서비스 제공계획, 일정표, 상담기록철 등)
- 발달재활서비스 모니터링 및 평가에 관한 서류 등
- 예산서 및 결산서
- 금전 및 물품의 출납부와 그 증명서류
- 발달재활서비스 제공인력의 4대 보험 가입서류, 결제영수증 등
- 각종 증명서류와 그 밖에 필요한 서류

④ 보험가입은 발달재활서비스 제공기관의 장은 발달재활서비스 제공인력에 대한 배상보험에 가입해야 한다. 또한 발달재활서비스 제공인력은 관계 법령에서 정하는 바에 따라 4대 보험에 가입해야 한다.

(5) 제공기관 지정절차

① 등록접수 시 제출자료는 다음과 같다.

- 사업계획서 1부
- 별지 제3호 서식의 발달재활서비스 내용요약서 1부
- 「장애인복지법」 제59조 제2항 및 같은 법 시행규칙 제43조 제5항에 따른 장애인 복지시설 신고증 사본(「장애인복지법」 제58조 제1항에 따른 장애인복지시설의 경우에만 제출)
- 발달재활서비스 제공기관의 평면도(시설의 층별·구조별 면적을 표시)와 설비구조 내역서
- 발달재활서비스 제공기관의 장과 발달재활서비스 제공인력의 자격을 증명하는 서류
- 발달재활서비스 제공인력 정보
- 법인인 경우 법인등기사항증명서 사본
- 사업자 등록증 사본 등

② 심사·지정은 발달재활서비스 제공기관 심사위원회를 구성하여 운영한다. 해당 분야 전문가 및 관련 공무원 등 5인으로 위원을 구성하고, 지역별 지원 대상 장애아동의 수와 지역특성 등을 고려하여 적정한 수의 발달재활서비스 제공기관을 지정(지정기간 명시)한다.

③ 지정통지는 지정된 제공기관에 지정서를 통지한다.

④ 정보공개는 사제공기관의 서비스 내용 및 바우처 단가, 제공인력 정보 등을 홈페이지 등에 정보를 공개한다.

⑤ 등록내용의 공지는 사회서비스 제공자 등록내용을 이용자에게 공지하고, 서면, 홈페이지 등을 활용할 수 있다.

❖ 참고문헌

김치훈(2011). 장애아동 재활치료 제도의 혁신방안 마련을 위한 연구의 결과 및 정책적 실현
        방안. 국회정책토론회 '장애아동 재활치료 제도의 혁신방안 마련을 위한 연구 보고대회 및
        정책토론회' 자료집. 전국장애인부모연대.
두산세계백과 Encyber Deluxe(2002).
보건복지부(2013). 발달재활서비스 전문인력의 자격기준 강화 등 발달재활서비스 제도개선을
        위한 워크숍 자료집. 미출판 워크숍자료집, 장애인서비스과.
보건복지부(2013). 장애아동 가족지원 사업안내 기준.
이병희(2007). 지체장애영역: 특수교육 관련서비스를 위한 전문 인력 양성·배치 지원방안. 국
        회특수교육정책토론회 '특수교육 관련서비스를 위한 전문 인력 양성·배치 지원방안' 자료
        집. 한국특수교육총연합회.
이병희(2007). 치료지원에 관한 바람직한 시행령/시행규칙(안)에 대한 토론. 국회정책토론회
        '교육현장에서의 효과적인 치료지원 방안에 관한 토론회' 자료집. 한국장애인단체총연합
        회, 전국장애인교육권연대.
이병희(2008). 치료지원의 현실화 방안. 국회정책토론회 '치료지원의 현실화 방안 마련 및 특수
        교육과 치료지원의 관계 정립에 관한 토론회' 자료집. 장애아이 WeCan, 전국장애인교육권
        연대.
이병희(2011). 물리치료·작업치료 분야의 현황 및 관련 제도의 개선 방안. 국회정책토론회 '장
        애아동 재활치료 제도의 혁신방안 마련을 위한 연구 보고대회 및 정책토론회' 자료집. 전
        국장애인부모연대.

❖ 참고 사이트
http://www.socialservice.or.kr/
http://law.go.kr

CHAPTER 07

낮 병원 프로그램
Day Hospital Program

✚ 학습목표

1. 낮 병원 프로그램에 대하여 설명할 수 있다.

2. 낮 병원 프로그램의 재활보건사업에 대하여 설명할 수 있다.

3. 낮 병원 프로그램의 사례에 대하여 설명할 수 있다.

✚ 핵심용어

– 낮 병원 Day Hospital

– 주간보호센터 Day Care Center

– 노인장기요양보험제도 Silver Long-term Care

– 노인보건 Silver Health

▪ CHAPTER 07 ▪

제1절 낮 병원

1. 낮 병원이란?

낮 병원(day hospital)은 선진화된 치료의 한 형태이며 일반적으로 병을 극복하고 가정 및 사회로 복귀하는데 필요한 다양한 경험과 기술을 배우기 위해 입원치료와 외래치료의 장점들을 살려서 주간에 병원에 출근해서 치료 프로그램을 받고 저녁에 집에 돌아가는 일종의 부분입원의 형태를 말한다. 환자의 장기입원을 막고 사회복귀 및 직업재활을 실현시키고 환자의 가족들이 겪게 되는 심리적·경제적 부담도 줄여줄 수 있는 치료방법이다.

2. 낮 병원의 분류

1) 낮 병원(day hospital)

낮병원은 입원치료와 외래치료의 장점을 살린 치료의 한 형태로, 환자의 경제적인 부담을 줄이기 위한 대안으로서 경제적인 효율성을 확보하기 위하여 생겨났다. 현재 물리치료업무는 환자의 다양한 욕구에 맞춰 다양한 접근이 이루어지는 치료적 공동체 개념이 중요시되고 환자 개개인의 기능 차이에 맞춰 접근을 하는 융통성이 있어야 한다. 낮 병원은 이러한 융통성을 기반으로 지역사회에 기반을 둔 포괄적이며 융통성을 지니는 프로그램으로 장기입원의 경제적 부담을 줄이기 위해 고안된 대안적인 치료의 한 형태이다.

정신적, 신체적 기능의 이상으로 개인이 일상생활 및 대인관계 유지에 어려움을 지닌 환자들이 가정이나 사회로 복귀하는 것을 목적으로 하며 낮 시간 동안만 검사 및 치료 프로그램에 참여하는 출퇴근형식의 입원치료이다.

2) 주간 치료 프로그램(day treatment program)

주간 치료 프로그램은 질병의 회복기에 사회로의 복귀 및 직업으로의 복귀를 위하여 다양한 사회환경에 적응해 나가는 과정이다. 환자의 사회생활 및 직업특성 등의 다양한 환자 개개인의 기능 차이에 맞춰 접근하는 융통성을 지니는 프로그램의 한 형태로 입원치료의 형태를 취하지 않고 예약되는 시간에 치료를 받는 형태로서, 개인의 사회생활 및 직업적 특성을 반영하여 일반적으로 3~12개월 기간 정도 치료 프로그램에 참여한 후 사회로 복귀한다.

3) 주간 보호 프로그램(day care pogram)

주간 보호 프로그램은 질환의 재발이 의심되거나 만성질환자, 또는 다른 사람의 도움 없이 일상생활을 영위하기 어려운 장애인을 낮 동안 보호하여 건전한 일상생활을 영위할 수 있도록 정신사회적 프로그램과 지속적인 치료를 제공하고 그들의 가족에게는 보호와 양육의 부담을 덜어주는 일시 보호서비스이다.

4) 주간 보호센터(day care center)

주간 보호센터는 집중적인 입원 및 치료를 필요로 하지는 않지만 가정에서 관리가 힘든 환자에게 서비스를 제공하는 프로그램으로 병원과 분리되어 독립적인 시설에서 프로그램을 운영한다. 의료적인 지도와 감독은 비교적 적으며, 사회기술훈련, 재활치료, 작업치료 프로그램 등이 제공된다.

5) 정신보건센터(mental health center)

정신보건센터는 보건소와 지역정신보건활동의 거점으로 낮 병원과 유사한 적극적인 치료서비스를 제공한다. 정신보건에 관한 지식의 보급·조사연구, 복잡 또는 곤란한 상담과 지도 그리고 보건소에 대한 기술지도나 연수이다. 사정과 위기개입을 할 수 있도록 약간의 단기입원병상을 보유하고 있으며, 낮 치료와 유사한 서비스와 프로그램을 제공하고 있지만, 지역의 진료기관이나 병원과의 네트워크 부족 등 진료체제를 갖지 못한다.

6) 저녁, 밤, 주말병원

저녁 및 밤, 주말병원은 현대사회에 부합하는 부분입원의 형태로 환자의 관리가 지역사회로 이전된 형태이다. 환자는 정해진 일정시간만 병원에 머물며, 지역사회나 직장의 훈련 프로그램에 참여하고, 저녁, 밤, 주말에 환자를 지속적으로 보호하기 힘든 가정이나 부적절한 환자의 대인관계를 개선하기 위한 프로그램이다.

3. 낮 병원의 기능과 목적

1) 낮 병원의 기능

낮 병원은 초기 심한 정신질환자에게 유용하도록 지속적인 서비스를 제공하며, 현재는 노인병원, 정신병원(정신과)의 일부로서 개설되어 주간만 환자를 수용 진료하고 야간은 각각 귀가시켜서 사회로부터 격리되지 않도록 하는 것을 목적으로 하고 있다. 또한 지역사회 적응을 돕기 위하여 사회적 기능의 회복에 초점을 둔 형태에서 현재는 모든 질환에서 병을 극복하고 가정 및 사회로 복귀하는데 필요한 다양한 경험과 기술을 배우기 위해 입원치료와 외래치료의 장점들을 살리며 환자로 하여금 경제적 부담을 최소화 하는 입원의 형태이다.

2) 낮 병원의 목적

입원치료에 대한 대안으로 환자의 기능회복과 사회복귀에 중점을 둔 부분입원 서비스로 질병으로 인한 기능적 제한으로 발생한 환자가 새로운 적응을 하는데 필요한 경험을 제공한다. 질병으로 인한 환자의 정신적, 심리적 문제들로 발생하는 문제를 환자가족, 사회구성원과 적절한 인간관계를 형성하여 이겨내어 직업능력과 기능적 활동의욕을 고취시킨다.

4. 낮 병원의 장점 및 단점

1) 낮 병원의 장점
① 질병의 회복과정에서 기능에 대한 다양한 경험을 할 수 있는 기회를 제공하

고 빠른 사회복귀를 돕는다.

② 일상생활이나 기능적 활동에서 자신의 문제를 인식하고 관리할 수 있도록 돕고 질병의 자기관리능력이 향상된다.

③ 질병의 회복과정에서 가족과 긍정적인 관계가 유지되고, 일상생활 및 사회생활기능이 향상된다.

④ 퇴원 이후 연속적인 치료과정에 참여하여 질병의 재발 및 부작용의 위험을 최소화한다.

⑤ 입원 시보다 경제적인 부담이 적다.

2) 낮 병원의 단점

① 질병의 회복과정에서 위험한 환경요인에서 환자를 완전히 보호할 수 없어 2차적 손상이 발생하기 쉽다.

② 질병의 원인으로 발생하는 공격성 또는 자살의 잠재성이 있는 환자에게 위험하다.

③ 질병의 재발이나 2차적 손상으로 인한 중도탈락률이 높다.

④ 외래치료보다 경제적인 부담이 크다.

⑤ 다양한 경험들의 인위적이고 보호적인 환경 때문에 어느 정도 기능의 감소가 발생하고 정신적으로 위축된다.

5. 노인 장기요양보험제도

노인 장기요양보험법은 고령이나 노인성 질병 등의 사유로 일상생활을 혼자서 수행하기 어려운 노인 등에게 제공하는 신체활동 또는 가사활동 지원 등의 장기요양급여에 관한 사항을 규정하여 노후의 건강증진 및 생활안정을 도모하고 그 가족의 부담을 덜어줌으로써 국민의 삶의 질을 향상하도록 함을 목적으로 하는 사회보험제도이다. 재가급여, 시설급여, 특별현금급여 등의 서비스를 하고 있다(〈표 7-1〉)

| 표 7-1 | 국민건강보험과 노인 장기요양보험제도 |

국민건강보험	노인장기요양보험
• 치매 중풍 등 질환의 진단, 입원 및 외래치료, 재활치료 등의 서비스 • 병의원 및 약국	• 치매 중풍의 노화 및 노인성 질환 등으로 인하여 혼자 힘으로 일상생활을 영위하기 어려운 대상자들의 신체활동 또는 가사지원 등의 서비스 • 요양시설이나 재가 장기요양기관

1) 노인 장기요양보험제도의 급여내용

노인 장기요양보험제도는 직접현금지급이 아닌 간접급여 방식이며 재가급여, 시설급여, 특별현금급여 등으로 구성되어 있다(〈표 7-2〉).

① 재가급여: 제도의 대상자가 가정 등에서 요양보호사, 간호사 등에 의해 신체활동 및 일상생활 지원, 목욕, 간호, 구강위생 등을 받는 것으로 방문물리치료, 방문요양, 방문목욕, 방문간호, 주야간보호, 단기보호, 기타 재가급여(복지용구 대여) 등이 있다.

② 시설급여: 제도의 대상자가 노인전문병원을 제외한 노인요양시설과 노인요양공동가정 등의 장기요양기관에 장기간 입소하여 신체활동 및 심신기능의 유지 및 향상을 위한 교육, 훈련을 받는 것으로, 노인요양시설, 노인요양공

| 표 7-2 | 노인 장기요양보험제도의 급여 |

급여	급여방식
재가급여	• 방문물리치료 • 방문요양 • 방문목욕 • 방문간호 • 주야간보호 • 단기보호 • 기타 재가급여(복지용구 대여)
시설급여	• 노인요양시설 • 노인요양공동생활가정
특별현금급여	• 가족요양비 • 특례요양비 • 요양병원간병비

동생활가정 등이 있다.

③ 특별현금급여: 제도의 대상자가 특별히 요양기관에 입소가 곤란한 경우 받는 것으로 가족요양비, 특례요양비, 요양병원간병비 등이 있다.

제2절   낮 병원의 구성

1. 낮 병원의 대상자

① 일반적으로 나이의 제한은 없다.
② 퇴원 직후 증상의 안정과 사회적응준비가 필요한 환자
③ 외래치료 중인 환자로 입원할 정도는 아니지만 치료적 개입이 필요한 환자, 가족 내 적응이나 사회적응을 위해 재활치료가 필요한 환자
④ 환자측의 가정사정이나 사회활동을 위하여 밤과 주말을 가정에서 보내야 하는 환자
⑤ 환자와 그 가족이 통원할 수 있는 신체적 혹은 정신적 조건이 허락할 때 가능, 즉 교통수단을 이용하여 병원에 다닐 수 있게 신체적 장애가 없고 정신적으로 혼동이 없는 환자
⑥ 환자가 자살 혹은 폭행의 위험성이 없는 대상자

2. 낮 병원 등록방법

낮 병원 대상자들은 본인이나 보호자들이 원하는 해당 병원에 신청 및 접수을 한 후 환자 및 가족상담과 의사의 종합진단을 통해 적격 여부를 결정하고 낮 병원 프로그램 활동에 참여한다. 프로그램 참여 후 해당 프로그램 목표달성 및 효과성을 측정하고 프로그램을 종결하여 가정 및 사회로 복귀시키고 복귀 이후 지속적인 사후지도(Follow-up service)를 실시하여 2차 손상을 예방한다(〈그림 7-1〉).

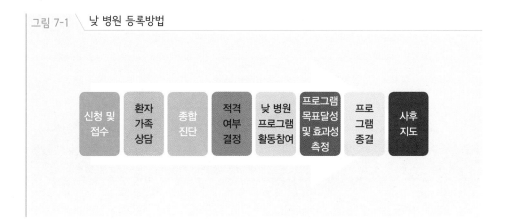

그림 7-1 ＼ 낮 병원 등록방법

| 신청 및 접수 | 환자 가족 상담 | 종합 진단 | 적격 여부 결정 | 낮 병원 프로그램 활동참여 | 프로그램 목표달성 및 효과성 측정 | 프로 그램 종결 | 사후 지도 |

3. 낮 병원의 치료 팀

낮 병원 치료팀은 현재 병원에서 치료하고 있는 의사와 간호사를 포함하는 의료진과 물리치료사, 작업치료사, 언어치료사 등의 전문치료진과 환자의 영양 및 생활을 위한 영양사와 사회복지사로 구성된다.

제3절　낮 병원의 프로그램

1. 성인 낮 병원: 국립재활병원 주간재활센터

각종 질병이나 사고로 뇌손상을 입은 장애인을 대상으로 독립적 생활 및 사회적응을 돕고 가족의 부담을 경감시키고자 낮 시간 동안 포괄적 재활서비스를 제공하는 낮 병원 프로그램이다.

1) 주간재활센터 프로그램 대상자

낮 병원 프로그램 대상자는 급성기 치료가 끝나고 의학적으로 안정된 중추신경계손상(뇌졸중, 척수손상) 장애인으로 신체적, 정신적, 사회적 기능증진을 위해 적극

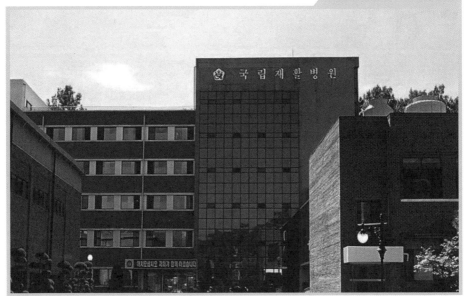
국립재활병원 주간재활센터

적인 재활치료를 필요로 하는 환자이다.

2) 이용시간 및 기간
이용시간은 매주 월요일~금요일(9:00~17:00)이며 입원(치료의 시작)과 퇴원(종료)이 일반적으로 6시간 이상이어야 입원으로 인정된다. 이용기간은 일반적으로 3개월(90일)이다.

3) 주간재활센터 운영 팀
재활의학전문의, 간호사, 물리치료사, 작업치료사, 언어치료사, 임상심리사, 사회복지사 등으로 구성되어 있다.

4) 치료 및 상담 프로그램
① 의료: 재활의학전문의 진찰, 상담, 투약, 물리치료, 작업치료, 언어치료, 재활간호 등이 있다.

구분	월	화	수	목	금
09:00 ~ 09:30	아침 체조 및 건강 체크				
10:00 ~ 11:00	상담	미술치료		상담	
12:00 ~ 13:30	점심식사 및 휴식				
13:30 ~ 14:30	원예치료	스포츠 활동	치료 레크레이션	음악치료	재활간호
14:30 ~ 16:30			수치료	스포츠 활동	
16:30 ~ 17:00	체조 및 귀가(가족 프로그램)				

표 7-3 국립재활병원 주간재활센터 프로그램

② 재활교육: 물리치료, 작업치료, 언어치료, 재활간호교육을 통한 장애심화, 합병증 예방 및 자가관리능력을 함양시킨다.

③ 그룹활동: 재활스포츠 활동, 원예치료, 음악치료, 미술치료, 가족치료, 치료 레크레이션 프로그램을 운영한다.

④ 심리·사회적 서비스: 사회사업상담, 심리평가 및 상담, 소그룹 부부상담, 집단상담, 성재활상담, 실생활 재활치료, 가정방문 등의 프로그램을 운영한다(〈표 7-3〉).

2. 소아 낮 병원: 보바스 어린이 병원 해바라기병동

보바스 어린이 병원 해바라기병동은 입원치료와 외래치료의 중간단계로 단기간동안 집중적이고 구조화된 프로그램과 치료적 환경을 제시하여 어린이들이 가정에서 심리적으로 안정된 생활을 유지하면서 사회적응 및 집중적인 운동치료 중심의 물리치료와 재활을 받을 수 있도록 하기 위한 어린이들을 위한 의료서비스이다.

1) 대상자 및 신청절차

낮 병원 프로그램 대상자는 급성기 치료가 끝나고 의학적으로 안정된 어린이 환자로 의료진과의 면담을 통해 적격성 평가 및 외래 진료를 통해 신청을 합니다. 뇌성마비, 중추신경계손상, 발달장애 아동으로 신체적, 정신적, 사회적 기능 증진을 위해 적극적인 재활치료를 필요로 하는 환자이다.

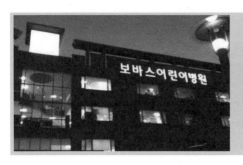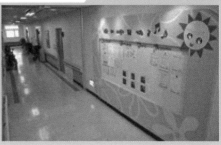

2) 이용시간 및 기간

치료시간은 매주 월~금(공휴일 제외) 오전 9:30~오후 3:30이다. 1일 6시간 이상 상주하여 치료하야 하며, 보호자 한 분이 함께 지내며 돌봐야 한다.

3) 주간재활센터 입원상담

주간재활센터 입원상담은 사회적, 심리적, 경제적 문제를 해결하기 위한 사회복지사의 개별상담, 질병의 치료과정으로 인해 발생하는 심리사회적인 문제에 대한 심리사회적 상담, 입/퇴원 시 필요한 사회적 자원활용에 대한 지역사회 자원안내 및 연계상담, 사회복지제도 및 서비스에 대한 정보상담, 가족 내 심리적 부담과 경제적 어려움, 질환에 대한 가족들의 대처방법, 퇴원 후 치료과정에 필요한 상담 등을 실시한다.

4) 주간재활센터 치료 및 프로그램

낮 병원의 치료는 보호자가 스스로 아동의 재활 및 치료과정을 이해함으로써 장기적인 치료의 계획을 세우며 보호자를 교육하는데 중점을 두고 있으며, 기본적으로 운동치료 2회와 작업치료 1회를 실시하고 있다(〈표 7-4〉).

표 7-4 그룹 활동 시간표

구분	월	화	수	목	금
11:10 ~ 12:20	모자놀이 활동	원예활동		구연동화	음악이야기
14:10 ~ 15:10	애견 매개치료		미술활동	애견 매개치료	

① 의료: 재활의학전문의 진찰, 상담, 투약, 물리치료, 작업치료, 언어치료, 재활간호 등을 실시한다.

② 재활교육: 물리치료, 작업치료, 언어치료, 재활간호교육을 통한 장애심화, 합병증예방 및 자가관리능력을 함양시킨다.

③ 그룹활동: 모자놀이 활동, 원예활동, 구연동화, 음악이야기, 애견 매개치료, 미술활동 등을 실시한다.

④ 기타 사회적 서비스: 이동도서, 이야기 할머니, 영어동화책 읽어주기, 연주회, 생일파티 등을 실시한다.

3. 데이케어센터(서울)

주간보호센터는 2008년 7월부터 국가에서 시행하고 노인장기요양보험제도의 기반 아래 대통령령으로 정하는 노인성 질병인 치매, 뇌졸중, 파킨슨병 등 노인성 질환으로 6개월 이상 혼자 일상생활을 수행하기 어려운 분들을 대상으로 하루 중 일정한 시간(3시간~12시간)동안 장기요양기관에 보호하여 신체활동 지원 및 심신기능의 유지·향상을 위한 교육·훈련 등을 제공하는 기관이다(〈표 7-5〉).

표 7-5   활동일정표

구분	월	화	수	목	금
08:00 ~ 09:00	출근 및 음악감상				
09:00 ~ 11:00	스트레칭 및 체조, 웃음치료, 티타임				
11:00 ~ 12:00	미술치료	음악치료	인지/회상 치료	원예치료	인지/회상 치료
12:00 ~ 13:30	점심식사(위생관리, 투약관리)				
13:30 ~ 14:30	단전호흡	발마사지	실버치료	노래교실	음악치료
14:30 ~ 15:30	물리치료 및 작업치료				
15:30 ~ 16:00	오후 간식				
16:00 ~ 17:00	하루 생활 기억하기 및 귀가 준비				
17:00 ~ 18:00	귀가				

구분	월	화	수	목	금
16:00 ~ 17:00	물리치료				
17:00 ~ 18:00	저녁식사				
18:00 ~ 18:30	위생관리, 투약관리				
19:30 ~ 20:30	노래교실, 영화감상, 작업치료, 레크레이션, 한방치료, 동화교실				
20:30 ~ 21:30	귀가 준비 및 귀가				

1) 대상자 및 신청절차

① 대상자: 주간보호센터는 요양등급에 따라 병원비가 차등지급되며 요양등급은 〈표 7-6〉과 같다.

② 신청절차: 이용하고자 하는 주관보호센터에 이용문의 및 상담을 한 후 환자 증상 및 진단서를 첨부하여 내방상담 및 접수를 한 후 환자의 센터 적응기간을 거친 후 환자와 보호자가 최종 센터에 이용승인을 하게 되면 구비서류를 제출한 후 센터를 이용한다.

표 7-6 주간보호센터 대상자

요양등급	대상자
장기요양 1등급	일상생활에서 전적으로 다른 사람의 도움이 필요한 자로서 장기요양 인정점수가 95점 이상인 자
장기요양 2등급	일상생활에서 상당 부분 다른 사람의 도움이 필요한 자로서 장기요양 인정점수가 75점 이상 95점 미만인 자
장기요양 3등급	일상생활에서 부분적으로 다른 사람의 도움이 필요한 자로서 장기요양 인정점수가 55점 이상 75점 미만인 자

2) 이용시간 및 구비서류

① 이용시간: 매주 월~금(공휴일 제외)이다. 주간 보호시간은 오전 8:00~오후 6:00이다, 야간 보호시간은 오후 4:00~오후 9:00이다.

② 구비서류: 장기요양인정서, 표준장기요양 이용계획서, 가족관계증명원, 건강진단서, 이용신청서를 제출해야 한다.

3) 데이케어센터 프로그램

① 생활서비스: 생활지도 및 동작훈련, 중식/간식 제공, 신변처리기능 지원, 이미용 봉사를 시행한다.

② 의료재활서비스: 의료진은 혈압 및 혈당 체크, 건강교육, 건강검진, 약물복용, 인지기능훈련, 회상요법, 안정요법 등의 문제행동 관리를 시행하고 물리/작업치료사는 기능회복, 치매예방운동, 관절운동, 인지치료를 실시한다. 필요에 따라 한방진료를 실시하기도 한다.

③ 정서적 지지서비스: 윷놀이, 블록쌓기, 고리던지기, 퍼즐놀이, 신문읽기, 그림카드놀이, 숫자놀이 등의 인지/회상치료를 시행하고, 옛노래부르기, 악기연주, 음악감상의 음악치료, 그림그리기, 만들기, 종이접기의 미술치료, 화초, 텃밭가꾸기의 원예치료와 치료 레크리에이션, 요리교실을 실시한다.

④ 가족상담서비스: 이용상담, 가족생활상담, 정보제공상담, 가족운영간담회, 가족교육을 실시한다.

⑤ 특별행사: 생신잔치, 야외나들이, 어버이날, 노인의 날, 명절행사, 현장학습, 작품전시회 등을 실시한다.

4. 외국의 유사제도 사례

1) 독일의 노인수발보험제도

독일은 세계 최초로 사회보험제도를 통해 노령화와 그로 인한 장애에 의한 사회적인 위험에 대처하기 시작한 나라이며, 1995년부터 수발보험제도(Pflegeversicherung)를 시행 하였다. 수발보험은 건강보험, 재해보험, 연금보험, 실업보험에 이은 5번째 사회보험에 해당한다.

(1) 제도의 목적

수발보험제도의 취지는 노인들에게 수발서비스를 안정적으로 공급하고, 의료보험에 가입된 사람이면 누구나 수발보험에 들어야 한다.

(2) 재원

수발보험을 운영하는데 소요되는 비용의 부담은 시설비용과 운영비용을 구분하는 이원적 재원조달방식으로 가입자 및 사용주가 각각 50%씩 보험료를 납부한다.

(3) 급여방식

급여는 재가수발서비스와 시설수발서비스로 구분되며, 현물급여와 현금급여가 제공된다.

(4) 대상자

대상자는 질병이나 장애 또는 노화로 인해 정신적·육체적인 기능이 약화되어 일상생활을 영위하는 데 다른 사람들의 도움을 필요로 하는 사람을 말한다.

(5) 독일의 노인수발보험제도의 특징

독일수발보험제도는 수발보다는 재활을 강조하고 재가시설에서 가족 등의 참여를 유도하고 이를 위해 각종 인텐티브 제도를 도입하였고, 현금과 현물 등 선택권을 보장하고 있다.

2) 일본의 개호보험제도

개호보험제도는 노인들에 대한 개호문제를 사회보험방식을 기반으로 한 개호시스템을 구축하여 해결하려고 하는 시도에서 2000년 4월 1일부터 개호보험제도를 실시하였다.

(1) 제도의 목적

일본의 급격한 고령화에 따라 거동불능과 치매 등의 요개호자가 급증하고 핵가족화의 진행, 여성의 사회진출 등 사회상황의 변화로 종래의 가족에 의한 개호의 기능은 저하하고 있어 공적 개호보험은 고령에 따른 요개호자와 요지원자에게 그들이 가진 능력에 따라 스스로 일상생활을 영위할 수 있도록, 이용자의 선택에 따라 보험·의료·복지에 걸친 개호서비스를 종합적으로 제공하는 것이다.

(2) 재원

일본의 개호보험은 의료보험과 분리하여 그 재원을 급부와 부담관계를 명확히 하기 위해 사회보험방식을 취하고 보험자를 주민에 가장 가까운 시정촌 수준의 자치단체로 하여, 40세 이상을 피보험자로 할 뿐만 아니라 65세 이상의 노인들에게도 피보험자로 부담을 지게하고 있다.

(3) 급여방식

개호보험제도는 ① 케어(care)의 사회화 ② 서비스의 종합화 ③ 사회보험방식의 도입 ④ 사회보장구조 개혁의 첫걸음이라는 의미를 가지고 있다.

(4) 대상자

개호서비스의 급여대상자는, 제1호 피보험자는 모든 요개호자(요개호상태에 있는 자), 요지원자(요개호상태가 될 우려가 있는 자). 제2호 피보험자에 대해서는 초로기치매, 혈관장애 등 노화에 따른 질병에 따라 개호 등이 필요해진 자로 한정한다.

(5) 일본 개호보험제도의 특징

일본은 개호보험제도를 도입함에 따라 가족개호로부터 사회적인 개호로, 그리고 획일적인 개호로부터 자유경쟁논리에 입각한 다양한 개호로 이행해 가고 있다.

❖ 참고문헌

김연수(2002). 낮병원(임상시리즈 9). 나눔의집.

윤민석(2013). 서울시 성인 발달장애인의 사회서비스욕구와 정책과제. 서울연구원.

이영주(2010), 노인주간보호센터 보호자 만족도 조사에 따른 개선방안에 관한 연구. 경희행정
　　　논총. 제23권 제1호.

이종호(2011). 지역사회 정신재활을 돕는 지역사회 정신재활을 돕는 낮병원 . 학지사.

전미자(2011). 노인주간보호센터의 지역연계 모형설정에 관한 연구. 관동대학교. 박사학위 논
　　　문.

한국사랑밭회 부천오정구노인복(2008). 사회복지실천현장 사례관리 적용과 이해 2(강점관점의
　　　운영 중심으로). 학현사.

❖ 참고 사이트

http://www.bobathi.co.kr/reh11.htm

http://www.nrc.go.kr/nrc/board/nrcHtmlView.jsp?menu_cd＝M_03_01_07&sub_loc＝7&no
　　　＝39

CHAPTER
08

사회복지시설
Social Welfare

✚ **학습목표**

1. 사회복지에 대하여 설명할 수 있다.
2. 사회복지시설의 재활보건사업에 대하여 설명할 수 있다.
3. 사회복지시설의 기능 및 역할에 대하여 설명할 수 있다.
4. 사회복지시설의 물리치료사의 역할에 대하여 설명할 수 있다.
5. 사회복지시설의 대상자 및 등록방법에 대하여 설명할 수 있다.

✚ **핵심용어**

- 사회복지
- 아동 · 청소년복지시설
- 여성 · 가족복지시설
- 노인복지시설
- 장애인복지시설
- 정신보건복지시설
- 부랑인 · 노숙인복지시설
- 지역복지시설

▫▪ CHAPTER 08 ▪▫

제1절 사회복지시설

1. 사회복지시설이란?

사회복지시설이란 사회복지사업법 제2조 제3항에서 '사회복지사업법을 행할 목적으로 설치된 시설'로 규정하고 있다. 사회적인 문제를 갖고 있거나 문제의 위험이 있는 사람, 사회적 또는 경제적으로 생활의 저해를 받고 있는 사람, 심신의 여러 가지 장애로 인하여 자립생활이 곤란한 사람들을 대상으로 한다. 일상생활을 영위하는데 있어서 필요한 물질적, 심리적 조건을 갖추고 대상자를 수용, 통원, 또는 기타 다양한 방법으로 일정한 범위의 사회복지서비스를 제공하여 그들의 자립생활이 가능하도록 각기 대상자들에게 생활 및 이용 등의 방식으로 일정한 사회복지서비스를 제공하는 기관이다.

사회복지시설의 기능은 먼저, 가족대체기능으로서 부양할 가족이 없거나, 가족부양기능이 약화되어 있는 경우, 가족을 대신하여 보호하고 부양하는 기능이며, 전문적 원조기능은 사회적 약자를 단순히 보호하는 것만이 아닌, 이들이 정상적으로 생활하며 삶의 여러 상황에서 부딪히는 문제를 적절히 처리할 수 있도록 하는 기능을 한다.

2. 사회복지시설의 분류

사회복지시설의 유형은 운영주체, 이용자의 부담 여부와 정도, 시설규모, 사회복지 서비스법의 규정, 시설서비스의 기능 및 서비스 제공 대상자 등에 따라 매우 다양하게 분류되고 있으며 대표적으로 보건복지가족부와 여성부에서 주관하고 있다.

1) 아동 · 청소년복지시설

(1) 아동복지법

아동복지법은 1961년 12월 아동복리법으로 제정·공포되었다가 1981년 4월 아동복지법으로 개칭되었다. 18세 미만의 아동이 건강하게 출생하여 행복하고 안전하게 자라나도록 그 복지를 보장함을 목적으로 한다.

① 시설종류로는 아동복지시설 생활시설, 아동양육시설, 아동일시보호시설, 아동보호치료시설, 아동직업훈련시설, 자립지원시설, 아동단기보호시설, 공동생활가정 등이 있다.

② 이용시설로는 아동상담소, 아동전용시설, 아동복지관, 지역아동센터 등이 있으며 2개 이상의 아동시설이 혼합되어 있는 종합시설에 설치가 가능하다.

(2) 영유아보육법

영유아보육법은 1991년 1월 제정되었으며 영유아의 심신을 보호하고 건전하게 교육하여 건강한 사회구성원으로 육성함과 아울러 보호자의 경제적·사회적 활동이 원활하게 이루어지도록 함으로써 가정복지증진에 이바지함을 목적으로 한다.

① 시설종류로는 보육시설 등이 있다.

② 이용시설로는 보육시설 등이 있다.

2) 여성 · 가족복지시설

(1) 한부모가족지원법

한부모가족지원법은 2002년 제정한 모·부자복지법을 2007년 대체 입법한 것으로서, 자녀가 취학 중인 경우 자립능력이 갖추어지지 아니한 상태로 학비 등으로 인한 생활비 지출이 증가될 수 있는 시기라는 점을 고려하여 자녀가 취학 중인 때에는 22세 미만까지 확대하여 지원하도록 하며, 65세 이상의 고령자들과 손자녀로 구성되어 있는 조손가족의 경우도 이 법에 따른 보호대상자로 함으로써 조손가족의 생활안정과 복지증진을 도모함을 목적으로 한다.

① 시설종류로는 한부모자복지시설 생활시설, 모(부)자보호시설, 모(부)자자립

시설, 미혼모시설, 일시보호시설 등이 있다.
② 이용시설로는 여성복지관, 모·부자 가정상담소 등이 있다.

(2) 성매매방지 및 피해자보호 등에 관한 법률

성매매방지 및 피해자보호 등에 관한 법률은 2004년 3월 제정되었으며 성매매를 방지하고, 성매매 피해자 및 성을 파는 행위를 한 자의 보호와 자립을 지원함을 목적으로 한다.

① 시설종류로는 성매매피해지원시설 생활시설, 일반지원시설, 청소년지원시설, 외국인여성지원시설 등이 있다.
② 이용시설로는 자활지원센터 등이 있다.

(3) 성폭력 범죄의 처벌 및 피해자보호 등에 관한 법률

1994년 1월 5일 제정되어 2010년 4월 개정되었으며 이 법은 성폭력 범죄의 예방과 피해자보호의 목적으로 제정되었으며, 국가와 지방자치단체는 성폭력 범죄를 예방하고 그 피해자를 보호하며 유해환경을 개선하기 위하여 필요한 법적·제도적 장치의 마련과 청소년에 대한 성교육 및 성폭력 예방에 필요한 교육실시에 관하여 규정하고 있다.

① 시설종류로 성폭력피해보호시설 생활시설, 성폭력피해자보호시설 등이 있다.
② 이용시설로는 성폭력피해상담소 등이 있다.

(4) 가정폭력방지 및 피해자보호 등에 관한 법률

가정폭력방지 및 피해자보호 등에 관한 법률은 1997년 12월 제정되었으며 가정폭력 신고체계의 구축운영, 가정폭력예방·방지를 위한 교육과 홍보, 가정폭력 관련 상담소 설치, 가정폭력 피해자 보호시설 설치 등 가정폭력의 예방·방지와 더불어 가정폭력으로 인한 피해자를 보호하기 위한 구체적인 방안에 관하여 규정하고 있다.

① 시설종류로 가정폭력보호시설 생활시설, 가정폭력피해자보호시설 등이 있다.
② 이용시설로는 가정폭력상담소 등이 있다.

3) 노인복지시설

(1) 노인복지법

노인복지법은 1981년 6월 노인의 질환을 사전예방 또는 조기발견하고 질환상태에 따른 적절한 치료·요양으로 심신의 건강을 유지하고, 노후의 생활안정을 위하여 필요한 조치를 강구함으로써 노인의 보건복지증진에 기여함을 목적으로 한다.

① 시설종류로는 노인복지시설 생활시설, 노인주거복지시설, 노인의료복지시설 등이 있다.
② 이용시설로는 재가노인복지시설, 노인여가복지시설, 노인보호전문기관 등이 있다.

4) 장애인복지시설

(1) 장애인복지법

장애인복지법은 1981년 6월 제정되고 1984년 12월 개정되었는데 장애인의 인간다운 삶과 권리의 보장을 위한 국가와 지방자치단체 등의 책임을 명백히 하며, 장애발생의 예방과 장애인의 의료·교육·직업재활·생활환경 개선 등에 관한 사업을 정함으로써 장애인복지대책의 종합적 추진을 도모하며, 장애인의 자립, 보호 및 수당의 지급 등에 관하여 필요한 사항을 정함으로써 장애인의 생활안정에 기여하는 등 장애인의 복지증진 및 사회활동 참여증진에 기여함을 목적으로 한다.

① 시설종류로는 장애인복지시설 생활시설, 장애인생활시설, 장애인유료복지시설 등이 있다.
② 이용시설로는 장애인지역사회재활시설, 장애인직업재활시설 등이 있다.

5) 정신보건복지시설

(1) 정신보건법

정신보건법은 1997년 12월 구 정신보건법을 전문 개정하여, 1998년 4월 1일부터 시행되었다. 정신보건법은 국민의 정신질환에 관한 국가와 지방자치단체, 국민, 정신보건시설의 설치·운영자 등의 책임에 관한 규정과 정신요양시설의 설치·운영, 정신질환자의 보호와 치료 등에 관해 상세한 규정을 두고, 정신보건법은 국가와 지방자치단체로 하여금 국민의 정신건강증진과 정신질환의 예방·의료·장애극복·사회복귀를 위해 필요한 여러 조치를 취하도록 하고 있다.

① 시설종류로는 정신보건시설 생활시설, 정신요양시설, 사회복귀시설 중 생활 (주거)시설 등이 있다.
② 이용시설로는 사회복귀시설 중 이용시설 등이 있다.

6) 부랑인·노숙인복지시설
(1) 사회복지사업법

사회복지사업은 1970년 1월에 제정되고 1983년 5월에 개정되었는데 1997년 8월에 마지막으로 개정되었으며 사회복지에 관한 기본적 사항을 규정하여 사회복지를 필요로 하는 사람의 인간다운 생활을 할 권리를 보장하고 사회복지의 전문성을 높이며, 사회복지사업의 공정·투명·적정을 기함으로써 사회복지의 증진을 도모하기 위하여 제정된 법이다.

① 시설종류로는 종합사회복지관, 부랑인/노숙인시설, 결핵/한센시설 등이 있다.
② 이용시설로는 종합사회복지관, 노숙인쉼터, 상담보호센터 등이 있다.

7) 지역복지시설
(1) 국민기초생활보장법

국민기초생활보장법은 1961년부터 시행된 생활보호제도(생활보호법)를 대신하는 복지정책으로 국민기초생활보장법에 의거하여 2000년 10월부터 시행되고 있다. 생활이 어려운 국민에게 국가가 생계, 주거, 교육, 의료 등 기본적인 생활을 보장하고 자활을 조성하기 위한 제도이다. 국가의 보호가 필요한 최저생계비 이하의 모든 국민에게 국가가 기본적인 생활을 할 수 있도록 제도적으로 보장하는 공공부조제도로 생계급여, 주거급여, 의료급여, 교육급여, 해산급여, 장제급여, 자활급여 등으로 이루어진다.

① 시설종류로는 지역자활센터 등이 있다.

② 이용시설로는 지역자활센터 등이 있다.

(2) 농어촌주민의 보건복지증진을 위한 특별법

농어촌주민의 보건복지증진을 위한 특별법은 농어촌주민의 보건복지증진을 위한 시책을 강화하고 이에 관한 국가 및 지방자치단체의 책임을 명확히 하며 농어촌에 보건의료 및 사회복지시설을 확충함으로써 농어촌주민의 인간다운 삶을 보장함을 목적으로 한다.

① 시설종류로는 복합노인복지시설 농어촌지역에 한해 노인복지시설 중 '노인보호전문기관'을 제외한 2종류 이상의 노인복지시설을 동일 또는 인접 건물에 설치 가능하다.

3. 사회복지시설의 기능 및 역할

1) 사회복지시설의 기능

사회복지시설은 사회복지의 개선과 발전을 체계적으로 추진해 나가고자 하는 종합적인 시설로의 기능을 수행하는 비영리 조직이다. 사회복지시설은 주로 가정에서 요양·개호 등이 가능하지 않은 사람들을 수용해 가족기능을 대체, 보충하는 역할, 기능을 갖고 있었다. 현재는 사회복지시설 특히 입소시설이 가족을 대체하여 생활의 장을 제공하는 것만이 아닌 치료, 훈련, 재활 그 외 전문적 원조기능을 갖고 있다. 사회복지 욕구의 변화, 복지처우의 이념 및 방법의 변화로 사회복지시설기능은 변화해가고 있으며 그것은 또 새로운 사회복지시설을 발생시키고 다양한 서비스를 제공하는 기능을 수행하고 있다(⟨표 8-1⟩).

표 8-1　사회복지시설의 기능

사회복지 서비스 기능
• 사회복지서비스가 선별주의에 기초하지 않고 모든 계층의 주민을 수혜대상으로 삼는 보편주의적 접근을 취한다.
• 대상자들의 거주지와 지역사회를 중심으로 지역사회를 보호한다.
• 각종 사회문제를 예방하고 지방화 시대를 맞이하여 다양한 지역주민의 복지욕구를 수렴하여 지역적 특성과 여건에 적합한 프로그램을 수행한다.

2) 사회복지시설의 역할

사회복지시설은 지역사회 내에서 일정한 시설과 전문인력 및 자원봉사자를 갖추고 주민들의 복지수요에 부응하여 종합적인 사회복지사업을 수행하고 이를 통하여 저소득층의 자립능력을 배양하여 중산층으로 유도하며 지역사회문제를 예방·치료하고 지역사회 및 주민의 연대감을 조성하는 매체로서 주민의 복지를 증진하는 것이다.

4. 사회복지시설의 물리치료사의 역할

사회복지시설은 최근 고령화 사회로 접어들면서 그 기능이 대폭 확대대고 과거 장애인 관련 시설에서 최근에는 노인시설 또는 노인장애인시설로 불리고 한 단계 진화해 나가고 있다. 시설의 기능에서 클라이언트의 건강측면에서 보면 질환들이 만성화, 중증화, 보편화 되어가고 있어 물리치료사의 역할도 커져가고 있다.

1) 사회복지시설 물리치료사의 특성

사회복지시설을 이용하고 있는 클라이언트의 질환의 특성에 대해 잘 알아야 한다. 장애인 복지시설을 사용하고 있는 클라이언트들의 질병의 상태의 만성화·고착화 정도와 그에 따른 2차적 합병증을 알고 미연에 방지하여야 한다. 만성질환자의 약물복용에 따른 운동치료 중 부작용을 알아야 한다. 예를 들어 정신과 약을 복용하는 클라이언트는 쉽게 근육의 파열이 일어남에 주의해야 한다(〈표 8-2〉).

표 8-2　질병의 고착화 정도와 2차적 합병증

질병의 만성화 · 고착화
• 편마비 환자의 일반적인 정렬의 문제
• 고령화됨에 따라 발목관절이나 허리관절, 허리디스크질환
• 휠체어를 이용하는 클라이언트의 손목 문제
• 척수손상 환자의 배변 및 욕창관리

2) 사회복지시설에서 물리치료란?

생활의 일부로서의 관점으로 접근해야 한다. 이는 시설을 이용하는 클라이언트의 질병적 특성이 일반인들처럼 특별히 생활이 불편하거나 통증이 심해서 찾는 것이 아닌 만성질환이기 때문에 매일 오거나 오고 싶어 한다. 우선적으로 치료받는 클라이언트의 마음을 편안하게 해드려야 한다. 일반인에 비해 동작의 정확성이나 치료적 이해도가 낮은 편이며 쉽게 화를 내기도 한다. 클라이언트의 하루 스케줄을 잘 알고 치료에 임하면 도움이 된다. 물리작업치료사는 장애인의 삶 속에 융화되어 그들처럼 생각하고 행동하며 클라이언트 앞에 우리는 약자라는 생각으로 치료대상자들 위에 군림하려 해서는 안 된다.

3) 물리치료사의 사회복지적인 마인드

최우선적으로 물리작업치료사는 사회복지시설의 업무 자체를 이해하여야 하며 자칫 마음을 두고 하지 않는 직업적인 업무활동은 임금도 적은데 사명감도 없는 가치 없는 노동일 뿐이다. 또한 사회복지시설의 사회복지사들의 일에 적극 협조하고 동료 직원들과의 배타적인 경향을 버리고 재활과 관련해선 때론 그들을 지원한다. 자원봉사자를 대할 때 최대한 낮은 자세로 해야 한다. 간혹 봉사자를 교육한답시고 슈퍼바이저로 군림하려 하는 경우가 있는데 우리는 언제나 사회복지현장에서는 최약자라고 생각해야 하며, 또한 봉사오는 의료진들과의 관계를 잘 정립해야 한다. 시설물리치료실에서 비의료인이 의료행위를 하는 것은 최대한 주의해야 한다.

4) 물리치료사는 사회복지시설의 일부라는 점을 항상 명심해야 한다

사회복지시설은 준공공기관으로 직원들 또한 준공인이다. 내가 잘하면 시설이 칭찬 듣고 내가 못하면 시설의 명예가 실추되며, 사설병원과는 달리 공공기관은 관공서의 책임도 함께 묻는 이가 있어서 더욱 신중해야 하고 다음 사항을 준수한다 (〈표 8-3〉).

표 8-3	사회복지시설 준수사항

사회복지시설 준수사항
• 조직의 일원으로서 직급에 따른 상하관계를 잘 알고 지켜야 한다.
• 전문인이라는 생각에 지나친 프로의식이나 배타적인 의식에 빠져서는 안 된다.
• 치료사가 치료하는 클라이언트들은 외부에서 오는 이가 아니라 함께 사는 가족이다. 따라서 내 가족을 치료한다는 생각이 필요하다.
• 시설의 각종 행사나 프로그램에 적극 참여하여 시설의 일원으로서 일체감을 지닌다.

5) 시설 물리치료는 대인서비스이므로 약간의 여유를 두고 운용하는 것이 좋다

대인서비스라는 특성상 한 사람 한 사람에게 좀 더 시간을 내서 개인적으로 다가가려면 시간적 여유가 있어야 제대로 할 수 있는 일이다. 자칫 너무 바쁘면 대화나 상담은 사무적인 것 외에는 할 수가 없다.

6) 창의적인 활동을 한다

사회복지시설의 물리치료는 특성상 시간적 여유가 있는 부분으로 시설의 기능적인측면이나 관계있는 영역의 일을 창조해내는 것도 사설병원과 다른 특징이며 무척 보람 있는 일 중 하나이다. 이런 창조적인 활동은 찾아오는 사람들만 치료할 것이 아니라 외부에서 할 수 있는 프로그램을 만들 수 도 있다. 예를 들어 전동휠체어 면허증이나 방문 물리치료 등이다.

7) 사회복지시설 평가에 대한 준비를 한다

사회복지시설의 평가는 일반적으로 3년마다 진행하며 많은 평가사항 중 물리치료에 관한 평가들도 있다.

① 물리치료실의 존재 및 시행 여부
② 물리치료사 근무 여부
③ 필수 평가서류로는 물리치료일지
④ 평가에 도움이 되는 서류로는 환자에 대한 평가서와 개별 물리치료 차트
⑤ 모든 사업에는 계획기안과 결과기안이 있어야 사업으로 인정받아 평가에 유리

제 2 절   사회복지시설의 구성

1. 복지시설의 대상자 및 등록방법

1) 아동 · 청소년복지시설의 대상자 및 등록방법
(1) 보호아동지원사업

아동 · 청소년복지시설은 정상아동을 대상을 시행하는 것으로 소년소녀가정지원사업, 가정위탁보호, 아동입양, 공동생활가정(그룹홈) 등의 형태로 국민기초생활보장법에 의한 수급자(가구) 중 18세 미만(출생일 기준)의 국민기초생활보장법에 의한 수급자(가구) 중 18세 미만의 아동으로 실질적으로 지원아동이 만 18세 이상이나 중 · 고등학교에 재학 중인 경우에는 졸업 시까지 지원 가능하다.

(2) 지역아동보호사업

지역사회 아동의 보호, 교육, 건전한 놀이와 오락의 제공, 보호자와 지역사회의 연계 등 아동의 건전육성을 위하여 종합적인 아동복지서비스 제공하는 것으로 프로그램 이용 교육적 기능수행, 정서적 지원, 문화서비스 제공, 지역사회 연계 등의 프로그램으로 이루어지며 다른 복지시설에 비해 물리치료사의 기능적 역할은 아직 미비하다.

2) 여성 · 가족복지시설의 대상자 및 등록방법
(1) 모부자복지시설

모자보호시설, 모자일시보호시설, 미혼모시설 등이 있으며, 모자보호시설은 한부모가족지원법에 따른 모로서 만 18세 미만(취학 시 만 22세 미만)의 아동을 양육하는 무주택 저소득층으로 보호기간은 3년 이내(2년의 범위 안에서 연장가능)이다. 모자일시보호시설은 배우자가 있으나 배우자의 물리적 · 정신적 학대로 인하여 아동의 건전양육 또는 모의 건강에 지장을 초래할 우려가 있을 경우 일시적으로 또는 일정기간 그 모와 아동을 보호하기 위함이며 보호기간은 6개월 이내(3개월의 범위 안에서 연장가능)이다. 미혼모시설은 미혼여성이 임신을 하였거나 출산을 하였을 경우 안전하게 분만하게 하고 심신의 건강을 회복할 때까지 일정기간 보호함을 목적으로 하며 보호기간은 6개월 이내(6개월의 범위 안에서 연장가능)이다.

(2) 성폭력피해자보호시설

성폭력 피해자를 일정기간 동안 보호하여 성폭력 피해자의 신체적·정신적 안정 및 사회복귀를 지원을 목적으로 성폭력 피해자로서 본인이 희망하는 경우, 미성년자로서 보호자의 입소동의가 있는 경우, 기타 근친상간 피해자, 정신지체인, 정신질환자, 사회복지시설의 입소자 등으로서 성폭력 피해에 관하여 상담하는 직원의 상담결과 보호자의 입소동의를 받게 하는 것이 적절하지 못하다고 인정하는 경우를 대상으로 한다. 보호기간은 6월 이내(3월의 범위안에서 연장가능)이다.

(3) 가정폭력피해자보호시설

가정폭력 피해자를 일정기간 보호하여 가정폭력 피해자의 신체적·정신적 안정 및 가정·사회복귀를 돕기 위한 시설로 가정폭력 피해자로서 본인이 희망하는 경우, 미성년자로서 보호자의 입소동의가 있는 경우, 기타 보호자의 입소동의를 받게 하는 것이 부적절하다고 판단되는 자로서 보호시설의장이 인정하는 경우를 대상을 하며 보호기간 6월이내(3월 범위 내 연장가능), 임시보호 3일 이내(필요 시 7일까지 연장가능)이다.

(4) 성매매피해자보호시설

성매매 피해자 등을 대상으로 일정기간 숙식을 제공하고, 심리안정, 인성변화, 진학 및 취업교육, 직업알선 등 자활에 필요한 사항을 지원하는 것으로 입소대상은 성매매 피해여성 및 성을 파는 행위를 한 여성으로서 본인이 희망하는 경우, 상담소의 장으로부터 입소 또는 이용요청을 받은 경우, 검사 또는 사법경찰관으로부터 지원시설에의 인계요청을 받은 경우를 대상자로 한다.

3) 노인복지시설의 대상자 및 등록방법
(1) 재가노인복지시설

재가노인복지시설의 서비스 이용은 장기요양급여수급자 또는 심신이 허약하거나 장애가 있는 65세 이상으로 하며 재가노인복지시설의 이용비용은 장기요양급여수급자는 노인장기요양보험법령이 정하는 바에 따르며, 해당하지 않는 자는 당사자 간 계약에 의해 이용자 본인이 전액 부담한다(〈표 8-4〉).

표 8-4	재가노인복지시설 서비스
방문요양서비스	가정에서 일상생활을 하는 노인이 신체적·정신적 장애로 어려움을 겪고 있는 경우 필요한 각종 편의를 제공하여 지역사회에서 건강하고 안정된 노후를 보낼 수 있도록 하는 서비스
야간보호서비스	부득이한 사유로 가족의 보호를 받을 수 없는 심신이 허약한 노인과 장애노인을 주간 또는 야간 동안 보호시설에 입소시켜 필요한 각종 편의를 제공하여 이들의 생활안정과 심신기능의 유지·향상을 도모하고, 그 가족의 신체적·정신적 부담을 덜어주기 위한 서비스
단기보호서비스	부득이한 사유로 가족의 보호를 받을 수 없어 일시적으로 보호가 필요한 심신이 허약한 노인과 장애노인을 보호시설에 단기간 입소시켜 보호함으로써 노인 및 노인가정의 복지증진을 도모하기 위한 서비스
방문목욕서비스	목욕장비를 갖추고 가정에서 일상생활을 하는 노인을 방문하여 목욕을 제공하는 서비스

(2) 노인주거복지시설

노인주거복지시설의 이용은 기초수급권자로서 65세 이상인 자, 부양의무자로부터 적절한 부양을 받지 못하는 65세 이상의 자 중 어느 하나에 해당하는 자로서 일상생활에 지장이 없는 자, 실비보호대상자, 입소자로부터 입소비용의 전부를 수납하여 운영하는 양로시설 또는 노인공동생활가정의 경우는 60세 이상의 자 중 어느 하나에 해당해야 하며, 노인복지주택의 경우 단독취사 등 독립된 주거생활을 하는 데 지장이 없는 60세 이상의 자이어야 한다. 노인주거복지시설의 이용은 당사자 간 계약에 의하며 재가노인복지시설의 이용비용은 장기요양급여수급자는 노인장기요양보험법령이 정하는 바에 따르며, 해당하지 않는 자는 이용자 본인이 전액 부담한다(〈표 8-5〉).

표 8-5	노인주거복지시설 서비스
양로시설	노인을 입소시켜 급식과 그 밖의 일상생활에 필요한 편의를 제공하는 시설
노인공동생활가정	노인에게 가정과 같은 주거여건과 급식, 그 밖의 일상생활에 필요한 편의를 제공하는 시설
노인복지주택	노인에게 주거시설을 분양 또는 임대하여 주거의 편의·생활지도·상담 및 안전관리 등 일상생활에 필요한 편의를 제공하는 시설

4) 장애인복지시설의 대상자 및 등록방법

장애인복지시설의 종류는 장애인거주시설, 지역사회재활시설, 의료재활시설 등으로 분류되어 있다. 시설이용 대상은 등록 장애인으로 기초생활수급자와 같은 무료이용 대상과 실비이용 대상으로 구분되며, 이용을 원하는 장애인이 시군구청으로 시설서비스 이용 신청을 하면 시군구에서는 입소대상 자격기준에 합당한 지 여부를 판단하여 해당 시설장에게 입소의뢰를 하고, 이후 이용계약 체결, 입소하게 된다. 시설이용에 대한 비용 중 본인부담금은 매년 보건복지부장관 고시로 결정하며 시설의 전원 및 장애인의 요구 등으로 시설서비스가 종료되는 경우, 해당 시군구청장은 전원되는 시설에 대한 정보나 시설서비스 종료 후 지역사회에서 이용할 수 있는 서비스에 대한 정보를 제공하여야 하고 서비스 종료를 위해서는 본인 및 부양의무자의 동의서를 받도록 되어 있다(〈표 8-6〉).

표 8-6	장애인복지시설 서비스
장애인 거주시설	장애유형이 같거나 또는 유사한 장애를 가진 사람들에게 주거·일상생활·지역사회 생활 등의 서비스를 제공하는 시설을 장애유형별 거주시설이라고 하며 거주시설의 종류로는 지체·뇌병변장애인거주시설, 시각장애인거주시설, 청각·언어장애인거주시설, 지적·자폐성장애인거주시설 등이 있다.

5) 정신보건복지시설의 대상자 및 등록방법

정신장애인과 보호자의 요구에 의해 정신장애인의 지역사회 생존과 적응에 필요한 당연한 재활과 복지서비스를 개발, 연결, 제공하여 장애의 정도를 최소화 하여 사회복귀를 돕기 위해 설립된 시설로 국가 또는 지방자치단체는 정신질환자 및 그 보호의무자를 지원하기 위하여 의료비 경감, 보조 등 필요한 지원을 할 수 있으며, 해당하지 않는 자는 당사자 간 계약에 의해 이용자 본인이 부담한다(〈표 8-7〉).

표 8-7	정신보건복지시설 서비스
정신의료시설	의료법에 의한 의료기관 중 주로 정신질환자의 진료를 행할 목적으로 설치된 병원(정신병원)과 의원 및 병원급 이상의 의료기관에 설치된 정신과
정신요양시설	정신의료기관에서 의뢰된 정신질환자와 만성정신질환자를 입소시켜 요양과 사회복귀 촉진을 위한 훈련을 행하는 시설
정신질환자 사회복귀시설	정신질환자를 정신의료기관에 입원시키거나 정신요양시설에 입소시키지 아니하고 사회복귀 촉진을 의한 훈련을 행하는 시설을 말하며 정신질환자생활훈련시설, 정신질환자작업훈련시설, 정신질환자주거시설, 정신질환자종합훈련시설

6) 부랑인·노숙인복지시설의 대상자 및 등록방법

일정한 주거나 생업수단 없이 거리에서 배회하거나 생활하는 18세 이상의 부랑인의 보호 및 자활 지원을 목적으로 하는 부랑인 및 노숙인복지시설을 말한다. 부랑인들이 정상적인 사회생활로 복귀할 수 있도록 적합한 자립 지원을 위한 자활교육, 신체적·심리적 재활치료서비스 제공 및 실직 노숙인들에게 숙식서비스 등을 제공하고 있다(〈표 8-8〉).

표 8-8	부랑자노숙인 사회복지 서비스
부랑인복지시설	부랑인을 입소시켜 숙식제공, 재활 및 자활 프로그램 운영 등의 서비스를 제공하는 보호시설
노숙인쉼터	노숙인을 입소시켜 숙소를 제공하고 재활 및 자활 프로그램을 운영하는 등의 서비스를 제공하는 시설
상담보호센터	부랑인과 노숙인 등을 상담하고 이들을 부랑인복지시설이나 노숙인쉼터 등의 사회복지시설에 인계하거나 이들에게 일시적으로 생활편의를 제공하고 보호하는 시설

7) 지역복지시설의 대상자 및 등록방법

지역사회 구성원들을 위한 다양한 복지서비스로 현재는 고령화에 따른 노인복지 서비스를 제공하고 어르신 욕구에 부응하여 다양한 복지서비스를 개발, 제공함으로써 건강증진은 물론 건전한 여가문화 활동을 지원하며 저소득 어르신들에게는 자립 지원을 통해 생산적인 노후가 되도록 하며 지역사회 어르신에 대한 관심과 참여를 통해 지역사회 구성원의 복지 및 노인복지증진에 기여함을 목적으로 한다(〈표 8-9〉).

표 8-9 지역복지시설 서비스

상담사업	어르신의 다양한 욕구 및 문제점을 상담하고 적절한 서비스와 관련 정보를 제공하여 건강한 노후생활을 지원하며 복지관을 쉽고 편리하게 이용할 수 있도록 안내
재가복지사업	지역사회 저소득 독거 어르신을 대상으로 봉사자 파견을 통해 일상생활 지원과 지역사회 자원연계를 통한 생활지원서비스 제공으로 지역사회 내에서 안정적인 삶을 영위하도록 지원
경로당활성사업	안산시 단원구 내 소재 119개소 경로당 중 서비스별 대상 경로당을 선정하여 어르신들의 욕구에 맞는 다양한 서비스와 프로그램을 제공하여 어르신 여가 복지문화를 정착시키고 경로당의 기능을 강화하므로 지역사회 내 노인복지시설 기초단위로서 자립적이고 능동적으로 지역사회와 함께할 수 있도록 지원
노인일자리사업	능력과 적성에 맞는 어르신들의 일자리를 창출, 제공함으로써 어르신들의 경제적 자립욕구를 충족시켜 삶의 질을 향상시키고, 지역사회를 위한 봉사정신과 사회적 연대의식을 고취시키며 어르신들의 건강유지와 자긍심 그리고 건강한 노후생활을 지원
기능회복사업	노화과정에서 발생하는 건강장애요인을 완화하고 간호사정 및 상담, 건강교육, 진료 등 양질의 보건의료서비스를 제공하여 어르신들의 건강유지 및 증진을 도모하도록 지원
복리후생사업	복지관 이용 어르신을 위해 다양한 후생복지서비스를 제공하므로 복지관 이용 편의 및 신체·정서·경제적으로 안정되고 건강한 노후생활을 보낼 수 있도록 지원
주야간보호사업	장기요양보험제도 실시에 따라 장기요양 1~3등급 내 이용자를 대상으로 낮 시간동안 보호하여 신체활동 지원, 심신기능 유지 향상을 위한 프로그램 제공을 통해 안정된 생활을 유지할 수 있도록 지원
방문요양사업	고령이나 노인성 질병 등의 사유로 일상생활을 혼자 영위하기 어려운 노인을 대상으로 전문교육을 받은 요양보호사가 가정에 방문하여 신체활동, 가사지원, 외출동행 등의 서비스를 제공함으로써 노후생활 안정과 건강증진을 도모하고자 지원

2. 사회복지시설의 물리치료 매뉴얼

1) 장애인 물리치료실 시설 기준

(1) 치료실 평수와 위치

① 치료실 평수: 치료실 전체 면적에 대한 환경요건으로 이용생활인 1명당 9.37제곱미터, 이용생활인 1명당 21.12제곱미터 이며 세부사항으로 30인 이

하 거주시설 기준(2.8평), 30인 이상 거주시설 기준(6.38평)으로 한다.

② 치료실 위치: 치료실 위치에 대한 환경요건으로 환기가 잘 이루어지는 곳에 위치, 햇빛이 잘 들어오는 곳에 위치, 에어컨 및 난방시설이 완비되어 있어야 하며 세부사항으로 지상 1층 이상에 위치해, 창문 4개 이상(가로120cm ×세로150cm 기준), 밝기 700~1,500럭스(일반사무실 기준), 실내기온은 여름 (25~26℃, 습도 40%)과 겨울(22~23℃, 습도 55%)에 따라 달리한다.

(2) 통증치료

① 치료 베드: 치료 베드에 대한 환경요건으로 거주생활인 10명당 1개 이상의 치료 베드를 보유하고, 개별적 치료가 이루어질 수 있도록 독립된 공간이 마련되어 있어야하며, 세부사항으로 베드 규격(가로75cm×세로180cm×높이 65cm) 기준 치료실 보유 치료 베드 기준 1개당 19.8제곱미터(6평), 치료 커튼 또는 파티션 등을 이용하여 독립된 공간으로 환자의 불편함이 없도록 설치되어야 한다.

② 통증치료 기구: 통증치료기구에 대한 환경요건으로 전기치료(거주생활인 10 명당 2대 이상), 온열치료(거주생활인 10명당 2대 이상), 견인치료(거주생활인 40명당 1 대), 마사지(거주생활인 40명당 1대 이상)으로 하며 세부사항으로 저주파 치료기 EST, TENS, ICT, FES 중 쓰임새에 따라 2대 이상 보유, hot pack, infra red, ultra sound, paraffin bath 중 쓰임새에 따라 2대 이상 보유, traction, 안마의자, 아쿠아 베드, 공기압치료기, 롤링 베드 중 시설의 특성 및 쓰임새에 따라 1대 이상 보유하여야 한다.

③ 운동치료기구: 운동치료기구에 대한 환경요건으로 하지근력을 강화시킬 수 있는 기구 보유(거주생활인 10명당 1대 이상), 상지근력을 강화시킬 수 있는 기구 보유(거주생활인 10명당 1대 이상), 자세 및 보행능력 향상시킬 수 있는 기구 보유(거주생활인 40명당 1대 이상)하고, 세부사항으로 knee F/E, hip AB/ADD Leg press와 같은 성능의 기구들을 각 시설의 특성 및 쓰임새에 따라 1대 이상, 등(back)/배(abdominal), 어깨회전운동기, 가슴(chest) & shoulder press와 같은 성능의 기구들을 각 시설의 특성 및 쓰임새에 따라 1대 이상, 평행봉 (Parallel bar), 승강훈련용 계단, 사다리(Stall bar) 등 각 시설의 특성 및 쓰임새

에 따라 1대 이상 보유하여야 한다.

2) 기타 물리치료실 시설 기준

① 물리치료사 정원은 장애유형과 1일 치료인원 기준으로 맞추어야 한다. 장애
유형별로 다르겠지만 지체장애인의 경우 특히 더 많은 인원이 필요하기 때
문에 지적장애유형의 시설보다 배정비율이 높아야 한다. 특히 뇌성마비아
동시설 등 치료활동을 강화해야 하는 시설은 더욱 그러해야 한다. 일반적으
로 중증지체장애인 시설의 경우 생활인원 30~50명당 물리치료사 1명이 적
당하다. 현재 의료보험공단 기준 물리치료사는 환자 30명당 치료사 1명으로
책정되어 있는데 장애인의 경우 치료인원 15명당 물리치료사 1명을 배치하
는 것이 바람직하다.

② 치료실은 최소 20평은 되어야 상호운동에 방해되지 않고 치료 베드를 적절
하게 배치할 수 있다.

③ 치료실은 운동으로 인한 호흡량 증가 등의 이유로 지하환경을 피해 1층이나
2층에 위치하는 것이 바람직하다.

④ 조명은 일반적인 사무실 조명 기준(700~1,500 룩스)으로 하는 것이 좋으며
2~3개 매립형 형광등을 이용하는 것이 적절하다.

⑤ 운동, 핫팩 사용, 누워서 치료받는 상황 등을 감안해 볼 때 냉난방이 우수해
야 한다.

⑥ 휠체어의 잦은 출입으로 인해 자동문이나 슬라이딩문 설치가 바람직하고
문턱이 없어야 한다.

⑦ 치료복 착·탈의를 위해 탈의실과 옷장이 구비되어 있어야 한다.

⑧ 치료 위생상 세면대와 세탁기, 냉장고가 필수적으로 구비되어 있어야 한다.

⑨ 헬스장이나 간호실과 중복되지 않도록 치료실을 단독 공간에 두어 치료의
집중도를 높여야 한다.

⑩ 통증치료실, 운동치료실은 구분이 가능해야 하며 그 밖에 형편에 따라 작업
치료실, 수치료실 등을 별도로 설치한다.

⑪ 치료 베드의 숫자는 평균 치료 인원을 기준으로 하되 통증치료 인원의 20%

이내에서 조절한다(1일 통증치료 인원이 20명이면 4대 이상). 시설의 경우 식사시간 사이에만 치료가 이루어지기 때문에 치료시간이 제한되어 있어 병원보다는 단위시간당 치료 인원 밀도가 높으므로 그만큼 치료 베드도 많이 필요하다.

⑫ 장애인 인권을 고려해 볼 때 모노커튼을 설치해야 한다.

⑬ 물리치료실은 생활관과의 동선거리를 최소화할 수 있는 곳에 위치시키되 식당 바로 옆은 피하고 조용한 곳으로 한다.

⑭ 실내바닥은 부드러운 쿠션이 있는 바닥이 좋으며 난방용 난로를 사용하지 말고 온풍기나 바닥난방을 사용하여 화재를 예방한다.

3. 장애인 등록

1) 장애인 등록신청

신체적 또는 정신적 장애로 인해 오랫동안 일상생활이나 사회생활에서 상당한 제약을 받는 지체, 뇌병변, 시각, 청각, 언어, 지적, 정신, 자폐성, 신장, 심장, 호흡기, 간, 안면, 장루, 요루, 간질장애의 질환으로 6개월 이상 지속적인 병의 상태에 있는 환자를 대상으로 한다. 장애인 등록신청 종류는 장애인 등록신청, 장애인수첩 재교부신청, 장애인수첩 기재사항 변경신청, 장애등급 조정신청 등으로 신청방법은 다음과 같다(〈그림 8-1〉).

① 장애인의 등록을 하고자 하는 자는 읍, 면, 동사무소에 비치되어 있는 장애인 등록신청서를 작성하여 크기 3×4cm의 사진 2매와 함께 주민등록상의 주소지 관할 읍, 면, 동사무소에 제출해야 한다. 만약 18세 미만의 아동과 서동이 불가능한 경우 등 본인이 신청하기 어려운 경우에는 보호자 대리신청하거나 또는 읍, 면, 동의 직원이 직접 장애인을 방문해 신청서를 작성해 줄 것을 요구할 수도 있다.

② 장애인 등록신청을 한자는 읍, 면, 동에서 지정하는 의료기관에서 장애검진을 받아야 하며, 의료기관에서 검진결과 신청인이 장애인복지법에 규정되어 있는 정도의 장애를 가진 자로 판정되면 장애인으로 등록되고 장애인수첩

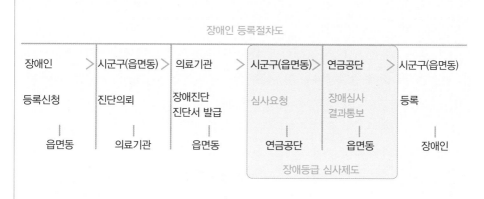

그림 8-1 | 장애인 등록절차

* 장애인등급심사는 2011년부터 모든 등급의 장애인이 받아야 함.
* 기존 등록장애인 모두 장애등급심사를 받은 것은 아니고, 재진단 사유없는 장애인은 기존 등록상태를 유지.

 을 교부한다.

③ 장애검진비용은 정부에서 부담하는데, 다만 정신지체장애검사를 위한 심리
 테스트 등 추가적인 소요비용은 신청인 본인이 부담한다.

④ 장애상태가 악화되는 등의 사유로 최초등록 시의 장애등급을 조정하기 위
 하여 검진하는 경우에도 검진비용은 본인이 부담한다.

2) 장애인수첩 재교부신청

 장애인이 교부받은 장애인수첩을 분실했거나 헤져 못쓰게 된 때에는 읍, 면, 동
에 비치되어 있는 장애인수첩 재교부신청서를 작성해 크기 3×4cm의 사진 1매와
함께 주소지 관할 읍, 면, 동사무소에 제출하면 신청일로부터 5일 이내에 수첩을 재
교부 해준다.

3) 장애인수첩 기재사항 변경신청

 장애상태가 악화 또는 호전되는 등의 사유로 최초등록 시의 장애등급을 조정
하고자 하는 장애인은 장애등급 조정신청서를 읍, 면, 동사무소에 제출하고, 이곳에
서 지정하는 의료기관에서 장애등급 조정을 위한 검진을 받아야 하며, 이때 검진비

용은 신청인이 부담한다.

4) 장애인수첩의 반환

장애상태의 호전 또는 장애인의 사망 등의 사유가 발생했을 경우 장애수첩을 읍, 면, 동사무소에 반환해야 한다. 장애인이 타인에게 수첩을 양도 또는 대여하거나 무단으로 타인의 수첩을 사용하면 관계법에 의해 처벌된다.

5) 장애인증명서 교부

장애인의 수첩을 망실하여 재교부되기까지의 기간 동안 필요하거나 관계기관 등에서 요구하여 장애인증명서가 필요한 경우, 읍, 면, 동사무소에서 신청하면 장애인증명서를 발급받을 수 있다.

4. 장애인 복지시책

시, 군, 구에 등록된 장애인은 정부나 단체 또는 기업체 등에서 제공하는 여러 가지 혜택의 수혜자가 될 수 있다. 정부에서는 여러 가지 장애인 복지서비스를 장애인이 쉽게 알 수 있도록 요약한 인쇄물을 읍, 면, 동사무소에 비치하고 있다. 따라서 상세한 내용을 알고자 하는 자는 이것을 참고하면 된다. 혜택의 범위는 다음과 같다.

① 전화요금, 지하철요금, 철도요금, 항공료, 공영주차자의 주차요금, 국립공원의 입장요금 등 각종 요금을 감면한다.

② 상속세 및 소득세 추가공제 등 세제 혜택을 제공한다.

③ 버스나 지하철 등을 자유롭게 이용할 수 없는 장애인이 차량을 구입하여 사용하는 것을 돕기 위해 장애인 차량에 대한 특별소비세, 자동차세 면제 및 LPG 연료사용을 허용한다.

④ 시, 군, 구, 읍, 면 동에서 지정한 생활보호대상자인 장애인에 대한 생계보조수당, 의료비, 자녀학비, 보장구 등의 지급 및 저소득 장애인의 자립을 돕기 위한 장애인 자립자금을 대여해 준다.

⑤ 장애인 복지관, 재활병원 등 장애인 복지시설에서의 상담이나 진료 및 중증

장애인의 수용을 보호해 준다.

⑥ 장애인에게 일자리를 제공하기 위하여 근로자가 300인 이상인 업체에 대하여 등록 장애인을 2% 이상 고용하도록 강제하는 의무고용제로 인한 고용기회를 부여하며 자세한 사항은 다음 보건복지부 장애인 복지사업 정책정보를 참고한다.

제3절 사회복지시설의 프로그램

복지시설의 프로그램은 각각의 시설의 특성과 기능에 맞게 매우 다양하게 구성이 되어 있다. 물리치료 분야는 다양한 복지관 사업 중 하나의 카테고리를 형성하고 있으며, 하는 업무와 기능은 대체로 유사하다.

1. 노인 복지시설 프로그램: 구로 노인종합 복지관

노화현상 및 노인성 질환으로 인하여 지적 능력과 신체적 기능이 저하되어 있거나 마비되어 일상생활에 곤란함을 겪고 있는 노인들에게 기능회복 관련 서비스를 제공하여 자립적인 생활을 유도하고자 하는 프로그램으로, 물리치료, 건강체조 등을 실시하고 있다.

그림 8-2 　 구로 노인종합 복지관 프로그램

이용시간

- **물리치료실** : 월 화 수 목 금 오전 9시~오후 5시까지
- **체력단련실** : 월 화 수 목 금 오전 9시~오후 6시까지
- **전위치료기** : 월 화 수 목 금 오전 9시~오후 4시까지

이용방법

- **물리치료** : ① 초진의 경우 물리치료 처방을 받은 후 치료
  　　　　　② 재진의 겨우 이용자 직접 방문 상담예약 후 치료
- **재활운동치료** : 재활운동치료는 물리치료사와 재활 상담 후 치료계획 수립
- **체력단련** : 회원증 바코드 입력 후 입실하여 각 종목별 생활체육지도사 현장 지도 하에 운동기구 이용

이용료

- **일　　반** : 1,000원
- **수급권자** : 무료

이용방법

- **물리치료** : 온열치료(온 습포, 적외선, 파라핀, 초음파), 전기치료(저주파, 간섭파), 광선치료(적외선, 고주파), 운동치료
- **재활운동치료** : 뇌졸중, 근육뼈대계통 질환 노민을 대상으로 일상생활 동작 훈련 및 기능훈련, 보행훈련지도, 통증 치료 등을 실시
- **체력단련** : 각각의 개개인의 맞는 운동기구를 선택하여 근력증진과 관절유연성 유지 및 생활체육지도자 종목별 현장지도(구로구 생활체육협의 연계)
- **전위치료** : 고전위(30,000V) 음이온을 절연상태의 인체에 통전세포의 이온통로를 활성화 시켜 혈액의 맑아짐과 순환개선으로 인체 모든 세포의 컨디션과 기능향상에 도움

2. 장애인 복지시설 프로그램: 서울 장애인 종합 복지관

　시립 서울 장애인 종합 복지관은 사회복지사, 재활의학과전문의, 임상심리사, 특수교사, 언어치료사, 물리치료사, 작업치료사, 음악치료사, 심리운동사, 수중재활운동사, 직업평가사, 직업재활사, 보조공학사, 영양사 등 각 분야의 전문가들이 전문적인 서비스 제공으로 장애인의 재활을 돕는데 최선을 다하고 있다.

① 신체적 기능의 회복, 유지, 교정을 위한 의료진단 및 처방, 물리적인 요소를 활용하여 치료하는 물리치료, 개개인의 특성에 맞는 의미 있는 활동을 통한 작업치료 등을 제공한다.

② 시립 서울 장애인 종합 복지관의 모든 프로그램은 매일(월~금) 오전 9시부터 오후 6시까지 진행되고(주말프로그램 일부 운영) 시립 서울 장애인 종합 복지관에서 운영하고 있는 모든 프로그램 이용료는 기초생활수급권자, 국가보훈대상자, 영세가정에 대한 감면혜택(직업평가는 제외)이 적용되고 있다(〈표 8-10〉).

표 8-10 서울 장애인 종합 복지관 프로그램

프로그램	이용대상	요일	서비스 내용
의료진단 및 처방	복지관이용자	월~금	의료진단 및 평가, 치료처방, 응급처치, 의료상담
영아 및 아동 물리치료	소아지체장애 및 소아 뇌병변장애		보바스, 보이타, PNF를 바탕으로 한 과제지향훈련 및 일상생활동작훈련, 보행훈련 등의 기능적 훈련과 보조공학접근치료 및 보호자 교육 및 상담
성인 물리치료	통증 기능장애 척추장애 뇌병변장애		
가정방문 물리치료			
수중 물리치료			할리웍, 와츠 등의 치료개념을 바탕으로 한 수중운동치료
영유아 스누젤렌 감각운동치료	3~12개월 중증 뇌병변장애	금	영유아 모자집단활동으로 스누젤렌, 감각웅합, 구강안면운동 등을 실시하여 적절한 감각수용 및 신체활동 향상
작업치료	지체장애 뇌병변장애 지적장애아동 및 성인		감각훈련 일상생활 및 사회적응훈련, 환경개선, 지각인지훈련, 보조공학접근치료 및 보호자 교육 및 상담
감각통합치료	감각처리 장애아동		촉각, 전정감각, 고유수용감각 및 시각, 청각 등 다양한 감각경험 및 조직화 촉진을 통해 일상생활, 학습, 운동능력 향상
개별스누젤렌치료(심리안정 및 감각반응 촉진치료)	감각체험 환경이 필요한 장애인		감각체험환경(스누젤렌실)에서 시각, 청각, 촉각 등의 다양한 감각자극, 사물조작, 사회적 상호작용 같은 새로운 활동 수행

✤ 참고문헌

강철희·정무성(2013). 지역사회복지실천론. 나남.

고수현(2007). 지역사회복지(이론과 실천). 교육과학사.

박진필·변지호 외 3명 공저(2011). 사회복지관에서 통하는 사회복지시설 정보시스템. 공동체.

이준우(2012). 저장애인 복지정책과 실천. 나남.

최주환(2008). 지역사회복지 실천사례. 양서원.

편집부(2006). 횡성군 지역사회복지계획(2007~2010년). 보문각.

✤ 참고 사이트

구로 노인종합 복지관 http://www.gurosenior.or.kr/

보건복지부 http://www.mw.go.kr/front_new/index.jsp

사회복지정보센터 http://welinfo.kr/

서울 장애인 종합 복지관 http://www.seoulrehab.or.kr/

한국사회복지사 협회 PC www.welfare.net/

CHAPTER
09

산업체 물리치료
Physical Therapy in Occupational Health

✚ **학습목표**

1. 산업체에서 물리치료사의 역할에 대하여 설명할 수 있다.

2. 산업체에서 발생하는 근육뼈대계통 질환에 대해 설명할 수 있다.

3. 산업체에서 질환을 유발하는 유해인자에 대해 이해하고 평가할 수 있다.

4. 산업체에서 인간공학적 작업환경을 평가하고 개선할 수 있다.

5. 산업체에서 발생하는 근육뼈대계통 질환관리를 위한 계획을 수립하고 시행할 수 있다.

6. 산업체 근로자를 위한 교육을 시행할 수 있다.

✚ **핵심용어**

– 작업관련성 근육뼈대계통 장애 Work-related Musculoskeletal Disorders

– 작업환경분석 Job Site/Task Analysis

– 유해인자 Risk Factor

– 인간공학 Ergonomics

∙∙ CHAPTER 09 ∙∙

산업체 물리치료

1. 산업체 물리치료의 개요

1) 산업보건의 필요성

근로자들은 하루의 많은 시간을 직장에서 생활한다. 산업현장에서 안전하고 건강하게 일하는 것이 삶의 질에 큰 부분을 차지한다. 산업의 발달로 작업장의 노동인구가 증가하였으며 노동력의 유지와 증진을 통하여 제품의 생산성과 품질을 향상시킬 수 있다. 급격하게 발전하는 산업화 시대에서 다양한 제품의 생산과 질적 향상을 위한 노력과 더불어 근로자의 작업환경과 건강유지에 관심과 노력이 커지고 있다. 산업보건관리가 노동자들의 인권문제로 대두되어 작업과 관련된 질병 및 손상의 관리와 예방은 관련법에 의해 사업장에서 시행해야 하는 의무가 되었으며 각 사업장에서 이를 위한 자체적인 조직과 방침을 만들어 상당한 발전을 이루고 있다. 또한 숙련된 근로자들의 건강을 보호하는 것은 단지 도의적·법적인 측면에서 뿐만 아니라 경제적인 측면에서도 그 필요성이 인정받게 되었다.

2) 산업보건분야의 물리치료

산업보건의 정의를 살펴보면 국제노동기구(International Labour Organization, ILO)와 세계보건기구(World Health Organization, WHO) 내 공동위원회(1950)는 "산업보건이란 모든 직업에서 일하는 근로자들의 신체적, 정신적, 사회적 건강을 고도로 유지, 증진시키며, 작업조건으로 인한 질병을 예방하고, 건강에 유해한 취업을 방지하며, 근로자를 생리적으로나 심리적으로 적합한 작업환경에 배치하여 일하도록 하는 것이다"라고 정의하고 있다. 이러한 목표를 위해 물리치료사, 작업치료사, 심리학자, 산업간호사, 의사, 직업상담사, 인간공학사 등의 전문인력들이 노력하고 있다

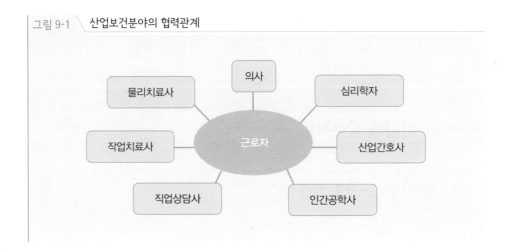

그림 9-1 　 산업보건분야의 협력관계

의사

물리치료사

심리학자

작업치료사

근로자

산업간호사

직업상담사

인간공학사

(〈그림 9-1〉).

　　물리치료는 신체의 움직임과 기능 향상을 위하여 기능 이상과 손상 정도를 평가하고, 발견된 문제점을 치료하거나 예방을 목표로 시행되고 있다. 사업장에서의 물리치료사들은 근로자의 효율적 작업수행을 위해 작업 시 행해지는 동작과 작업환경에 대한 평가와 교육이 손상예방의 측면에서 필수적이다. 산업컨설턴트로서 물리치료사들은 신체의 움직임에 관한 지식을 안전하고 효과적으로 작업할 수 있게 하고, 나아가 작업자의 신체적 능력과 한계를 평가하며, 작업환경을 분석한다.

　　미국에서는 **물리치료사의 산업보건분야 역할**을 작업과 관련된 위험요소, 손상, 기능 제한, 장애, 기타 건강과 관련된 상태에 대한 검사와 평가를 수행하여 진단과 치료과정을 결정하고 필요에 따라 적절한 치료를 수행하는 업무로 정리하였다. 물리치료사들의 근육뼈대계통 질환에 대한 전문적 지식과 치료적 기술은 손상당한 근로자들을 손상 이전의 상태로 더 빨리 되돌아 갈 수 있도록 도와주며, 작업적 요구와 작업자의 능력을 일치시키고, 상해의 재발를 예방하는데 도움을 준다. 이러한 산업체 물리치료사들의 활동은 다른 한편의 생산적 활동으로 회사의 이윤 증가로 환원될 것이다.

2. 산업체 물리치료의 역사

우리나라에 산업보건과 관련된 법령인 근로기준법은 1953년에 제정되었는데, 이 근로기준법에는 산업재해를 예방할 목적으로 안전과 보건에 관한 10개 조항이 설정되어 있었으며 그 내용에는 위험방지, 안전장치, 위험한 작업, 유해물, 위험작업의 취업제한, 안전보건교육, 환자의 취업금지, 건강진단, 안전관리자와 보건관리자, 감독상의 행정조치 등의 내용으로 구성되었다. 이어 1961년에 근로보건관리규칙이 공포되어 처음으로 보건관리자를 의사로 규정하여 근로자의 보건에 관한 사항을 관리하도록 권한을 부여하였다. 1963년에 근로자의 업무상의 재해를 신속하고 공정하게 보상할 수 있도록「산업재해보상보험법」이 제정되었으며 1981년에는 급격한 산업화에 따라 위험한 기계 기구의 사용 증가 등에 의한 산업재해의 대형화와 빈발, 유해물질의 대량 사용 및 작업환경의 다양화에 따른 직업병의 발생 증가에 효율적으로 대처하고, 산업재해를 효율적으로 예방하고 쾌적한 작업환경을 조성하여 근로자의 안전, 보건을 증진·향상하게 하기 위하여 산업안전보건법이 제정되었다.

◎ 근로자 건강증진활동과 관련된 용어 ◎
- 근로자 건강증진활동: 작업관련성질환 예방활동을 포함하여 근로자의 건강을 최상의 상태로 하기 위한 일련의 활동
- 직업성질환: 작업환경 중 유해인자가 있어 업무나 직업적 활동에 의하여 근로자가 노출될 경우 그 유해인자로 인하여 발생하는 질환
- 작업관련성질환: 작업관련 뇌심혈관질환·근육뼈대계통 질환 등 업무적 요인과 개인적 요인이 복합적으로 작용하여 발생하는 질환
- 근로자건강센터: 산업단지 등 소규모 사업장 밀집지역에 설치하여 근로자의 직업성질환 및 작업관련성질환 예방을 위해 직업건강서비스 등을 제공하는 기관
- 직업건강서비스: 직업성질환 및 작업관련성질환 예방을 위한 근로자 지원서비스
- 건강증진활동추진자: 사업장 내의 보건관리자 또는 근로자 건강증진활동에 필요한 지식과 기술을 보유하고 건강증진활동을 추진하는 사람

3. 산업체 보건관리 인력과 역할

1) 사업주

현행 산업안전보건법상 사업주는 산업재해예방을 위한 기준을 지키며, 해당 사업장의 안전·보건에 관한 정보를 근로자에게 제공하고, 근로조건을 개선하여 적절한 작업환경을 조성함으로써 신체적 피로와 정신적 스트레스 등으로 인한 건강장해를 예방함과 동시에 근로자의 생명을 지키고 안전 및 보건을 유지·증진시켜야 하며, 국가의 산업재해 예방시책에 따라야 한다. 이 경우 사업주는 이를 준수하기 위하여 지속적으로 사업장 유해·위험요인에 대한 실태를 파악하고 이를 평가하여 관리·개선하는 등 필요한 조치를 하여야 한다. 이를 위해 안전보건관리책임자를 두어 사업장의 안전과 보건에 관련된 업무를 총괄 관리할 수 있다.

2) 안전보건관리책임자

안전보건관리책임자는 산업재해예방과 계획의 수립, 안전보건관리규정의 작성과 변경, 근로자의 안전보건교육, 작업환경측정 등 작업환경의 점검 및 개선활동, 근로자의 건강진단 등 건강관리, 산업재해의 원인조사 및 재발방지대책 수립, 산업재해통계 기록 및 유지, 안전장치 및 보호구 등의 구입과 관리에 대한 업무를 수행한다. 사업장의 안전보건을 담당할 인력으로 보건관리자와 안전관리자, 산업보건의를 선임하도록 규정하고 있다. 안전관리자는 안전에 관한 기술적인 사항에 대하여 사업주 또는 관리책임자를 보좌하고 관리감독자에 대하여 이에 관한 지도·조언을 하는 역할을 하고, 보건관리자는 보건에 관한 기술적인 사항에 대하여 사업주 또는 관리책임자를 보좌하고 관리감독자에 대하여 이에 관한 지도·조언을 하는 역할을 한다. 산업보건의를 보건관리자로 선임할 수 있다.

3) 보건관리자

보건관리자는 사업장 안에서 근로자의 보건관리를 일차적으로 담당하는 역할을 한다. 사업장 내의 보건관리시스템에서 근로자들의 참여가 필수적이기는 하지만, 보건관리자는 산업보건활동의 핵심적인 전문가로서 근로자의 건강을 위한 진정한 조력자가 되어야 한다.

(1) 보건관리자의 자격

산업안전보건법 시행령에 의하면 보건관리자가 될 수 있는 자격은 다음과 같다.

① 의료법에 의한 의사
② 의료법에 의한 간호사
③ 산업위생지도사
④ 산업위생관리기사 또는 환경관리기사(대기분야에만 해당) 이상의 자격을 취득한 사람
⑤ 산업위생관리산업기사 또는 환경관리산업기사(대기분야에만 해당)의 자격을 취득한 사람
⑥ 전문대학 또는 이와 같은 수준 이상의 학교에서 산업보건 또는 산업위생 관련 학과를 졸업한 사람
⑦ 전문대학 또는 이와 같은 수준 이상의 학교에서 보건위생 관련 학과를 졸업한 자로서 산업보건위생에 관한 학과목을 12학점 이상 수료한 사람

(2) 보건관리자의 직무

「산업안전보건법」에 의한 보건관리자의 직무는 다음과 같다.

① 산업안전보건위원회에서 심의·의결한 직무와 안전보건관리규정 및 취업규칙에서 정한 직무
② 건강장해를 예방하기 위한 작업관리
③ 보건에 관련되는 보호구의 구입 시 적격품 선정
④ 물질안전보건자료의 게시 또는 비치
⑤ 산업보건의의 직무(보건관리자가 의사인 경우)
⑥ 근로자의 건강관리·보건교육 및 건강증진 지도

⑦ 당해 사업자의 근로자보호를 위한 다음의 의료행위(보건관리자가 의사나 간호사인 경우)

> • 외상 등 흔히 볼 수 있는 환자의 치료
> • 응급처치가 필요한 사람에 대한 처치
> • 부상 · 질병의 악화를 방지하기 위한 처치
> • 건강진단 결과 발견된 질병자의 요양지도 및 관리
> • 위의 의료행위에 따르는 의약품의 투여

⑧ 작업장에서 사용되는 전체 환기장치 및 국소 배기장치 등에 관한 설비의 점검과 작업방법의 공학적 개선 · 지도(보건관리자가 의사나 간호사인 경우를 제외한 경우)

⑨ 사업장 순회점검 · 지도 및 조치의 건의

⑩ 직업성질환 발생의 원인조사 및 대책수립

⑪ 산업재해에 관한 통계의 유지 · 관리를 위한 지도 · 조언(보건분야에 한함)

⑫ 법 또는 법에 의한 명령이나 안전보건관리규정 및 취업규칙 중 보건에 관한 사항을 위반한 근로자에 대한 조치의 건의

⑬ 그 밖에 작업관리 및 작업환경관리에 관한 사항

제 2 절 인간공학적 작업환경 평가

1. 인체측정

1) 개요

인체의 측정은 신체를 물리적으로 측정하는 것으로, 다양한 자세와 도구에 따른 복잡한 인간의 형상에 대해서 알게 되고 인체가 어떻게 환경과 상호작용 하는지에 대한 정보를 얻는 것이다. 인체측정의 결과는 의복뿐만 아니라 인간이 사용하는 모든 도구와 공간의 설계를 위해 기본적으로 필요하다.

2) 정적 인체측정학

정적 인체측정학은 인체의 길이, 너비, 폭을 측정한다. 정적 인체측정은 해부학적 면을 기준으로 한다. 대부분의 인체측정은 신체를 좌, 우로 나누는 시상면(sagittal plane), 신체를 앞, 뒤로 나누는 관상면(frontal plane)에서 이루어진다. 측정되는 변수인 길이(length)는 시상면과 수평이 되도록 측정하고, 폭(breadths)은 관상면과 수평이 되도록 측정한다. 또한 측정하는 자세는 선 자세와 앉은 자세에서 주로 측정한다(〈그림 9-2〉).

(1) 선 자세(standing posture)

자연스럽게 선 자세에서 고개는 들어 앞을 바라본다. 이때 팔을 자연스럽게 늘어뜨린 상태에서 양쪽 재봉선에 붙인다.

(2) 앉은 자세(seated posture)

자연스럽게 앉은 자세에서 고개는 들고 앞을 바라본다. 의자는 허벅지가 바닥과 평행이 되도록 유지하고 발바닥을 바닥에 붙인 상태에서 무릎은 90도가 되도록 한다. 상완은 자연스럽게 수평면과 수직이 되도록 구부린다. 이때 전완은 상완과 90도가 되도록 하고, 역시 바닥면과 전완의 평행이 유지되도록 한다. 측정은 앉은 자

그림 9-2 \ 정적 인체측정 시 자세

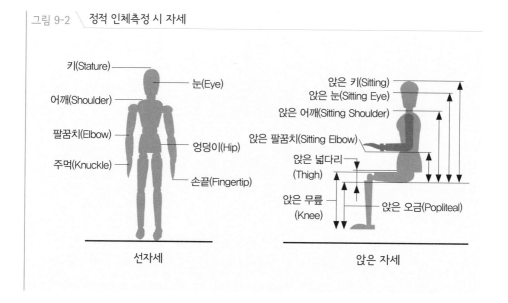

세에서 실시하며 바닥 또는 의자를 수평선상의 참고지점으로 한다. 그리고 수직선 상의 참고지점은 대상자의 어깨뼈와 엉덩이의 뒷면을 지나는 가상의 라인을 기준으로 한다. 이렇게 기본적인 앉은 자세에서 발목, 무릎, 엉덩이, 그리고 팔꿈치의 관절 각도가 90도가 되어야 한다.

3) 인체분절 링크 모델

신장에 대한 각 인체분절들의 평균적인 비율을 이용하여 인체를 측정하는 방법을 인체분절 링크 모델이라고 한다. 이러한 방법은 신장이 서로 다른 집단을 비교하기 위한 상대적인 값으로 용이하게 사용할 수 있는 장점이 있다.

그림 9-3 \ 인체분절 링크

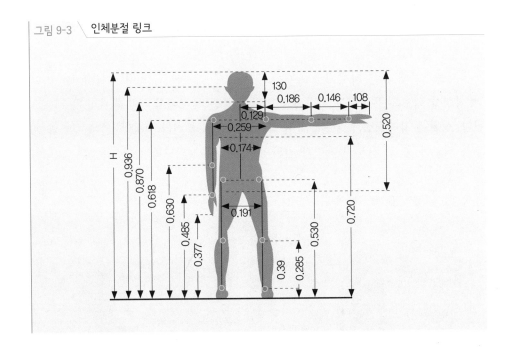

4) 인체측정 자료의 이용

(1) 수평작업범위(horizontal reach)

작업이 행해지는 동작범위들이 수평면상에서 이루어질 때의 범위를 말한다. 일반적으로 사무직 근로자의 경우는 책상 위에서의 작업범위이고, 생산직인 경우는 작업테이블 위에서의 범위를 말한다. 수평면에서는 다음과 같은 작업범위로 분류한다.

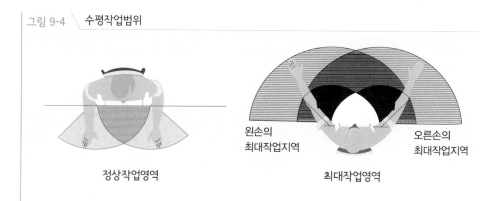

그림 9-4 \ 수평작업범위

왼손의
최대작업지역

오른손의
최대작업지역

정상작업영역

최대작업영역

① 정상영역(normal area)이란 위팔을 자연스런 위치에서 몸통부에 접하고 있을 때에 아래팔이 수평면 위에 도달할 수 있는 운동범위를 말한다.
② 최대영역(maximum area)은 팔 전체가 수평면 위에 도달할 수 있는 최대운동 범위를 말한다.

(2) 수직작업범위(vertical reach)

작업이 행해지는 동작범위들이 수직면에서 이루어질 때의 범위를 말한다. 기계의 조작을 위한 패널을 설계할 때 버튼의 위치나 선반 위로 물건을 올리고 내리는

그림 9-5 \ 수직작업범위

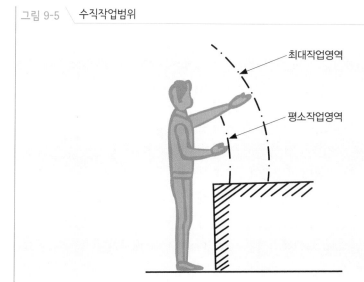

최대작업영역

평소작업영역

작업과 같은 경우에 적용된다. 수평작업범위와 마찬가지로 정상영역과 최대영역으로 범위가 나누어진다.

5) 인간공학적 작업환경 설계

작업자의 안전과 작업과제의 효율을 위해 작업환경은 인간공학적으로 설계되어야 한다. 부적절한 작업자세나 불편한 작업의자, 과도한 중량물, 부적합한 작업공간 등 작업자의 안전을 위협할 수 있는 요소들을 찾아내어 조치를 취해야 한다.

(1) 입식 작업대의 설계

입식 작업이 적합한 작업은 걷는 작업 시, 자세의 변화가 높은 자세, 낮은 자세, 뻗침이 번갈아 발생되는 경우, 무거운 중량물의 취급과 같이 큰 힘이 요구되는 경우, 앉기 위한 다리의 여유 공간이 없는 경우이다. 다음과 같은 기준으로 입식 작업대를 설계한다.

① 키가 큰 사람을 기준으로 팔꿈치 높이로 설계한다.
② 키가 작은 사람에게는 적당한 높이의 발판을 제공한다.
③ 부품상자를 몸 쪽에 더 가깝게, 허리 높이에서 작업을 실시하게 한다.
④ 어깨 위와 몸 뒤쪽으로 뻗치는 동작은 피한다.

(2) 좌식 작업대의 설계

좌식 작업이 적합한 경우는 장시간의 작업 시, 정밀도가 요구되는 작업, 양발의 조작이 필요한 작업, 정밀한 발의 조작이 필요한 경우로 다음과 같은 기준으로 설계한다.

① 높이 조절용 의자를 고려하여 키가 작은 사람 기준으로 설계한다.
② 등받침 사용이 용이하도록 하고 다리 여유 공간을 확보한다.
③ 팔 지지대 및 발 받침대 제공한다.
④ 부품을 잡기 용이한 위치에 부품상자를 위치시키게 한다.
⑤ 너무 밑으로 배치된 부품상자는 인체에 비효율적임을 알고 시행한다.
⑥ 정상작업역 안에서, 최대작업역은 벗어나지 않도록 배치한다(자주 하는 작업은 25cm 이내, 가끔 하는 작업은 50cm 이내).

2. 건강진단

1) 건강진단의 종류

「산업안전보건법」에 의하여 사업주가 실시하여야 하는 건강진단의 종류는 일반건강진단, 특수건강진단, 배치 전 건강진단, 수시건강진단 및 임시건강진단이다.

(1) 일반건강진단

일반건강진단은 상시 근로자의 건강관리를 위하여 사업주가 주기적으로 실시하는 건강진단을 말한다. 일반건강진단은 사무직에 종사하는 근로자(공장 또는 공사현장과 동일한 구내에 있지 아니한 사무실에서 서무·인사·경리·판매·설계 등의 사무업무에 종사하는 근로자를 말하며, 판매업무 등에 직접 종사하는 근로자를 제외한다)에 대하여는 2년에 1회 이상, 그 밖에 근로자에 대하여는 1년에 1회 이상 실시하여야 한다.

(2) 특수건강진단

특수건강진단은 특수건강진단 대상 유해인자에 노출되는 업무에 종사하거나, 근로자 건강진단 실시결과 직업병 유소견자로 판정받은 후 작업전환을 하거나 작업장소를 변경하고, 직업병 유소견 판정의 원인이 된 유해인자에 대한 건강진단이 필요하다는 의사의 소견이 있는 근로자의 건강관리를 위하여 사업주가 실시하는 건강진단을 말한다. 특수건강진단의 실시시기는 유해인자에 따라 6개월, 1년, 2년에 1회씩으로 다르며 검사항목은 필수검사항목과 선택검사항목으로 구분하여 유해인자에 따라 다르다.

(3) 배치 전 건강진단

배치 전 건강진단은 특수건강진단 대상 업무에 종사할 근로자에 대하여 배치 예정업무에 대한 적합성 평가를 위하여 사업주가 실시하는 건강진단을 말한다.

(4) 수시건강진단

수시건강진단은 특수건강진단 대상 업무로 인하여 해당 유해인자에 의한 직업성천식·직업성피부염, 기타 건강장해를 의심하게 하는 증상을 보이거나 의학적 소견이 있는 근로자에 대하여 사업주가 실시하는 건강진단을 말한다.

(5) 임시건강진단

임시건강진단은 다음에 해당하는 경우에 특수건강진단 대상 유해인자, 기타 유해인자에 의한 중독의 여부, 질병의 이환 여부 또는 질병의 발생원인 등을 확인하기 위하여 지방노동관서의장의 명령에 따라 사업주가 실시하는 건강진단을 말한다.

> ◎ 임시건강진단을 실시하는 경우 ◎
>
> • 동일 부서에 근무하는 근로자 또는 동일한 유해인자에 노출되는 근로자에게 유사한 질병의 자각 및 타각 증상이 발생한 경우
> • 직업병 유소견자가 발생하거나 다수 발생할 우려가 있는 경우
> • 기타 지방노동관서의 장이 필요하다고 판단하는 경우

2) 건강진단 결과에 따른 건강관리

(1) 건강관리 구분 판정

건강진단 결과는 A, C, D, R로 구분한다. A는 건강관리상 사후관리가 필요 없는 건강한 대상자를 말하고 C는 질병으로 진전될 우려가 있어 추적 관찰이 필요한 요관찰자를 말한다. D는 질병의 소견을 보여 사후관리가 필요한 질병 유소견자이고 R은 질환이 의심되어 2차 건강진단을 실시해야 하는 대상자이다. C와 D는 다시 1, 2로 나뉘는데 1은 직업병 관련 대상자이고, 2는 일반질병 관련자이다.

(2) 업무수행 적합 여부 판정

건강진단 결과 질병 유소견자(D)로 판정받은 근로자에 대하여는 반드시 업무수행 적합 여부를 판정하여 관리하여야 한다. 업무수행 적합 여부는 4단계로 평가

표 9-1 업무수행 적합 여부 판정내용

구분	업무수행 적합 여부 내용
가	건강관리상 현재의 조건 하에서 작업이 가능한 경우
나	일정한 조건(환경개선, 보호구 착용, 건강진단주기의 단축 등) 하에서 현재의 작업이 가능한 경우
다	건강장해가 우려되어 한시적으로 현재의 작업을 할 수 없는 경우(건강상 또는 근로조건상의 문제가 해결된 후 작업복귀 가능)
라	건강장해의 악화 또는 영구적인 장해의 발생이 우려되어 현재의 작업을 해서는 안되는 경우

하게 되는데 현재의 조건에서 작업이 가능한 경우, 환경개선이나 보호구 착용, 건강 진단주기의 단축 등 일정한 조건 하에서 현재의 작업이 가능한 경우, 한시적으로 작업을 할 수 없는 경우, 현재의 작업을 해서는 안 되는 경우로 구분한다. 업무수행 적합 여부에 대한 평가는 영구적인 것이 아니며 환경이나 조건이 변화되는 경우 항상 재평가되어야 한다.

3. 사업장의 유해물질

사업장의 유해물질은 물리적, 화학적, 생물학적, 심리적 인자 등으로 구분할 수 있다. 물리적 인자에는 소음이나 진동, 방사선, 이상기압이나 이상기온 등이 포함된다. 화학적 인자에는 유기화합물, 금속류, 산과 알칼리류, 가스물질, 분진 등이 포함된다. 생물학적 인자에는 혈액매개 감염인자, 공기매개 감염인자, 곤충·동물매개 감염인자 등이 포함된다. 각각의 유해인자를 정리하면 〈표 9-2〉와 같다.

표 9-2 유해인자의 종류

분류		유해인자
물리적 인자	소음인자	불쾌감, 청력장애, 직업성 난청, 높은 소음, 정신피로
	진동	국소진동, 기계적 공진현상
	방사선	알파선, 베타선, 감마선, 엑스선, 중성자선 등의 전자선
	이상기압	고기압, 저기압
	이상기온	고온, 저온
화학적 인자	유기화합물	벤젠, 톨루엔, 사염화탄소, 이황화탄소, 2-브로모프로판 등
	금속류	납, 수은, 크롬, 카드뮴, 망간 등
	산 및 알칼리류	인산, 질산, 초산, 황산 등
	가스물질	아황산가스, 일산화탄소, 황화수소 등
	분진	광물성분진, 곡물분진, 면분진, 목분진, 용접흄, 유리섬유
생물학적 인자	혈액매개 감염인자	AIDS, 간염, 매독
	공기매개 감염인자	결핵, 수두, 홍역
	곤충·동물매개 감염인자	쯔쯔가무시, 렙토스피라증, 신증후군출혈열, 탄저병, 브루셀라

4. 물리적 유해인자의 평가도구

산업체 물리치료사는 다양한 유해인자 중 특히 작업의 자세와 수행과제와 관련된 물리적 유해인자를 이해하여 근로자의 근육뼈대계통 부담을 줄이고 상해를 예방하고 관리하여야 한다. 유해인자를 평가하는 방법으로 많이 사용되는 평가도구는 다음과 같다.

1) Ovako Working posture Analysing System법(OWAS법)

OWAS는 핀란드(Finland)의 제철회사(Ovako Oy)에 근무하고 있던 카후(Karhu)와 핀란드 노동위생연구소(Institute of Occupational Health)의 쿼린카(Kuorinka)에 의해 1973년에 개발된 작업자세 평가기법이다. 측정자 간의 자세판별의 일치율은 90% 이상으로 높고, 20개 이상의 업종에서 테스트되었다.

평가방법은 전체 작업 중 대표적인 작업을 비디오로 촬영하여 신체부위별로 정의된 자세기준에 따라 자세를 기록해 코드화하여 분석하는 기법이다. 이렇게 분석자가 특별한 기구 없이 관찰만으로 작업자세를 분석하는 방법을 관찰적 작업자세 평가기법이다.

신체부위의 굽힘과 틀림에 따라 허리, 상지, 하지의 세 부분으로 분류한 후, 목·머리 자세나 하중이 가해지는 경우를 고려하여 자세를 추가로 분류할 수 있다. 이 기법은 작업자의 자세를 일정 간격으로 관찰하여, 각 자세를 기록하고 자료를 분석한다.

OWAS 기법은 〈표 9-3〉과 같이 전체 작업자세를 근육뼈대계통에 미치는 영향에 따라 크게 4가지 수준(Action Category, AC)으로 분류할 수 있다. AC 1에서 AC 4로 갈수록 근육뼈대계통에 물리적으로 나쁜 영향을 끼친다는 의미이다. 따라서 AC 3, 4의 비율이 많은 작업에 대해서는 적절한 개선책이 강구되어야 한다.

표 9-3	OWAS의 조치수준에 따른 평가내용

조치수준(AC)		평가내용
Good	AC 1	• 근육골격계에 특별한 해를 끼치지 않음 • 작업자에게 아무런 조치도 필요치 않음
	AC 2	• 근육골격계에 약간의 해를 끼침 • 가까운 시일 내에 작업자세의 교정이 필요함
	AC 3	• 근육골격계에 직접적인 해를 끼침 • 가능한 빨리 작업자세를 교정해야 함
Bad	AC 4	• 근육골격계에 매우 심각한 해를 끼침 • 즉각적인 작업자세의 교정이 필요함

2) Rapid Upper Limb Assessment(RULA): 부적절한 자세 평가

RULA는 1993년 McAtamney와 Corlett에 의해 어깨, 팔목, 손목, 목 등 상지에 초점을 맞추어 작업자세로 인한 작업부하를 쉽고 빠르게 평가하기 위하여 만들어진 기법이다. 처음에는 의류산업체의 재단, 재봉, 검사, 포장작업 그리고 VDT 작업자 등을 포함하는 다양한 제조업의 작업을 그 분석연구의 대상으로 하여 개발되었다.

평가방법은 작업자가 몇 번의 작업공정을 반복하는 동안 평가에 필요한 정적인 작업자세와 작업내용들을 조사하는데 자세를 평가할 때는 작업공정 동안 가장 부하가 많이 걸리는 자세를 가지고 평가한다. 작업 동안 우측면 또는 좌측면에서의 각각의 자세를 모두 평가하며 양쪽 팔의 자세가 다를 경우 각각에 대하여 분리하여 평가한다. 평가그룹은 위팔(Upper Arm), 아래팔(Lower Arm), 손목(Wrist)을 평가하는 그룹A와 목(Neck), 몸통(Trunk), 다리(Legs)를 평가하는 그룹B으로 나누어 각각의 점수를 가지고 총괄적인 작업부하를 결정할 수 있는 표에 대입하여 최종 점수(Grand score)를 얻게 된다. 최종적으로 평가된 점수는 작업자의 육체적 부하량으로 인한 손상의 위험을 감소시키기 위해 필요한 조정의 수준을 나타내는 작업부하수준(action level)으로 표시된다(〈표 9-4〉).

RULA의 장점은 다른 특별한 장비가 필요 없이 단지 평가지만으로 쉽게 작업부하를 평가할 수 있다는 것이다. 또한, 평가하는 동안 작업자들에게 작업에 방해를 주지 않고 평가를 할 수 있다. 하지만 상지의 분석에만 초점을 맞추고 있기 때문에 전신의 작업자세 분석에는 한계를 가지고 있다.

| 표 9-4 | RULA의 작업부하수준(Action levels)에 따른 조치 |

작업부하수준 (Action levels)	최종점수 (Grand score)	조치내용
Action level 1	점수 1, 2	작업이 오랫동안 지속적으로 그리고, 반복적으로만 행해지지 않는다면 작업자세가 별 문제가 없음을 나타낸다.
Action level 2	점수 3, 4	작업자세에 대한 추가적인 연구가 필요하고 작업자세를 바꾸는 게 낫다는 것을 나타낸다.
Action level 3	점수 5, 6	작업자세를 되도록 빨리 바꾸는 게 낫다는 것을 나타낸다.
Action level 4	점수 7	작업자세를 즉각 바꾸어야 한다는 것을 나타낸다.

3) Rapid Entire Body Assessment(REBA): 개인작업자의 유해인자 노출 평가

REBA는 1998년 Sue Hignett와 McAtamney에 의해 개발되었다. 작업관련성 근육·뼈대계통 질환과 관련한 유해인자에 대한 개인작업자의 노출정도를 평가하기 위한 목적으로 개발되었으며, 특히 팔 작업을 중심으로 한 RULA와 비교하여 다양한 자세에서 이루어지는 전체적인 신체에 대한 부담정도와 유해인자의 노출정도를 분석할 수 있다.

특히 보건관리와 다른 서비스 산업에서 발견되는 예측할 수 없는 작업자세에 민감하게 잘 반영될 수 있다. 역동적이며 급속한 변화를 포함한 움직임이 많은 경우와 정적이면서 힘을 사용하는 경우, 중량물 취급 시 손잡이의 중요성, 응급상황의 지표인 활동점수의 제공 등이 특징적이다.

| 표 9-5 | REBA의 조치수준 |

조치수준	REBA점수(점)	위험수준	조치(더 많은 평가)
0	1	무시해도 좋음	필요 없음
1	2~3	낮음	필요할 수 있음
2	4~7	중간	필요함
3	8~10	높음	곧 필요
4	11~15	매우 높음	즉시 필요

구분	힘의 강도	힘의 지속정도 (%)	분당 힘의 빈도 (횟수)	손/손목 자세	작업속도	작업시간 (일일)
1	약함 1	<10% 0.5	<4 0.5	매우 좋음 1.0	매우 느림 1.0	≤1 0.25
2	다소 힘듦 3	10~29% 1.0	4~8 1.0	좋음 1.0	느림 1.0	1~2 0.5
3	힘듦 6	30~49% 1.5	9~14 1.5	보통 1.5	보통 1.0	2~4 0.75
4	매우 힘듦 9	50~79% 2.0	15~19 2.0	나쁨 1.5	빠름 1.5	4~8 1.00
5	한계치에 가까움 13	≥80% 3.0	≥20 3.0*	매우 나쁨 3.0	매우 빠름 2.0	≥8 1.5

표 9-6 SI score를 계산하기 위하여 조사되어야 할 항목과 조사항목의 점수

* 만약 힘의 지속정도가 100%라면 분당 횟수의 계수는 3.0.

4) Job Strain Index(JSI): 작업긴장도 지수

JSI는 1995년 미국 위스콘신 의과대학 예방의학과의 J. Steven Moor와 위스콘신 대학의 산업시스템공학과의 Arun Garg에 의해 처음 개발되었다. 이 분석기법은 생리학, 생체역학, 상지질환에 대한 병리학을 기초로 한 정량적 평가기법이다. 직업성 근육뼈대계통 질환의 원인이 되는 위험요인들이 작업자에게 노출되어 있거나 그렇지 않은 상태를 구별하는데 사용된다. JSI는 손가락이나 손목과 같은 상지질환에 대한 평가방법으로 힘의 강도, 힘의 지속정도, 분당 힘의 빈도, 손과 손목의 자세, 작업의 속도, 일일작업시간의 6가지 항목에 대한 평가로 각 항목의 점수를 곱한 결과로 전체 SI를 판정한다. 판정기준은 3점 이하 안전, 5점 이하 불확실, 7점 이하 약간 위험, 7점 이상이 되면 매우 위험이다.

분석방법은 비디오테이프에 녹화하여 분석하는 방법이 추천된다. 비디오를 이용하여 단계별 직무가 모두 조사되고 동작이 기록된 다음 각 동작을 모두 더한 것이 사이클당 개별 동작횟수로 결정된다. 작업기간 동안의 사이클 수는 일반적으로 제품의 생산기록 수에 의해 결정된다. 사이클 타임은 비디오테이프에 기록된 시간에 의해 결정된다.

235

5. 유해인자 평가

근육뼈대계통 질환발생을 예방하기 위해 근육뼈대계통 부담작업이 있는 부서의 유해요인을 정량·정성적으로 평가하여 제거하거나 감소시키는데 있다. 하지만 유해요인 조사의 결과를 근육뼈대계통 질환의 이환을 부정하는 근거 또는 반증자료로 사용할 수 없다.

1) 근육뼈대계통 부담작업 평가

근육뼈대계통 부담작업은 고용노동부 고시 제2003-24호에서 작업 시 근육뼈대계통 질병이나 상해를 유발할 수 있는 11개 작업들 중 한 가지라도 해당하더라도 근육뼈대계통 부담작업으로 분류하여 관리하도록 한다. 다만 2개월 이내에 종료되는 단기간 작업이나 연간 총 작업기간이 60일을 초과하지 않는 간헐적인 작업은 제외한다.

① 하루에 4시간 이상 집중적으로 자료입력 등을 위해 키보드 또는 마우스를 조작하는 작업
② 하루에 총 2시간 이상 목, 어깨, 팔꿈치, 손목 또는 손을 사용하여 같은 동작을 반복하는 작업
③ 하루에 총 2시간 이상 머리 위에 손이 있거나, 팔꿈치가 어깨 위에 있거나, 팔꿈치를 몸통으로부터 들거나, 팔꿈치를 몸통 뒤쪽에 위치하도록 하는 상태에서 이루어지는 작업
④ 지지되지 않은 상태이거나 임의로 자세를 바꿀 수 없는 조건에서, 하루에 총 2시간 이상 목이나 허리를 구부리거나 트는 상태에서 이루어지는 작업
⑤ 하루에 총 2시간 이상 쪼그리고 앉거나 무릎을 굽힌 자세에서 이루어지는 작업
⑥ 하루에 총 2시간 이상 지지되지 않은 상태에서 1kg 이상의 물건을 한 손의 손가락으로 집어 옮기거나, 2kg 이상에 상응하는 힘을 가하여 한 손의 손가락으로 물건을 쥐는 작업
⑦ 하루에 총 2시간 이상 지지되지 않은 상태에서 4.5kg 이상의 물건을 한 손으로 들거나 동일한 힘으로 쥐는 작업

⑧ 하루에 10회 이상 25kg 이상의 물체를 드는 작업

⑨ 하루에 25회 이상 10kg 이상의 물체를 무릎 아래에서 들거나, 어깨 위에서 들거나, 팔을 뻗은 상태에서 드는 작업

⑩ 하루에 총 2시간 이상, 분당 2회 이상 4.5kg 이상의 물체를 드는 작업

⑪ 하루에 총 2시간 이상 시간당 10회 이상 손 또는 무릎을 사용하여 반복적으로 충격을 가하는 작업

그림 9-6 \ 11가지 근육뼈대계통 부담작업(고용노동부 고시)

	01	하루에 4시간 이상 집중적으로 자료입력 등을 위해 키보드 또는 마우스를 조작하는 작업
	02	하루에 총 2시간 이상 목, 어깨, 팔꿈치, 손목 또는 손을 사용하여 같은 동작을 반복하는 작업
	03	하루에 총 2시간 이상 머리 위에 손에 있거나, 팔꿈치가 어깨 위에 있거나, 팔꿈치를 몸통으로부터 들거나, 팔꿈치를 몸통 뒤쪽에 위치하도록 하는 상태에서 이루어지는 작업
	04	지지되지 않은 상태이거나 임의로 자세를 바꿀 수 없는 조건에서, 하루에 총 2시간 이상 목이나 허리를 구부리거나 또는 상태에서 이루어지는 작업
	05	하루에 총 2시간 이상 쪼그리고 앉거나 무릎을 굽힌 자세에서 이루어지는 작업
	06	하루에 총 2시간 이상 지지되지 않은 상태에서 1kg 이상의 물건을 한 손의 손가락으로 집어 옮기거나, 2kg 이상에 상응하는 힘을 가하여 한 손의 손가락으로 물건을 쥐는 작업
	07	하루에 총 2시간 이상 지지되지 않은 상태에서 4.5kg 이상의 물건을 한 손으로 들거나 동일한 힘으로 쥐는 작업
	08	하루에 10회 이상 25kg 이상의 물체를 드는 작업
	09	하루에 25회 이상 10kg 이상의 물체를 무릎 아래에서 들거나, 어깨 위에서 들거나, 팔을 뻗은 상태에서 드는 작업
	10	하루에 총 2시간 이상, 분당 2회 이상 4.5kg 이상의 물채를 드는 작업
	11	하루에 총 2시간 이상 시간당 10회 이상 손 또는 무릎을 사용하여 반복적으로 충격을 기하는 작업

2) 근육뼈대계통 질환 발생요인

① 작업자 요인: 나이, 신체조건, 경력, 작업습관, 과거경력, 가사노동 등

② 작업장 요인: 부적절한 작업공구, 작업장 설계, 의자, 책상, 키보드, 모니터 등

③ 작업 요인: 작업자세, 반복성 등

④ 환경 요인: 진동, 조명, 온도 등

3) 근육뼈대계통 질환 유해요인

근육뼈대계통 질환의 유해요인들은 〈표 9-7〉과 같다.

표 9-7 　근육뼈대계통 질환 유해요인

유해요인	내용설명
반복성	같은 근육, 힘줄 또는 관절을 사용하여 동일한 유형의 동작을 되풀이해서 수행
부자연스러운 또는 취하기 어려운 자세	반복적이거나 지속적인 팔을 뻗음, 비틂, 구부림, 머리 위 작업, 무릎을 꿇음, 쪼그림, 고정 자세를 유지함, 손가락을 집기 등
과도한 힘	작업을 수행하기 위해 근육을 과도하게 사용
접촉 스트레스	작업대 모서리, 키보드, 작업공구, 가위사용 등으로 인해 손목, 손바닥, 팔 등이 지속적으로 눌리거나 손바닥 또는 무릎 등을 사용하여 반복적으로 물체에 압력을 가함으로써 해당 신체부위가 충격을 받게 되는 것
진동	지속적이거나 높은 강도의 또는 몸 전체의 운동
기타 요인	극심한 저온 또는 고온, 너무 밝거나 어두운 조명

4) 유해인자 조사

(1) 조사시기

① 정기조사: 매 3년 이내

② 수시조사: 산업안전보건법에 의한 임시건강진단 등에서 근육뼈대계통 질환자가 발생하였거나 산업재해보상보험법에 의한 근육뼈대계통 질환자가 발생한 경우, 근육뼈대계통 부담작업에 해당하는 새로운 작업·설비를 도입하는 경우, 근육뼈대계통 부담작업에 해당하는 업무의 양과 작업공정 등 작업환경을 변경한 경우에 실시한다.

(2) 유해요인 조사자

유해요인 조사자는 사업주가 정한다. 사업장 내부에서 유해요인 조사자를 선정하기 곤란한 경우 유해요인 조사의 일부 또는 전부를 관련 전문기관이나 전문가에게 의뢰할 수 있다.

(3) 조사방법 및 절차

유해요인 조사는 유해요인 기본조사, 근육뼈대계통 질환 증상조사와 유해도평가로 구성되고 유해요인 기본조사표와 근육뼈대계통 질환 증상조사표를 사용한다. 유해요인 기본조사와 근육뼈대계통 질환 증상조사 결과 추가적인 정밀평가가 필요하다고 판단되는 경우 작업상황에 맞는 정밀평가(작업분석·평가)도구를 이용한다. 유해요인 조사결과에 따라 개선 우선순위결정, 개선대책 수립과 실시 등의 유해요인 관리와 개선효과 평가의 순서로 진행한다.

(4) 개선과 사후조치

사업주는 개선 우선순위에 따른 적절한 개선계획을 수립하고, 해당 근로자에게 알려주어야 한다. 또한 개선계획을 타당성을 검토하거나, 개선계획 수립을 위하여 외부의 전문기관이나 전문가로부터 지도·조언을 들을 수 있다.

◎ 예방관리 추진팀 구성 ◎
- 예방관리 추진팀 역할
  - 예방·관리 프로그램 수립 및 수정에 관한 사항 결정
  - 예방·관리 프로그램 실행 및 운영에 관한 사항 결정
  - 교육 및 훈련에 관한 사항을 결정하고 실행
  - 유해요인 평가, 개선계획의 수립 및 시행에 관하 사항을 결정하고 실행
  - 근육 뼈대계통 질환자에 대한 사후조치 및 근로자 건강보호에 관한 사항 등을 결정하고 실행
- 근로자의 역할
  - 작업관 관련된 근육뼈대계통 질환의 증상 및 질병발생, 유해요인을 관리감독자에게 보고
  - 예방·관리 프로그램의 개발, 평가, 시행에 적극적으로 참여·준수
- 사업주의 역할
  - 기본정책을 수립하고 근로자에게 알림
  - 근육 뼈대계통 질환의 증상·유해요인 보고 및 대응체계 구축
  - 예방·관리 프로그램의 지속적인 관리·운영을 지원

- 예방·관리 추진팀에게 예방·관리 프로그램 운영의무 명시
- 예방·관리 추진팀에게 예방·관리 프로그램을 운영할 수 있도록 사내자원 제공
- 근로자에게 예방·관리 프로그램의 개발·수행·평가에 참여기회 부여
• 보건관리자의 역할
- 근육뼈대계통 질환 유발 공정 및 작업유해요인 파악(작업장 순회)
- 근육뼈대계통 질환 증상 호소자 조기 발견(근로자 면담)
- 지속적인 관찰, 전문의 진단의뢰 등 필요한 조치(7일 이상 지속되는 증상을 가진자가 있을 경우)
- 근육뼈대계통 질환자를 주기적 면담하여 가능한 조기에 작업장에 복귀할 수 있도록 도움
- 예방·관리 추진팀에게 예방·관리 프로그램을 운영할 수 있도록 사내자원 제공
- 예방·관리 프로그램의 운영을 위한 정책결정에 참여

(5) 문서의 기록과 보존

사업주는 유해요인 기본조사표, 근육뼈대계통질환 증상조사표, 개선계획 및 결과보고서를 기록 보존하여야 한다. 근로자의 신상에 관한 문서는 5년 동안 보존하며, 시설·설비와 관련된 자료는 시설·설비가 작업장 내 존재하는 동안 보존한다.

제3절 사업장 건강관리

1. 산업재해

산업재해란 사업장에서 발생하는 인명손상을 말하며 인명손상은 사망과 상해로 구분한다. 또한 상해는 영구장애와 일시장해로 구분한다. 이러한 산업재해는 근로자와 사업주 모두에게 크나큰 손실이며 이러한 불행한 산업재해를 방지하고 예방할 수 있도록 모두가 노력해야 한다.

고용노동부의 2007년 자료에 의하면 재해발생률은 1989년 2.0%에서 2006년에는 0.77%로 크게 감소하였다. 그러나 사망재해율(근로자 1만 명당 사망재해자 비율)은 2.10%으로 선진국에 비해 높은 수준인 것으로 나타났다. 업종별로는 제조업이 전체 재해의 37.9%로 가장 높고 사망재해의 26.2%는 건설업에서 발생하였다. 규모별로는 300인 미만 중소규모 사업장에서 전체 재해의 90%가 발생하였으며 특히 전체

재해의 73.5%가 50인 미만 소규모 사업장에서 발생하였다.

1) 재해 통계

산업장에서 보건 통계업무 중 가장 정확하게 기록되는 것이 재해 통계라 할 수 있다. 성별, 연령별, 부서별, 시간별로 분류하여 재해의 빈도와 강도를 파악해 보는 것은 재해 발생 양상의 비교 연구와 추세 판단을 가능하게 해준다. 국제노동기구에서는 국제적 재해 통계지수로 도수율과 강도율을 권장하고 있다.

(1) 도수율(빈도율; frequency rate of injury, FR)

도수율은 재해발생 상황을 파악하기 위해 단위시간당 재해가 얼마나 발생했는가의 발생빈도를 나타내는 단위이다. 도수율은 근로시간 합계 100만 시간당 재해발생 건수이다. 연근로시간수의 산출이 어려운 경우 1일 8시간, 1개월 25일, 연 300일을 시간으로 환산한 2,400시간으로 한다. 잔업의 경우 잔업시간을 반영해야 한다. 단점은 사고의 강도를 고려하지 않는다.

$$도수율(빈도율) = \frac{재해건수}{연근로총시간수} \times 1,000,000$$

(2) 강도율(severity rate of injury, SR)

강도율은 산업재해로 인한 근로손실의 정도를 나타내는 통계로서 1,000시간당 근로손실일수를 나타낸다. 이는 재해발생의 경중, 즉 강도를 나타낸다.

$$강도율 = \frac{근로손실일수}{연근로총시간수} \times 1,000$$

(3) 건수율(incidence rate of injury, IR)

건수율(incidence rate)은 산업체 근로자 연간 1,000명당 재해발생 건수를 표시하는 것으로 연천인률 또는 발생률이라고도 한다.

$$연천인율 = \frac{연간재해건수}{연평균근로자수} \times 1,000$$

(4) 평균 작업손실 일수
재해 건수당 평균 작업손실 규모가 어느 정도인가를 나타내는 지표이다.

$$평균\ 손실\ 일수 = \frac{손실작업일수}{재해\ 건수}$$

2) 작업 근태 통계
질병 및 재해로 인하여 휴업하게 되는 실태를 평가하기 위한 통계로서 성별, 연령별, 부서별, 질병별로 집계하여 결근율을 산출하는 것이다.

$$\bullet\ 결근\ 도수율^* = \frac{총결근건수}{평균재적인원수} \times 1,000$$

$$\bullet\ 결근\ 일수율 = \frac{연결근일수}{평균재적인원수}$$

$$\bullet\ 결근\ 손실율 = \frac{연결근인원수}{평균재적인원수}$$

$$\bullet\ 결근\ 손실시간율 = \frac{총결근시간}{소정연노동시간}$$

* 도수율: 산업재해가 나타내는 단위로 주제제표준척도로 이용됨.

2. 작업관련성 근육뼈대계통 질환

1) 근육뼈대계통 질환
사업장에 발생하는 근육뼈대계통 질환에 대한 정의는 미국국립산업안전보건연구원(National Institute of Occupational Safety & Health, NIOSH)에서 '과거에 사고나 손상을 받지 않은 사람이 현재의 직업에서 일하면서 적어도 1주일 이상 또는 과거 1년간 적어도 한 달에 한 번 이상 지속되는 위팔(목, 어깨, 팔꿈치 및 손목)이나, 몸통 및 다리에서 하나 이상의 증상(통증, 쑤시는 느낌, 뻣뻣함, 뜨거운 느낌, 무감각 또는 찌릿찌릿한 느낌)이 존재하는 경우'라고 정의한다.

우리나라에서는 보건규칙 제142조 제2호의 규정에 의하여 근육뼈대계통 질환을 '반복적인 동작, 부적절한 작업자세, 무리한 힘의 사용, 날카로운 면과의 신체접촉, 진동 및 온도 등의 요인에 의하여 목, 어깨, 허리, 상·하지의 신경·근육 및 그 주변 조직 등에 나타나는 질환'으로 정의하였다.

보건규칙 제142조 제1호의 규정에 의하여 근육뼈대계통 부담작업은 '단순반복작업 또는 인체에 과도한 부담을 주는 작업량, 작업속도, 작업강도 및 작업장 구조 등에 따라 고용노동부장관이 고시하는 작업'으로 정의하였다.

산업안전보건법 제24조는 보건상의 조치로써 '사업자는 사업을 행함에 있어서 발생하는 다음 각 호의 건강장해를 예방하기 위하여 필요한 조치를 하여야 한다'고 하여 '5. 단순반복작업 또는 인체에 과도한 부담을 주는 작업에 의한 건강장해'를 규정하고 있으며, 산업보건기준에 관한 규칙 제9장에서 '근육뼈대계통 부담작업으로 인한 건강장해의 예방'을 구체적으로 규정하였다.

2) 작업관련성 근육뼈대계통 질환의 특성

작업관련성 근육뼈대계통 질환은 작업과 관련된 특정 신체부위 및 근육의 과도한 사용으로 근육, 연골, 힘줄, 인대, 관절, 혈관, 신경에 미세한 손상이 발생하는 것을 의미한다. 목, 허리, 무릎, 어깨, 팔, 손목, 손가락 등에 만성적인 건강장애를 일으킨다. 주로 누적외상성 질환(cumulative traumatic disorders)이라는 용어와 같이 쓰인다.

작업관련 근육뼈대계통 질환은 일정 기간의 잠재 기간을 거쳐야 유해요인 영향의 누적된 결과가 비특이적인 정형외과적 자각증상으로 나타나며, 이때에는 본인의 증상호소 외에 특별한 진단방법이 없어 객관적인 임상검사에 의한 조기 진단이 불가능하다. 일단 증상이 나타나고도 아무런 조치를 취하지 않을 경우 근육뼈대계통의 문제 및 신경, 혈관계의 장애가 단일형태로 나타나거나 복합적인 장애의 형태로 나타날 수 있다.

이러한 작업관련 근육뼈대계통 질환은 큰 힘을 필요로 하는 작업에서만 발생하는 것이 아니라 오히려 비교적 단순한 반복작업이나 움직임이 없는 정적인 작업에 종사하는 근로자에게서 많이 발생하는 추세이다.

3) 작업관련 근육뼈대계통 질환의 진행단계

작업관련 근육뼈대계통 질환의 증세는 매우 다양하며 구분하기가 애매한 경우가 많으나, 특히 통증, 감각 이상, 근력 약화, 부종 등의 다양한 증세를 보이게 되는데, 이러한 증세는 일반적으로 다음 세 단계로 분류할 수 있다.

| 그림 9-7 | 작업관련 근육뼈대계통 질환의 진행단계 |

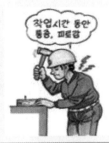

- **1단계**
  - 작업 중 통증, 피로감
  - 하룻밤 지나면 증상 없음
  - 작업능력 감소 없음
  - 몇일 동안 지속: 악화와 회복 반복

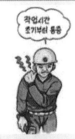

- **2단계**
  - 작업시간 초기부터 통증 발생
  - 하룻밤 지나도 통증 지속
  - 화끔거려 잠을 설침
  - 몇 주, 몇 달 지속: 악화와 회복 반복

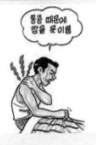

- **3단계**
  - 휴식시간에도 통증
  - 하루 종일 통증
  - 작업수행 불가능
  - 다른 일도 어려움 통증 동반

(1) 1단계

작업시간 동안에 통증이나 피로함을 호소한다. 그러나 하룻밤을 지내거나 휴식을 취하게 되면 아무렇지도 않게 된다. 작업능력의 저하가 발생하지는 않는다. 이러한 상황은 며칠 동안 계속될 수 있으며 악화와 회복을 반복할 수 있다.

(2) 2단계

작업시간 초기부터 발생하는데 하룻밤이 지나도 통증이 계속된다. 통증 때문에 잠을 잘 못이루며, 반복된 작업을 수행하는 능력이 저하된다. 이러한 상황은 몇 주, 또는 몇 달 동안 계속된다.

(3) 3단계

휴식을 할 때에도 계속 통증을 느끼게 되며, 하루 종일 통증을 경험하게 된다. 잠을 잘 수 없을 정도로 고통이 계속되며, 통증 때문에 작업을 수행할 수가 없게 된다. 작업관련이 아닌 일상생활과 같은 일에도 어려움을 겪게 된다.

4) 사업장에서 많이 발생하는 작업관련 근육뼈대계통 질환

(1) 작업관련 근육뼈대계통 질환

신체부위별로 발생하는 누적외상성 근육뼈대계통 질환은 〈표 9-8〉과 같다.

표 9-8 신체부위별 작업관련 근육뼈대계통 질환

부위	질환
목	근막통증증후군, 경추부염좌, 경추부추간판탈출증
어깨	근막통증증후군, 회전근개건염, 어깨충동증후군, 관절와순손상, 유착성관절낭염, 이두근건염, 삼두근건염, 삼각근하점액낭염
팔꿈치	근막통증증후군, 주관절외상과염, 주관절내상과염, 요골 및 척골신경포착증후군
손/손목	수근관증후군, 주부관증후군, 드꿰르병건초염, 방아쇠수지, 결절종, 수완 및 완관절부의 건염 또는 건활막염
허리	근막통증증후군, 요추부염좌, 척추분리증, 척추전방전위증, 요추부추간판탈출증, 척추관협착증
무릎	슬내장, 슬개건염, 슬개골연화증, 슬개대퇴관절압박증후군, 추벽증후군, 반월판연골손상, 슬관절인대손상, 퇴행성관절염
발/발목	발 또는 발목관절의 건염, 족저근막염, 발목관절염좌, 전족부염좌, 지간신경종

(2) 산업현장에서 요통발생이 높은 작업유형

산업현장에서 발생하는 대부분의 요통은 작업수행을 위해 어느 위치에서든지 허리를 90도 이상 구부려서 하는 작업이 가장 요통에 유해한 자세로 볼 수 있다. 또한 컨베이어 라인의 특성상 중량물에 대한 취급 반복횟수가 육체적 한계를 넘기 때문에 중간에 휴식시간이 많이 필요하다. 영국에서는 1분에 12회 이상 반복을 하는 경우에는 5kg 이상을 들 수 없게 규정해 놓고 있다.

(3) 작업장에서 전문가의 판단이 필요한 경우

작업장에서 전문가의 판단이 필요한 경우는 다음과 같다.

① 고도의 빈도로 들어올리는 경우: 1시간에 300회 이상
② 확장된 교대주기: 하루에 8시간 이상 들어올리는 경우
③ 고도의 비대칭성: 정중앙선에서 30도 정도 벗어나서 들어올리는 경우
④ 한 손으로 드는 경우
⑤ 앉거나 무릎을 구부리는 자세와 같이 하체 부분이 심하게 쪼그려진 경우
⑥ 고열과 습한 곳에서 작업 시
⑦ 불안정한 물체를 들어올릴 때: 덩어리의 중심에서 액체상의 물질이 있을 때
⑧ 손으로 쥐는 점이 부적절할 때: 핸들이 부적절하거나, 다른 쥐는 점이 불확실할 때
⑨ 불안정하게 서 있을 때: 서 있는 동안에 양쪽 발을 땅에 딛고 있지 못할 때

(4) 직업성 요통

요통은 전 인구의 60~80%가 일생에 한 번은 경험할 정도로 흔한 증세이며, 그 발생은 근본적으로 인간의 기립자세와 관계가 있다. 요통의 증상은 척추주변 근육의 심한 통증과 근육경직, 운동제한 등으로 나타나며 주요 손상부위는 요추부위의 근육과 뼈, 관절, 주변 신경 등이 포함된다. 요통은 중량물의 취급 시 회전력에 특히 취약하므로 올바른 작업자세에 대한 교육이 필수적이다. 또한 최근 사무직 근로자들의 요통 발생빈도가 증가하는 추세이므로 바른 앉은 자세의 교육과 척추세움근과 몸통근육에 대한 근력 강화를 강조하여야 한다.

그림 9-8 \ 올바른 중량물 운반자세

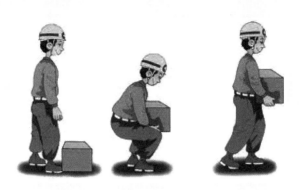

(5) VDT증후군

VDT증후군(Visual Display Terminal Syndrome)은 작업관련성 근육·뼈대계통 질환의 하나로 컴퓨터 및 계기판 등의 영상표시단말기를 취급하는 작업이나 활동으로 인하여 어깨, 목, 허리부위에서 발생되는 근육·뼈대계통 손상이나 두통, 눈의 피로, 피부증상, 정신신경계증상까지 포함된 문제를 말한다(〈그림 9-9〉).

VDT증후군을 예방하기 위해서는 다음과 같이 작업환경 개선과 적절한 운동을 실시하여야 한다.

① 높낮이가 조절되는 의자를 사용하여 높이를 조절한다(무릎의 각도가 90°로 유지되도록 한다).
② 의자에 깊숙이 앉아서 등을 지지한다.
③ 키보드나 마우스를 두는 곳은 높낮이가 조절되어야 한다(키보드를 치는 팔꿈치의 각도가 90° 이상 유지되도록 한다).
④ 모니터의 높이를 조절해서 시선이 모니터 상단에 수평으로 일치되어야 한다.
⑤ 모니터 화면과 눈의 거리는 40cm 이상을 유지한다.
⑥ 1회 연속 작업시간이 1시간을 넘지 않도록 하고 시간당 10~15분의 휴식을 취해야 한다.
⑦ 작업 전후, 작업 도중에 스트레칭을 한다.

그림 9-9 VDT 증후군

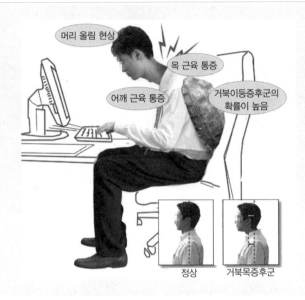

그림 9-10 VDT증후군 예방을 위한 운동

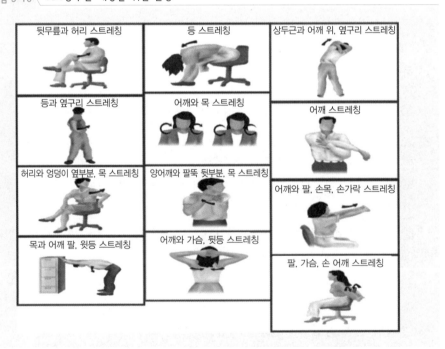

3. 작업관련성 근육뼈대계통 질환의 대처방안

1) 인체공학적 대처방안

작업환경과 작업도구의 사용 시 인체공학적 접근이 중요하다.

① 인간공학적인 작업평가(time study, motion analysis)를 통해 불필요한 작업이나 노력을 제거하는 것이 필요하다.
② 근육뼈대계통 부담작업 시 직접적인 인력보다 기계적인 도구를 활용하도록 환경을 개선해야 한다.
③ 요구되는 힘을 감소시키고, 시간을 줄이고, 자세를 개선시키기 위해 인체공학적인 도구의 개발과 사용을 해야 한다.
④ 근육뼈대계통의 부담을 줄이기 위해 근로자에게 맞는 작업대를 제공하여야 한다.
⑤ 불필요한 힘이나 노력을 없애기 위한 질적 관리와 유지 프로그램을 지속적으로 시행하야야 한다.

2) 요인분석을 통한 질환의 사전예방

작업관련성 근육뼈대계통 질환으로 인해 근로자 개인은 시간적·경제적 손실을 갖게 될 뿐 아니라 삶의 질 저하 등 심각한 고통을 받게 된다. 따라서 질환의 손상예방을 위하여 위험 요인을 파악하고 각 요인의 안전한 작업조건을 설정하는 것이 중요하다. 즉, 누적외상성 질환을 발병시킬 수 있는 여러 가지 작업적 요인들이 보다 안전한 수준으로 유지될 수 있는 작업기준이 설정되어 진다면 그 발병율은 낮아질 수 있을 것이다.

작업장 내 근육뼈대계통 질환의 감소 및 예방을 위해서는 주기적으로 작업장 내 근육뼈대계통 부담작업에 대한 조사를 하고 필요 시 작업환경이나 작업조건을 개선하며, 증상이 있는 근로자에 대하여는 조기에 조치를 취하며 근로자들에게 안전한 작업방법 및 관리에 대한 교육이 필요하다. 그리고 이러한 작업관련성 근육뼈대계통 질환 관리 프로그램들은 작업장에 시스템화되어 지속적으로 운영되어야 한다.

미국국립안전보건연구원(National Institute for Occpational Safety and Health, NIOSH)은

정량적 작업기준의 설정을 위한 이론적 모형을 제안하였다. 이 모형에서는 손목의 누적 외상성 질환의 발병에 영향을 미치는 세 가지 중요한 인자로서 첫째, 손목 각도(wrist angle: 작업 시 꺾여지는 손목의 각도) 둘째, 힘(force: 작업 시 요구되는 근력) 셋째, 반복횟수(repetition: 일정한 시간 내에 이루어지는 동일 작업동작의 반복횟수)를 규정하고 이 세 가지 요인의 값과 발병가능성과의 관계를 제시하였다. 각 위험요인에 따른 대책을 제시하면 다음과 같다.

(1) 부적절한 자세

중립자세로부터 벗어나는 부적절한 자세(awkward posture)로 정적인(static) 작업을 오래하는 경우, 누적외상성 질환의 위험성이 높아지게 된다. 이에는 작업자의 올바르지 못한 습관이나 관습적인 자세로 인한 것도 있으나 대부분은 작업영역, 작업공구 또는 작업대가 작업자에게 적절하지 않아 발생하는 경우가 많다. 이러한 경우 작업영역, 작업공구 또는 작업대를 작업자에게 적합하게 맞추어 주는 것이 필요하다. 이와 같이 작업대 또는 작업영역을 작업자에게 맞추기 위하여 인체측정학(anthropometry)적인 개념이 이용된다.

(2) 정적인 동작

정적인 동작은 다음과 같이 표현될 수 있다.

- 힘든 일은 10초 정도 또는 그 이상 계속해야 할 때
- 보통의 작업이라도 1분 정도 또는 그 이상 계속해야 할 때
- 적은 힘이 드는 작업이라도 4분 정도 또는 그 이상 계속해야 할 때

이러한 정적인 동작은 같은 조건 하에서 동적인 동작에 비해 더 많은 에너지 소비와 더 긴 휴식기간을 필요로 한다. 따라서 가능한 정적인 동작은 피해야 한다. 그러나 작업상 어쩔 수 없이 정적인 동작을 수행하는 경우, 작업 중간에 규칙적인 휴식시간이나 예방 체조시간을 부여하여 누적외상성 질환으로 발병하는 것을 막아주어야 한다. 또한 정적인 동작으로 신체부위(손목, 팔/팔꿈치, 위팔/어깨, 목)가 부적절한 자세를 취하는 경우, 작업장의 재설계와 작업공구의 개선 등을 통해 가능한 중립자세를 취하도록 하여야 한다.

(3) 부적절한 자세와 작업대의 설계

부적절한 자세의 원인은 작업특성상의 이유도 있지만 대개 작업장의 설계에 의한 경우가 많이 발견되고 있다. 특히 대형 사업장에 있는 작업라인의 경우, 작업공정과 작업공구 중심으로만 설계가 되어 있으며, 이의 개선이나 재설계 또한 쉽지 않아 누적외상성 질환의 예방을 더욱 어렵게 하고 있다.

이러한 작업대의 설계 시 유의해야 할 점은 다음과 같다.

- 단순히 인체의 평균 수치를 이용하기보다는 인체측정학적 개념을 이용한다.
- 신체(키, 몸무게 등)가 아주 작은 사람과 큰 사람을 고려할 수 있어야 한다.
- 조절이 가능하도록 범위를 주어 설계한다.
- 작업의 형태와 방법을 고려해야 한다.

앉아서 하는 작업의 경우, 의자의 설계 또한 부적절한 자세를 제어하는데 있어 중요한 요소이다. 앉아서 하는 작업에서 발이 땅에 닿지 않은 경우, 발 받침대를 이용하도록 하며 이것은 조절이 가능해야 한다. 이와 함께 다리와 발의 공간이 충분하여 자유스러워야 한다. 앉은 자세의 작업에서 설계 시 확인해야 할 사항은 다음과 같다.

- 체압분포와 앉은 느낌
- 의자 좌면의 높이 조절성
- 의자 좌면의 깊이와 폭
- 의자 좌판의 각도 조절성
- 몸통의 안정성
- 의자의 등 받침대(요추지지대) 조절성
- 팔 받침대의 조절성
- 의자의 발 받침대
- 의자의 바퀴
- 의자 좌면의 회전
- 몸통의 안정

(4) 무리한 힘의 사용

무리한 힘을 사용하는 작업의 경우, 작업자는 많은 근력을 필요로 하며 근육은 쉽게 피로하게 하여 긴 회복기간을 요구한다. 이때 충분한 휴식을 갖지 못하면 근육조직은 상처를 입게 되며 결과적으로 누적외상성 질환으로 발전한다. 이러한 경우, 가능한 무리하게 힘을 사용하지 않도록 제어한다.

- 무리한 힘을 요구하는 작업공구는 개선
- 동력을 사용한 공구를 교체
- 손에 맞는 공구를 선택
- 미끄러운 물체가 있는 경우 마찰력을 개선
- 작업수행을 위한 적절한 작업공간을 제공

(5) 반복적인 작업

짧은 시간의 고도로 반복적인 동작의 경우, 이러한 작업들이 여러 달, 여러 해 동안 수행될 때 누적외상 질환의 위험률은 증가한다. 반복적인 동작이 잦을수록 근육은 쉽게 피로하게 되며 회복기간에 더 긴 시간을 요구한다. 그러나 충분한 휴식을 갖지 못하면 근육조직은 상처를 입게 되며 결과적으로 누적외상성 질환으로 발전한다.

이러한 경우, 같은 근육을 반복하여 사용하지 않도록 작업을 변경(작업순환)하여 작업자끼리 작업을 공유하거나 공정을 자동화한다.

(6) 작업의 지속시간

이것은 위험요인에 노출되는 시간을 의미한다. 단순한 반복작업의 경우 근육조직에는 극히 미세한 손상만이 발생하며, 이러한 미세손상은 평상 시 동작에서는 전혀 문제가 되지 않는다. 그러나 장기간의 연속작업이나 부족한 휴식을 회복에 필요한 충분한 시간을 가질 수 없기 때문에, 이러한 미세손상이 경우에 따라서는 복원이 불가능한 상태까지 갈 수도 있다. 따라서 작업 중간의 규칙적인 휴식시간이 작업자에게 주어져야 한다.

(7) 날카로운 면과의 신체접촉

날카롭고 단단한 면이나 물체가 신체와 물리적으로 접촉하는 경우 동작의 반복, 무리한 지속시간에 의한 통증이 더 심해질 수 있다. 이러한 경우, 장갑을 착용하거나 팔지지대 또는 손목지지대를 사용하여 날카로운 면과의 접촉을 피하도록 유도해야 한다.

(8) 진동공구의 사용

진동강도가 큰 공구를 계속 사용해야 하는 작업의 경우, 관절이나 근육의 수지 진동증후군을 일으킬 수 있다. 손가락의 말단이 창백하게 되고 동시에 냉감, 조임 등의 증상이 일어난다. 이의 대책으로는 진동을 경감시킬 수 있는 진동공구의 선택, 진동공구의 제한된 사용, 진동공구의 보수관리, 환경의 정비(신체의 보온) 등이 있다.

(9) 온도의 영향

손가락은 특히 작업 중 저온에 노출되기 쉽다. 저온 환경으로 손이 차가워지거나 손에 장갑을 끼었을 경우, 이것은 손의 감각 반응을 무디게 하여 작업에 더 많은 힘이 요구되며, 작업 시 정교함을 둔화시켜 재해를 유발할 수도 있다.

❖ 참고문헌

기도형 외(2008). 산업안전보건관리자를 위한 인간공학. 한경사.

김병석 외(2007). 산업안전보건실무. 형설출판사.

김성실 외(2005). 지역사회간호학. 정문각.

김정남·신유선 외(2011). 지역사회간호학. 수문사.

김치년 외(2008). 핵심산업보건. 신광출판사.

정동훈·손병창 역(2007). 치료사를 위한 인간공학. 대학서림.

한동희·정춘화(2013). 산업보건위생. 신광문화사

❖ 참고 사이트

고용노동부 http://www.moel.go.kr

대한산업보건협회 http://www.kihazi.or.kr

대한산업안전협회 http://www.safety.or.kr

산업안전 보건공단 http://www.kosha.or.kr

한국인 인체치수조사 http://sizekorea.kats.go.kr

http://www.hwsoft.co.kr/hwshealth/disease03.html?hws_cate_cod=1011

CHAPTER
10

법과 보건정책
A Law and Health Policy

지/역/사/회/물/리/치/료

✚ 학습목표

1. 지역사회 물리치료 관련 법률의 제정목적에 대해 설명할 수 있다.

2. 지역사회 물리치료 관련 법률을 지역사회 물리치료에 적용하여 설명할 수 있다.

3. 보건정책에 관하여 설명할 수 있다.

✚ 핵심용어

– 법 Law

– 사회서비스 Social Service

– 보건정책 Healty Policy

▫▪ CHAPTER 10 ▪▫

제1절 개 요

지역사회 물리치료를 이해하기 위해서는 법적 근거와 보건정책의 이해를 필요로 한다. 본 장에서는 물리치료와 관련된 법률과 현재 지역사회 물리치료와 연관이 있는 법률의 개요와 제정목적, 적용 등을 살펴봄으로써 법적 근거를 제시하고자 한다. 또한 보건정책의 기본개념을 이해하여 지역사회 물리치료 시행의 행정적 절차의 이해를 돕고자 한다.

법이란 사회규범의 일종으로 인간이 사회공동 생활함에 있어 지켜야 할 행위규범이며 국가권력에 의해 강제되는 국가적 규범이다. 법은 일반시민에게 행위의 기준을 제시하고 재판기관에게는 재판의 기준을 제시하므로 질서 있고 평화로운 사회생활을 보장하는 기능을 지님으로써 공동선을 추구한다는 가치에서 모든 사람으로 하여금 국가에 정의를 실현하게 한다. 국가의 최고근본법인 헌법을 기초로 각 분야에 필요한 법이 제정 시행되고 있다.

이 장에서는 **의료법**, **의료기사 등에 관한 법률**, **국민건강보험법**, **노인장기요양보험법**, **사회보장기본법**, **지역보건법**, **노인복지법**, **장애인복지법**, **장애아동복지지원법**, **산업안전보건법** 등을 통해 지역사회 물리치료의 법적 근거를 알아보고자 한다.

보건행정이란 국민의 공동목표인 건강증진 및 삶의 질 향상을 달성하기 위하여 정부, 지방자치단체, 민간기관 등을 통해 행해지는 일련의 행정활동이다. 보건행정은 지역사회 주민의 건강증진을 목표로 해야 하며 지역사회 주민의 욕구와 수요를 반영해야 한다. 국가나 지방자치단체가 주도적으로 업무를 관장하고 관리측면에서는 보건의료사업을 기획, 집행, 통제하므로 국민의 건강증진을 달성하는 기능을 수행한다. 보건행정은 형평성, 능률성, 효과성, 접근성, 대응성, 민주성 및 참여성의 핵심가치를 추구하는 것을 목적으로 한다. 국가나 지방단체가 보건행정을 수행하는 데 있어 보건정책은 근본적이고 필수적인 정책이며 전 국민의 건강 수준을 향상시키기 위한 궁극적인 목적달성을 위해 매우 중요하다. 따라서 이 장에서는 지역사회 물리치료 시행정책의 이해를 돕기 위해 보건정책에 대하여 알아보고자 한다.

제2절 물리치료와 관련된 법률

1. 의료법

1) 개요

① 국민의료에 관해 필요한 사항을 규정하기 위해 제정된 법률로 의료인(의사, 치과의사, 한의사, 조산사, 간호사)의 종류 및 면허사항을 정하고 의료기관에 대한 규정 및 업무를 정하고 있다.

② 1951년 9월 25일에 「국민의료법」이 제정되었으며 1962년 3월 20일에 「의료법」으로 전부 개정되었고 현재까지 전부 또는 일부 개정되었다.

2) 목적

이 법은 모든 국민이 수준 높은 의료혜택을 받을 수 있도록 국민의료에 필요한 사항을 규정함으로써 국민의 건강을 보호하고 증진하는 데에 목적이 있다.

3) 적용

① 물리치료사의 면허를 규정하는 의료기사 등에 관한 법률과 밀접한 관계가 있다.

② 의료인과 의료기관에 관한 법률로 의료인의 의료행위 범위와 의료기관의 조건 등 의료에 관한 전반적인 부분을 담고 있다.

2. 의료기사 등에 관한 법률

1) 개요

① 의료기사(임상병리사, 방사선사, 물리치료사, 작업치료사, 치과기공사, 치과위생사), 의무

기록사 및 안경사의 자격, 면허 등에 관한 법률이다.

② 1973년 2월 16일에 「의료기사법」이 제정되었으며 1995년 1월 5일에 「의료기사 등에 관한 법률」로 전부 개정되었고 현재까지 일부 개정되었다.

2) 목적

이 법은 의료기사, 의무기록사 및 안경사의 자격·면허 등에 관하여 필요한 사항을 정함으로써 국민의 보건 및 의료 향상에 이바지함을 목적으로 한다.

3) 적용

① 물리치료사를 포함하는 의료기사는 의사 또는 치과의사의 지도 아래 진료나 의화학적 검사에 종사하는 사람을 말한다.

② 물리치료사의 업무범위와 한계는 온열치료, 전기치료, 광선치료, 수치료(水治療), 기계 및 기구 치료, 마사지·기능훈련·신체교정운동 및 재활훈련과 이에 필요한 기기·약품의 사용·관리, 그 밖의 물리요법적 치료업무이다.

3. 국민건강보험법

1) 개요

① 사회보장제도 중 하나인 건강보험제도를 통해 국민의 건강증진을 도모하기 위한 보험급여에 관한 법률이다.

② 생활유지 능력이 없거나 어려운 국민의 경우 「의료급여법」에 의한 의료급여 제도가 있다.

③ 1963년 12월 16일에 「의료보험법」이 제정되어 대규모 사업장에서부터 의료보험제도를 실시하다가 1989년 7월에 전국민의료보험이 실시되었다.

④ 1997년 12월 31일에 「국민의료보험법」이 제정되었으며 다시 1999년 2월 28일에 「국민건강보험법」이 제정되었고 현재까지 전부 또는 일부 개정되었다.

2) 목적

이 법은 국민의 질병·부상에 대한 예방·진단·치료·재활과 출산·사망 및 건강증진에 대하여 보험급여를 실시함으로써 국민보건을 향상시키고 사회보장을 증진에 이바지함을 목적으로 한다.

3) 적용

① 건강보험료의 부과에서 요양급여까지 보험급여에 관한 사항을 다룬다.

② 제42조 제4항 "건강보험요양급여비용의 내역" 중 물리치료 관련 내역으로 물리치료 수가를 계산할 수 있다(〈표 10-1〉, 〈표 10-2〉, 〈표 10-3〉).

표 10-1 이학요법료 항목

대분류	소분류	점수
기본물리치료	• 표층열치료	10.32
	• 한냉치료	
	– 콜드팩	10.32
	– 냉동치료	15.11
	• 심층열치료	13.98
	• 자외선치료	5.83
	• 경피적 전기신경자극치료	41.79
	• 맛사지치료	52.40
	• 단순운동치료	55.57
단순재활치료료	• 파라핀욕	34.40
	• 수치료	
	– 증기욕치료	42.97
	– 정규욕치료	79.19
	– 대조욕치료	74.65
	– 회전욕치료	
	수, 족, 지	72.53
	전신	91.37
	– 하버드탱크 치료	121.66
	• 유속치료	39.69
	• 간헐적 견인치료	
	– 경추견인	75.45
	– 골반견인	75.14
	• 전기자극치료	66.23
	• 재활저출력레이저치료	64.47
	• 운동치료	
	– 복합운동치료	94.56
	– 등속성 운동치료	99.58
	• 운동점차단술	227.20
	• 압박치료	63.81
	• 복합림프물리치료	103.02
	• 이온삼투요법	47.71

전문재활치료료	• 풀치료	
	− 보행풀치료	201.87
	− 전신풀치료	274.38
	• 중추신경계발달재활치료	238
	• 작업치료	
	− 단순작업치료	68.52
	− 복합작업치료	102.63
	− 특수작업치료	150.11
	• 일상생활동작 훈련치료	131.55
	• 신경인성 방광훈련 치료	126.37
	• 기능적전기자극치료	185.58
	• 근막동통유발점 주사자극치료	73.93
	• 재활사업	
	− 개인력조사	182.45
	− 사회사업상담	115.28
	− 가정방문	378.40
	• 호흡재활치료	82.32
	• 재활기능치료	
	− 매트 및 이동치료	176.02
	− 보행치료	176.02
	• 연하장애재활치료	219.26
기타 이학요법료	• 적외선치료	8.48
	• 상기도 증기흡입치료	17.21
	• 자외선 치료	6.58
	• 약욕	102.38
	• 피부과적 자외선치료	55.30~71.98
	• 피부광화학요법	109.97~205.64
	• 고빌리루빈혈증에 대한 광선요법	80.08
	• 간헐적호흡치료	527.63
	• Air fluidized therapy	540.95
	• 양위 양압호흡치료	1,202.65
	• 수압팽창술	271.54
	• 신경인성 장훈련 치료	154.17
	• 고빈도 흉벽진동요법	47.43
	• 항문직장 및 골반근의 생체되먹이기치료	321.57
	• 분사신장치료	158.42
	• 요실금 전기자극 치료	93.38
	• 체위성안진교정치료	286.58
	• 악관절고착해소술	173.49

* 건강보험요양급여비용 2014년 1월판 중 '제7장 이학요법료'.

표 10-2 유형별 분류에 따른 점수당 단가

유형별 분류	점수당 단가
「의료법」 제3조제2항제3호에 따른 의료기관 중 병원, 요양병원 및 종합병원	68.8원
「의료법」 제3조제2항제1호에 따른 의료기관 중 의원	72.2원
「의료법」 제3조제2항제1호 및 같은 항 제3호에 따른 의료기관 중 치과의원 및 치과병원	75.8원
「의료법」 제3조제2항제1호 및 같은 항 제3호에 따른 의료기관 중 한의원 및 한방병원	74.4원
「의료법」 제3조제2항제2호에 따른 조산원	110.0원
「약사법」 제2조제3호에 따른 약국 및 같은 법 제 91조에 따른 한국희귀의약품센터	72.8원
「지역보건법」에 따른 보건소·보건의료원 및 보건지소와 「농어촌등 보건의료를 위한 특별조치법」에 따라 설치된 보건진료소	71.0원

* 보건복지부 고시 제2013 - 170호(2014년 1월 1일 시행).

표 10-3 요양기관 종별가산율

요양기관	가산율
• 상급종합병원으로 인정받은 종합병원 • 상급종합병원에 설치된 치과대학 부속 치과병원 • 상급종합병원에 설치된 특수전문병원	35%
• 상급종합병원을 제외한 종합병원 • 상급종합병원에 설치된 경우를 제외한 치과대학 부속 치과병원 • 허가 병상 수가 30병상 이상이고, 한방 6개 과가 설치되어 있는한의과대학 부속 한방병원 • 국립병원 한방진료부	25%
• 병원 • 치과병원 • 한방병원 • 요양병원	20%
• 의원 • 치과의원 • 한의원 • 보건의료원	15%
• 약국 및 한국희귀의약품센터 • 조산원, 보건소, 보건지소, 보건진료소 • 의료법 제35조에 의한 부속 의료기관	적용안함

* 건강보험요양급여비용 2014년 1월판 중 '요양기관 종별 가산율'.

4. 노인장기요양보험법

1) 개요

① 고령이나 노인성 질환으로 일상생활이 어려운 노인에게 신체활동 또는 가사지원을 제공하기 위한 장기요양급여에 관한 법률이다.

② 2007년 4월 27일에 「노인장기요양보험법」이 제정되었고 현재까지 일부 개정되었다.

2) 목적

이 법은 고령이나 노인성 질병 등의 사유로 일상생활을 혼자서 수행하기 어려운 노인등에게 제공하는 신체활동 또는 가사활동 지원 등의 장기요양급여에 관한 사항을 규정하여 노후의 건강증진 및 생활안정을 도모하고 그 가족의 부담을 덜어줌으로 국민의 삶의 질을 향상하도록 함을 목적으로 한다.

3) 적용

① 장기요양급여는 재가급여, 시설급여, 특별현금급여 등이 있다.

② 1~3등급의 장기요양인정을 받은 자가 급여이용 대상이다.

제3절   지역사회와 관련된 법률

1. 사회보장기본법

1) 개요

① 복지국가를 지향하고 모든 국민이 인간다움을 향유할 수 있도록 사회적 안전망을 구축한 법이다.

② 1963년 11월 5일에 「사회보장에 관한 법률」이 제정되었으나 실효성이 없어 1995년 12월 30일에 「사회보장기본법」을 제정하였고 현재까지 전부 또는 일

부 개정되었다.

2) 목적

이 법은 사회보장에 관한 국민의 권리와 국가 및 지방자치단체의 책임을 정하고 사회보장정책의 수립·추진과 관련 제도에 관한 기본적인 사항을 규정함으로써 국민의 복지증진에 이바지하는 것을 목적으로 한다.

3) 사회보장의 이념

모든 국민이 다양한 사회적 위험으로부터 벗어나 행복하고 인간다운 생활을 향유할 수 있도록 자립을 지원하며, 사회참여·자아실현에 필요한 제도와 여건을 조성하여 사회통합과 행복한 복지사회를 실현하는 것이다.

4) 정의

사회구성원에게 질병, 실업, 분만, 폐질(total disability), 노령 및 사망 등으로 인해 발생되는 위험으로부터 사회적으로 이를 보호하는 제도이다.

① 사회보장: 출산, 양육, 실업, 노령, 장애, 질병, 빈곤 및 사망 등의 사회적 위험으로부터 모든 국민을 보호하고 국민 삶의 질을 향상시키는 데 필요한 소득·서비스를 보장하는 사회보험, 공공부조, 사회서비스를 의미한다.

② 사회보험: 국민에게 발생하는 사회적 위험을 보험의 방식으로 대처함으로써 국민의 건강과 소득을 보장하는 제도이다.

③ 공공부조: 국가와 지방자치단체의 책임 하에 생활 유지 능력이 없거나 생활이 어려운 국민의 최저생활을 보장하고 자립을 지원하는 제도이다.

④ 사회서비스: 국가·지방자치단체 및 민간부문의 도움이 필요한 모든 국민에게 복지, 보건의료, 교육, 고용, 주거, 문화, 환경 등의 분야에서 인간다운 생활을 보장하고 상담, 재활, 돌봄, 정보의 제공, 관련 시설의 이용, 역량 개발, 사회참여 지원 등을 통하여 국민의 삶의 질이 향상되도록 지원하는 제도이다.

⑤ 평생사회안전망: 생애주기에 걸쳐 보편적으로 충족되어야 하는 기본욕구와

특정한 사회위험에 의하여 발생하는 특수욕구를 동시에 고려하여 소득·서비스를 보장하는 맞춤형 사회보장제도를 의미한다.

5) 적용
헌법과 사회보장관련법과의 연결고리 역할을 한다(사회보장기본법 제4조).

2. 지역보건법

1) 개요
① 지역보건의료계획과 지역보건의료기관에 관한 법률이다.
② 1956년 12월 13일에 「보건소법」이 제정되었고 1995년 12월 29일에 「지역보건법」으로 전부 개정되어 현재까지 일부 개정되었다.

2) 목적
이 법은 보건소등 지역보건의료기관의 설치·운영 및 지역보건의료사업의 연계성 확보에 필요한 사항을 규정함으로써 보건행정을 합리적으로 조직·운영하고, 보건시책을 효율적으로 추진하여 국민보건의 향상에 이바지함을 목적으로 한다.

3) 적용
① 각 지역의 보건소가 사회서비스 제공의 거점 역할을 담당한다.
② 보건소는 시·군·구에 1개소씩 설치되며 지방자치단체의 관할구역 안에서 국민의 보건증진을 위한 업무를 담당한다(보건소의 업무 〈표 10-4〉).

표 10-4	보건소의 업무

1. 국민건강증진·보건교육·구강건강 및 영양관리사업
2. 감염병의 예방·관리 및 진료
3. 모자보건 및 가족계획사업
4. 노인보건사업
5. 공중위생 및 식품위생
6. 의료인 및 의료기관에 대한 지도 등에 관한 사항
7. 의료기사·의무기록사 및 안경사에 대한 지도 등에 관한 사항
8. 응급의료에 관한 사항
9. 농어촌 등 보건의료를 위한 특별조치법에 의한 공중보건의사·보건진료원 및 보건진료소에 대한 지도 등에 관한 사항
10. 약사에 관한 사항과 마약·향정신성의약품의 관리에 관한 사항
11. 정신보건에 관한 사항
12. 가정·사회복지시설 등을 방문하여 행하는 보건의료사업
13. 지역주민에 대한 진료, 건강진단 및 만성 퇴행성 질환 등의 질병관리에 관한 사항
14. 보건에 관한 실험 또는 검사에 관한 사항
15. 장애인의 재활사업 기타 보건복지부령이 정하는 사회복지사업
16. 기타 지역주민의 보건의료의 향상·증진 및 이를 위한 연구 등에 관한 사업

＊ 지역보건법 제19조 '보건소의 업무'.

3. 노인복지법

1) 개요

① 노인의 증가와 맞물려 노인문제는 이미 사회문제 중 하나로 수용되었고 이를 대처하기 위해 「노인복지법」이 제정되었다.

② 1981년 6월 5일에 「노인복지법」을 제정하였고 현재까지 전부 또는 일부 개정되었다.

2) 목적

이 법은 노인의 질환을 사전예방 또는 조기발견하고 질환상태에 따른 적절한 치료·요양으로 심신의 건강을 유지하고, 노후의 생활안정을 위하여 필요한 조치를 강구함으로써 노인의 보건복지증진에 기여함을 목적으로 한다.

3) 기본이념

① 노인은 후손의 양육과 국가 및 사회의 발전에 기여하여 온 자로서 존경받으

며 건전하고 안정된 생활을 보장받는다.

② 노인은 그 능력에 따라 적당한 일에 종사하고 사회적 활동에 참여할 기회를 보장 받는다.

③ 노인은 노령에 따르는 심신의 변화를 자각하여 항상 심신의 건강을 유지하고 그 지식과 경험을 활용하여 사회의 발전에 기여하도록 노력하여야 한다.

4) 적용

① 고령화 시대를 넘어 초고령 시대에 접어드는 21세기에 노인의 역할과 사회적 배려를 다루고 있다.

② 노인복지시설에서 갖추어진 시설은 〈표 10-5〉와 같다.

표 10-5 노인복지시설

종류	해당 시설
노인주거복지시설	• 양로시설 • 노인공동생활가정 • 노인복지주택
노인의료복지시설	• 노인요양시설 • 노인요양공동생활가정
노인여가복지시설	• 노인복지관 • 경로당 • 노인교실
재가노인복지시설	• 방문요양서비스 • 주·야간보호서비스 • 단기보호서비스 • 방문목욕서비스 • 그 밖의 서비스
노인보호전문기관	• 중앙노인보호전문기관
노인일자리지원기관	• 노인일자리지원기관

* 노인복지법 제31조 '노인복지시설의 종류'.

4. 장애인복지법

1) 개요

① 장애인문제를 개인이나 가족의 문제가 아닌 사회문제로 인식하고 장애인에
대한 이념적 평등과 장애인의 권리의식 향상에 따라 범국가적 차원에서 장
애인문제를 해결하고자 하는 취지의 법이다.

② 1981년 6월 5일에 「심신장애자복지법」이 제정되었고 1989년 12월 30일에
「장애인복지법」으로 전부 개정되어 현재까지 전부 또는 일부 개정되었다.

2) 목적

이 법은 장애인의 인간다운 삶과 권리보장을 위한 국가와 지방자치단체 등의
책임을 명백히 하고, 장애발생 예방과 장애인의 의료·교육·직업재활·생활환경개선
등에 관한 사업을 정하여 장애인복지대책을 종합적으로 추진하며, 장애인의 자립생
활·보호 및 수당지급 등에 관하여 필요한 사항을 정하여 장애인의 생활안정에 기
여하는 등 장애인의 복지와 사회활동 참여증진을 통하여 사회통합에 이바지함을 목
적으로 한다.

3) 장애인복지 기본이념

장애인의 완전한 사회참여와 평등을 통하여 사회통합을 이루는 데에 있다.

4) 적용

① 제18조(의료와 재활치료)를 통해 장애인은 기능치료와 심리치료 등 재활의료
를 제공받고 장애를 보완할 수 있는 보조기구를 제공받아야 한다.

② 제19조(사회적응훈련)를 통해 장애인은 일상생활이나 사회생활을 원활히 할
수 있는 사회적응훈련을 받아야 한다.

③ 제72조의 2(언어재활사 자격증 교부 등)를 통해 자격요건을 갖춘 사람으로서
국가시험에 합격한 사람에게, 언어재활사에게 자격증을 내주어야 한다.

5. 장애아동복지지원법

1) 개요

① 장애아동의 사회참여와 장애아동 가족부담 완화를 위해 제정하였다.

② 2011년 8월 4일에 「장애아동복지지원법」이 제정되었고 현재까지 타법 개정되었다.

2) 목적

이 법은 국가와 지방자치단체가 장애아동의 특별한 복지적 욕구에 적합한 지원을 통합적으로 제공함으로써 장애아동이 안정된 가정생활 속에서 건강하게 성장하고 사회에 활발하게 참여할 수 있도록 하며, 장애아동 가족의 부담을 줄이는데 이바지함을 목적으로 한다.

3) 적용

① 제21조(발달재활서비스지원)를 통해 장애아동의 인지, 의사소통, 적응행동, 감각·운동 등의 기능향상과 행동발달을 위하여 적절한 발달재활서비스를 지원한다.

② 장애아동에게 필요한 복지지원은 〈표 10-6〉의 하나의 기관 또는 단체에서 제공한다.

표 10-6	복지지원 제공기관

1. 「장애인복지법」 제58조에 따른 장애인복지시설
2. 「아동복지법」 제52조의 아동복지시설
3. 「건강가정기본법」 제35조에 따른 건강가정지원센터
4. 「장애아동복지지원법」 제21조 제3항에 따른 발달재활서비스 제공기관
5. 「장애아동복지지원법」 제23조에 따른 가족지원업무 수행기관
6. 「장애아동복지지원법」 제32조에 따른 장애영유아를 위한 어린이집
7. 그 밖에 보건복지부장관 또는 지방자치단체의 장이 필요하다고 인정하는 기관 또는 단체

* 장애인아동복지지원법 제30조 '복지지원 제공기관'.

6. 산업안전보건법

1) 개요
① 산업재해를 예방하고 근로자의 안전과 보건을 유지하고 증진시키기 위해 제정되었다.
② 1981년 12월 31일에 「산업안전보건법」을 제정하였고 현재까지 전부 또는 일부 개정하였다.

2) 목적
이 법은 산업안전·보건에 관한 기준을 확립하고 그 책임의 소재를 명확하게 하여 산업재해를 예방하고 쾌적한 작업환경을 조성함으로써 근로자의 안전과 보건을 유지·증진함을 목적으로 한다.

3) 적용
① 기업 부속의원의 물리치료실에서 근로자의 근육 뼈대계통 질환에 대한 물리치료서비스를 제공한다.
② 근로자의 안전과 보건을 위해 예방차원에서의 집체교육을 담당하기도 한다.

제4절 보건정책

1. 보건정책의 개요

정책은 정부 또는 공공기관이 공적 목표를 달성하기 위하여 준비한 행동지침으로 목표와 수단의 결합이다. 정책은 달성하고자 하는 목표가 있고 원칙적으로 집행과정에서 일어나는 현상이다. 정책목표와 수단은 정책의 중요한 구성요소가 되며 권위 있는 정부기관에 의해 결정된 공식적이며 미래지향적 성격을 지닌다.

보건의료는 매우 복잡한 구조를 갖는다. 따라서 보건정책은 모든 사람의 보건증진을 목표로 추구하게 된다.

1) 정의

보건정책이란 인구집단의 건강증진과 유지하는 것을 목표로 정부나 기타 단체들의 활동으로 정의할 수 있으며, 보건의료정책, 예방정책, 직제간 보건정책으로 구성된다.

① 보건의료정책: 진료, 진단, 간호, 치료를 관리하는 것을 말하며 건강에 문제가 있는 사람을 대상으로 하는 정책이다.
② 예방정책: 예방접종, 건강증진, 보건교육, 건강보호 등 건강안전을 향상시키기 위한 정책이다.
③ 직제간 보건정책(intersectional health policy): 공중보건 업무범위를 벗어나는 교통안전정책, 건축규제, 고용정책, 농업정책 등을 포함한 정책이다.

2) 특성

다른 정책과 차이는 없으나, 보건정책은 보건분야가 갖는 특수성으로 인해 일반 정책과 다른 특성을 지닌다.

① 시장경제원리 적용의 한계: 수요와 공급의 법칙에 의한 시장경제원리 적용에 한계가 있다. 인적 자원이 과잉이라고 해서 의료비 부담이 경감되지 않으며 인적 자원의 공급 부족 시에도 단기간에 의료 인력을 공급할 수 없는 한계가 있다.
② 국가경제력과의 밀접한 관련성: 보건정책의 우선순위는 국가경제력과 비례하므로 경제개발단계에서는 보건정책이 우선순위는 높지 않다.
③ 정책파급효과가 광범위: 보건정책의 대상은 국민 모두를 포함하기 때문에 정책파급효과가 광범위하고 파급기간도 장기간에 걸치기 때문에 국가의 적극적인 개입과 간섭이 정당화된다.
④ 구조적 다양성: 학교교육, 건강보험, 참여주체의 다양성이나 정책 및 재원관계 등의 구조적 연결고리가 복잡하고 해결하기 어렵게 얽혀 있다.

⑤ 형평성 강조: 인간의 생명을 다루는 문제이기에 효율성보다는 형평성이 강조된다.

⑥ 보건의료서비스 욕구 증가: 소득과 의식수준의 향상은 국민들의 보건의료서비스 욕구 증가로 이어진다. 이러한 욕구 증가에 맞추어 보건정책의 발빠른 대처가 필요하다.

2. 보건정책과정의 단계

정책의 과정은 정책형성, 정책결정, 정책집행, 정책평가로 이루어진다.

1) 보건정책형성

사회문제가 대두되어 정부로부터 정책의제(공식의제)로 채택되는 일련의 과정을 의미한다.

① 외부주도형: 정부 밖에 있는 집단이 압력을 가하여 사회문제를 해결하도록 요구하는 형태이다.

② 동원형: 정부의제를 정하고 정부의 노력에 의해 공중의제로 확산되는 형태이며 최고통치자에 의해 결정된다.

③ 내부접근형: 사회문제가 정책담당자에 의해 바로 정책의제로 채택되는 형태이며 고위관료에 의해 결정된다.

2) 보건정책결정

(1) 정의

① 정부기관에 의한 장래의 활동지침을 의미하며 공익을 추구하려는 복잡하고 동태적인 과정이다.

② 정책결정의 주체는 정부기관이 되며 결정과정에 정치권력이 개입될 수 있고 정책결정의 수준은 정치 및 행정체계의 발전 수준에 따른다. 정책결정은 공익을 우선시하고, 동태적인 과정이며 정부의 활동지침이 되기도 한다.

(2) 정책결정과정

① 문제의 인지: 상황분석을 통해 문제를 인지한다.

② 정보의 수집 및 분석: 문제의 해결을 위한 관련 정보와 자료를 수집하고 분석한다.

③ 대안의 작성 및 평가: 각각의 대안에 대한 비교 및 분석이 이루어지며 효과성, 파급효과, 실효성 등이 고려된다.

④ 대안의 선택: 작성되거나 평가된 대안들 중 최적의 대안을 결정한다.

(3) 정책결정과정의 참여자

① 행정관료: 전문적 지식을 갖춘 행정관은 정책문제를 분석하고 대안을 제시하며 정책을 집행한다. 정책결정에 있어 해당 분야 전문성을 지닌 행정관료가 깊이 관여하게 된다.

② 전문가: 행정부 외의 전문성을 지닌 사람을 의미하며 정책결정에 있어 공정성을 기할 수 있게 한다. 공무원에 비해 자율성이 보장되고 객관적이어서 정책결정에 있어 국민의 불신감을 배제시킬 수 있다. 우리나라의 보건의료 분야의 전문가 기관은 보건관련 대학, 한국보건사회연구원, 한국보건산업진흥원, 한국개발연구원 등이다.

③ 정당, 국회: 국민의 선거에 의해 구성된 집단으로 국민을 대표하는 특성을 지녔다. 비록 전문성은 없지만 정책결정과정에서 정치적으로 강력한 영향을 미친다.

④ 이익집단: 특정 문제에 관하여 직간접적으로 이해관계 및 관심을 공유하는 사람들의 자발적인 집단이다. 정당에 참여하여 그 영향력을 발휘하기도 한다. 대한의사협회, 대한간호협회, 대한물리치료사협회, 대한병원협회 등이 이익집단의 예이다.

⑤ 여론: 정책결정에 있어 여론은 매우 중시되고 있으며 여론을 무시한 정책결정은 계속적인 집권을 보장받지 못하기 때문에 여론에 의해 정책결정이 변하기도 한다.

⑥ 시민단체: 여론의 수렴을 결정권자에게 넘기는 것이 아니라 시민단체가 직접 국정 각 분야에 참여하여 투명성 및 공익성을 확보할 수 있다.

⑦ 대통령: 최종 결정권자로서 정책결정에 있어 큰 영향을 미치고 있으나 여건상 모든 정책결정에 참여할 수 없어 그 권한이 비서관들에게 많이 위임되기도 한다.

⑧ 정무직 공무원: 선거에 의하여 취임하거나 임명 시 국회의 동의를 요하는 공무원을 의미한다. 정책문제를 인식하고 해결방안을 제시하며 최종 결정을 내리고 그 결정에 대한 책임을 지게 된다. 국무총리, 장관 및 차관, 감사원장, 행정조정실장, 구정원장, 시·도지사, 시장·군수·구청장, 중앙선거관리위원회 위원 등이며 대통령도 정무직 공무원에 포함된다.

(4) 이론모형

① 합리모형(rational model): 관계된 모든 대안을 고려할 수 있는 인간에 대한 전능의 가정과 목표달성을 위한 합리적 인간을 전제로 한 모형으로 보다 나은 의사결정에 기여할 수 있으며 합리성에 대한 저해요인을 규명하는데 도움이 된다.

> • 특징: 가치나 목표의 명료화하게 할 수 있으며 수단과 목표의 분석을 통해 정책이 형성된다. 분석은 포괄적이어서 모든 대안을 고려하고 이론에 의존한다.
> • 비판: 인간의 주관적 가치판단을 무시하였고, 많은 시간과 비용이 소요된다. 인간은 미래예측능력이 없으며 지적능력도 한계가 있으며 매몰비용(sunk cost)이 존재하는 경우 합리적 선택범위가 제한적이다. 또한 인간에 대한 지나친 낙관주의와 이상주의에 입각한 모형이다.

② 만족모형(satisfying model): 합리모형의 제약점을 극복하기 위해 제한된 합리성(bounded rationality)에 기초하여 현실적으로 만족할 만한 수준에서 결정된다는 모형이다. 그러나 지나치게 주관적이어서 더 중요한 대안이 있어도 포기할 수도 있으며, 개인적 의사결정에 초점을 두기 때문에 집단의 의사결정에 적용하는데 제약이 있고 창조적인 정책은 고려되지 않아 보수주의에 빠질 우려가 있다.

③ 점증모형(incremental, muddling through model): 현재의 정책에서 소폭의 변화만을 가감하여 정책대안으로 결정하는 방법의 모형이다. 그러나 변화와 혁신

을 이루기 힘들거나 현재의 정책에 오류가 있을 때 오류수정이 힘들고 단기정책에 관심이 집중되어 장기정책 수립이 힘들며 급변하는 개발도상국에 적용하기 어렵다.

④ 혼합주사 모형(mixed-scanning model): 합리모형과 점증모형의 장점을 혼용한 혼합모형으로 Etzioni에 의해 제시되었으며 합리모형의 비현실성과 점증모형의 보수성을 동시에 극복할 수 있다. 그러나 두 모형의 결정을 정확하게 구분하기 힘들며 독창적인 모형이 아니라 기존 두 모형의 결합에 불과하다는 것이다. 현실적으로 두 모형을 신축성 있게 전환시키면서 결정하는 것은 어렵다는 한계가 있다.

⑤ 최적모형(optimal model): Dror가 제시한 것으로 현실주의와 이상주의를 통합한 모형이다. 초합리성(extra-rationality), 즉 직관, 판단, 창의와 같은 잠재의식의 개입을 중시하는 모형으로, 합리성을 중시하며 대안을 찾지만 현실여건이 합리성을 제약할 경우 초합리성 개입을 고려하게 된다. 그러나 초합리성의 구체적인 성격이 명확하지 못해 이상모형에 가깝다는 것이며 고찰의 불충분으로 엘리트 집단에 의한 비민주적인 정책결정을 초래할 수도 있어 최적 수준의 결정에는 한계가 있다.

3) 보건정책집행

(1) 정의

① 정책을 시행하는 것을 의미한다. 문서화된 정책은 집행과정을 통해 현실화된다.

② 정책의 내용에는 정책목표와 정책수단이 있는데 정책의 내용을 실행하는 것은 정책수단을 실현시키는 것이 핵심이 된다.

(2) 유형

① 고전적 기술자형: 정책결정자와 정책집행자를 엄격하게 구분하다. 정책결정자는 구체적인 정책목표와 세부 정책 내용까지 결정하고 정책집행자는 한정된 기술적 재량권만 지닌다.

② 지시적 위임형: 정책결정자가 목표를 수립하여 세부 방침만 정책집행자에

게 위임된다.

③ 협상형: 정책결정자가 목표 수립과 세부 방침을 결정하는데 있어 정책집행자와 협상의 과정을 거친다.

④ 재량적 실험가형: 정책결정자가 구체적인 목표를 제시할 수 없을 때 정책집행자에게 광범위한 재량권을 위임한다.

⑤ 관료적 기업가형: 고전적 기술자형의 반대 유형으로 정책집행자가 정책결정자의 권한을 행사하고 정책과정을 지배한다.

4) 보건정책평가

(1) 정의

① 정책평가는 정책이나 사업계획의 집행결과가 본연의 정책목표를 실현했는지, 문제해결에 기여했는지, 파급효과나 부가적인 효과가 있었는지를 체계적으로 탐색, 조사, 분석하는 활동이다.

② 보건정책평가는 보건의료프로그램과 서비스를 개선하고, 현재 또는 미래의 서비스와 자원 할당에 대한 안내자 역할을 담당한다.

(2) 유형

① 과정평가: 진행평가라고도 하며 집행과정을 평가대상으로 한다. 정책집행 과정에서 제기되는 문제를 분석하여 바람직한 집행전략, 집행방법을 모색하기 위하여 행해지는 평가이다.

② 총괄평가: 결과평가 또는 영향평가라고도 하며 정책이 집행된 후 그 효과를 판단하는 활동이다.

- 효과성평가: 의도한 정책효과가 정책 때문에 효과가 있었는지를 알아본다.
- 능률성평가: 투입과 산출의 비율로 표현되며 정책의 비용까지 고려한다.
- 공평성평가: 사회집단 간 또는 지역 간의 배분이 공정한가의 여부를 평가한다.

(3) 정책평가 기준

① 효과성: 결과에 초점을 두며 의도한 목표가 얼마나 달성되었는가를 파악하

는 것이다.

② 능률성: 저비용·고산출을 의미한다.

③ 대응성: 특정 집단의 요구, 선호, 가치 등을 만족시킨 정도를 의미한다.

④ 형평성: 각 집단에 비용과 이익이 공정하게 배분되었는가를 평가하는 기준이다.

⑤ 적절성: 사용된 수단, 방법 등이 그 상황에 적절하게 적용되었는지를 평가한다.

⑥ 만족도: 정책결정자들이 추진하는 정책의 국민들의 호응과 지지를 광범위하게 이끌어내었는지를 평가한다.

❖ 참고문헌

고성진 외(2010). 보건행정학. 수문사.
김기훈·권이승(2010). 보건행정학원론. 계축문화사.
김태룡(2007). 행정이론. 대영문화사.
문상식·최만규(2011). 보건행정학 제4판. 보문각.
문재우·김기훈(2006). 보건행정학 제4판. 계축문화사.
송연철 외(2013). 의료기사 등 의료관계법규. 현문사.

❖ 참고 사이트

국민건강보험공단 http://www.nhis.or.kr
법제처 http://www.moleg.go.kr
보건복지부 http://www.mw.go.kr
위키피디아 http://en.wikipedia.org/wiki/Amitai-Etzioni#Published_works

부 록

부록 1		전국 시도 5기 지역보건의료계획 중점과제 현황	
	시도명	5기 중점과제명	4기 중점과제명
1	서울특별시	• 감염병예방관리사업 • 심·뇌혈관질환예방관리사업	• 암, 만성질환예방 및 관리 • 비만예방 및 관리 • 정신보건사업
2	부산광역시	• 심뇌혈관예방관리사업 • 암관리사업	• 의료취약계층 건강수준 향상사업 • 고령사회 대비 노인 공공보건의료 인프라 확충사업 • 부산시민 간흡충예방관리사업
3	대구광역시	• 심뇌혈관질환예방관리 (고혈압 및 당뇨병 관리율 향상)사업	• 고혈압·당뇨병관리사업 • 치매환자관리사업 • 취약계층을 위한 방문보건사업
4	인천광역시	• 고혈압 및 당뇨합병증으로 발생하는 심뇌혈관질환 사망률 감소를 의한 고혈압, 당뇨관리사업	• 고혈압 및 당뇨환자 관리 • 말라리아퇴치사업 추진 • 치매환자 관리 기반구축 및 기능 강화
5	광주광역시	• 높은 당뇨병 사망률 • 대사성증후군관리사업	• 당뇨병 관리율 높이기
6	대전광역시	• 심뇌혈관질환예방관리사업 계획 (맞춤형 방문건강관리사업과 연계) • 맞춤형방문건강관리사업	• 고혈압 및 당뇨환자 관리강화 • 청소년금연사업 • 공공보건의료 인프라 확충 및 기능강화
7	울산광역시	• 금연사업	• 청소년 흡연율 상승으로 인한 건강문제 해결 • 암 검진율 저조로 인한 암 조기발견
8	경기도	• 심뇌혈관질환예방관리사업 • 금연사업 • 정신보건사업	• 치매중풍노인관리사업 • 운동영양관리사업 • 만성질환관리사업
9	강원도	• 노인치매관리사업	• 치매관리사업
10	충청북도	• 심뇌혈관질환예방관리사업	• 만성질환 관리 • 모자보건사업 • 건강생활실천사업
11	충청남도	• 고혈압·당뇨병 등 만성퇴행성질환관리 사업	• 고혈압·당뇨관리사업 • 공공보건의료기관 인프라 구축
12	전라북도	• 노인건강증진	• 고혈압 당뇨예방관리사업 • 노인건강만들기사업 • 퇴행성관절염관리사업

13	전라남도	• 주요 암관리사업	• 고혈압 및 당뇨병 해결전략 수립 • 암관리 해결전략 수립
14	경상북도	• 심뇌혈관예방관리사업	• 건강생활실천사업 활성화 • 저출산 종합대책 수립 • 암관리사업
15	경상남도	• 심뇌혈관예방관리사업	• 높은 치주질환 관리 • 고혈압 유병률 관리 • 높은 관절염 유병률 관리
16	제주특별 자치도	• 심뇌혈관질환 예방 및 관리	• 고혈압 및 심뇌혈관질환관리사업 • 건강도시 구현을 위한 금연사업 추진

* 4기는 중점과제 3개 이상 제출하도록 하였으며, 5기는 1개 이상 제출하도록 함.

부록 2 전국 시구별 5기 지역보건의료계획 중점과제(1순위) 현황

번호	지자체명	중점과제(1순위)	카테고리명
1	서울종로구	노인건강사업(노인보건의료강화)	노인건강
2	서울중구	대사증후군 관리사업	통합건강관리서비스
3	서울용산구	맞춤형 방문건강관리사업	방문보건
4	서울성동구	대사증후군 관리	통합건강관리서비스
5	서울광진구	노인증후군건강	노인건강
6	서울동대문구	지역특화 건강행태개선사업(일반과제)	건강생활실천
7	서울중랑구	금연사업	금연
8	서울성북구	운동사업을 바탕으로 한 비만사업	비만
9	서울강북구	대사증후군 관리사업	통합건강관리서비스
10	서울도봉구	정신보건사업	정신보건
11	서울노원구	평생건강관리사업	건강생활실천
12	서울은평구	심·뇌혈관질환 예방관리	심뇌혈관질환예방
13	서울서대문구	지역특화 건강행태개선사업	건강생활실천
14	서울마포구	혈압·혈당 측정을 통한 고혈압, 당뇨 자가관리율 향상	심뇌혈관질환예방
15	서울양천구	대사질환관리사업	통합건강관리서비스
16	서울강서구	대사증후군 관리사업	통합건강관리서비스
17	서울구로구	대사증후군 관리사업	통합건강관리서비스

번호	지자체명	중점과제(1순위)	카테고리명
18	서울금천구	심뇌혈관질환 예방관리사업	심뇌혈관질환예방
19	서울영등포구	고혈압 중심의 심뇌혈관계 만성병 예방관리	심뇌혈관질환예방
20	서울동작구	낮은 영유아 건강검진율 향상방안	저출산/모자보건
21	서울관악구	건강한 학교 만들기 사업	학교보건
22	서울서초구	고혈압·당뇨 만성질환	심뇌혈관질환예방
23	서울강남구	강남 건강한 학교 만들기 사업	학교보검
24	서울송파구	산모건강증진센터	저출산/모자보건
25	서울강동구	주민참여 「건강 100세 상담센터」의 대사증후군 관리	통합건강관리서비스
26	부산중구	전염병예방관리사업(모기방제)	전염병예방
27	부산서구	맞춤형 방문건강관리사업	방문보건
28	부산동구	건강백세를 의한 건강관리능력 향상	노인건강
29	부산영도구	심뇌혈관질환 등 만성질환예방관리	심뇌혈관질환예방
30	부산진구	심뇌혈관질환 관리사업	심뇌혈관질환예방
31	부산동래구	건강도시사업	건강도시
32	부산남구	노인보건사업	노인건강
33	부산북구	건강도시 북구 만들기	건강한 도시/마을
34	부산해운대구	건강한 마을 만들기	건강한 도시/마을
35	부산사하구	적정 혈압유지를 위한 건강실천사업	건강생활실천
36	부산금정구	"심뇌혈관 예방관리"사업	심뇌혈관질환예방
37	부산강서구	암 및 건강검진율 향상	건강검진
38	부산연제구	금연사업	금연
39	부산수영구	심뇌혈관 예방질환 관리사업	심뇌혈관질환예방
40	부산사상구	심뇌혈관예방관리사업	심뇌혈관질환예방
41	부산기장군	물럿거라! 고(혈압)당(뇨)	심뇌혈관질환예방
42	대구중구	고혈압 관리교육 이수율 증가	심뇌혈관질환예방
43	대구동구	저출산극복사업	저출산/모자보건
44	대구서구	맞춤형 방문건강관리사업	방문보건
45	대구남구	치매예방관리	치매예방

번호	지자체명	중점과제(1순위)	카테고리명
46	대구북구	맞춤형 방문건강관리사업의 확대 추진	방문보건
47	대구수성구	노인정신건강관리	노인건강
48	대구달서구	심뇌혈관 예방관리	심뇌혈관질환예방
49	대구달성군	건강한 혈관지키기 생활화사업	심뇌혈관질환예방
50	인천중구	출산장려 및 임산부관리사업	저출산/모자보건
51	인천동구	심뇌혈관 예방관리사업	심뇌혈관질환예방
52	인천남구	청소년금연환경 모범도시 남구	금연
53	인천연수구	질환전단계 주민을 위한 아동검진사업	건강검진
54	인천남동구	출산장려지원 및 모자관리사업	저출산/모자보건
55	인천부평구	심뇌혈관 예방관리사업	심뇌혈관질환예방
56	인천계양구	심뇌혈관질환 예방관리사업	심뇌혈관질환예방
57	인천서구	자살예방사업(생명사랑사업)	정신보건
58	인천강화군	심뇌혈관 예방관리사업	심뇌혈관질환예방
59	인천 옹진군	심뇌혈관 예방관리사업	심뇌혈관질환예방
60	광주동구	당뇨관리사업	심뇌혈관질환예방
61	광주서구	대사증후군관리를 통한 효율적인 만성질환 예방관리사업	심뇌혈관질환예방
62	광주남구	당뇨관리사업	심뇌혈관질환예방
63	광주북구	정신보건사업(맑은샘정신건강사업)	정신보건
64	광주광산구	당뇨시계, 그대로 멈춰라!	심뇌혈관질환예방
65	대전동구	심뇌혈관질환 예방관리사업	심뇌혈관질환예방
66	대전중구	심뇌혈관질환 예방관리사업	심뇌혈관질환예방
67	대전서구	심뇌혈관질환 예방관리사업 (맞춤형 방문건강관리사업과 연계)	심뇌혈관질환예방
68	대전유성구	"건강한 노년! 행복한 노후!"를 위한 치매예방 관리사업	치매예방
69	대전대덕구	치매예방관리사업	치매예방
70	울산중구	깨끗한 혈관 가꾸기 프로젝트	심뇌혈관질환예방
71	울산남구	심뇌혈관질환 예방관리사업	심뇌혈관질환예방
72	울산동구	심뇌혈관질환 관리사업	심뇌혈관질환예방

번호	지자체명	중점과제(1순위)	카테고리명
73	울산북구	고혈압 및 당뇨병 관리사업	심뇌혈관질환예방
74	울산울주군	고혈압 예방으로 건강울주 만들기 사업	심뇌혈관질환예방
75	경기수원시	아동청소년정신보건사업	정신보전
76	경기성남시	정신보건사업	정신보전
77	경기의정부시	금연사업	금연
78	경기안양시	치매환자예방 및 관리사업	치매예방
79	경기부천시	자살예방을 위한 정신보건사업 강화	정신보건
80	경기광명시	심뇌혈관질환 예방관리사업	심뇌혈관질환예방
81	경기평택시	고혈압 당뇨 관리사업	심뇌혈관질환예방
82	경기동두천시	노인보건사업	
83	경기안산시	금연사업	금연
84	경기고양시	시민을 위한 정신건강증진 사업 확대	정신보전
85	경기과천시	취약계층 방문건강관리사업	방문보건
86	경기구리시	심뇌혈관질환 관리사업	심뇌혈관질환예방
87	경기남양주시	건강up! 행복up! 남양주	건강한 도시/마을
88	경기오산시	건강행태개선사업(비만, 운동, 영양, 절주)	건강생활실천
89	경기시흥시	금연사업	금연
90	경기군포시	심뇌혈관질환 예방 및 관리사업	심뇌혈관질환예방
91	경기의왕시	노령화에 따른 심뇌혈관질환 예방관리사업	심뇌혈관질환예방
92	경기하남시	심뇌혈관 관리사업	심뇌혈관질환예방
93	경기용인시	암관리사업	암예방 및 관리
94	경기파주시	심뇌혈관질환 예방사업	심뇌혈관질환예방
95	경기이천시	당뇨병 관리사업	심뇌혈관질환예방
96	경기안성시	심뇌혈관질환 예방관리사업	심뇌혈관질환예방
97	경기김포시	운동실천 붐 조성을 통한 건강한 김포시민	운동
98	경기화성시	응급의료체계 구축	응급의료체계
99	경기광주시	심뇌혈관질환 예방관리사업	심뇌혈관질환예방
100	경기양주시	암관리사업	암예방 및 관리
101	경기포천시	노인운동사업	운동

번호	지자체명	중점과제(1순위)	카테고리명
102	경기여주군	노인보건사업	노인건강
103	경기연천군	노인보건사업	노인건강
104	경기가평군	노인보건예방관리사업(타이치관절염효능사업)	노인건강
105	경기양평군	심뇌혈관질환 예방관리사업	심뇌혈관질환예방
106	강원춘천시	비만관리사업	비만
107	강원원주시	심뇌혈관질환 예방관리사업	심뇌혈관질환예방
108	강원강릉시	심뇌혈관질환 관리	심뇌혈관질환예방
109	강원동해시	고혈압 관리사업	심뇌혈관질환예방
110	강원태백시	금연사업	금연
111	강원속초시	고혈압, 당뇨 관리사업	심뇌혈관질환예방
112	강원삼척시	고혈압 관리사업	심뇌혈관질환예방
113	강원횡천군	고혈압 관리(행복한 혈압 120/80)	심뇌혈관질환예방
114	강원횡성군	65세 이상 노인 고혈압 관리	심뇌혈관질환예방
115	강원영월군	고혈압 예방·관리	심뇌혈관질환예방
116	강원평창군	맞춤형 방문건강관리사업	방문보건
117	강원정선군	정신보건사업	정신보건
118	강원철원군	65세 이상 노인 고혈압 관리	심뇌혈관질환예방
119	강원화천군	취약계층의 건강수준율	취약계층건강
120	강원양구군	청소년 흡연예방 빛 금연	금연
121	강원인제군	심뇌혈관질환 예방관리	심뇌혈관질환예방
122	강원고성군	고혈압 관리사업	심뇌혈관질환예방
123	강원양양군	고혈압, 당뇨 관리사업	심뇌혈관질환예방
124	충북청주시	심뇌혈관질환 예방관리사업	심뇌혈관질환예방
125	충북충주시	우울증 및 치매과리사업	치매예방
126	충북제천시	2014년까지 '1인 1운동 가지기'를 선정 (성인 이상 60% 이상 실천)	운동
127	충북청원군	심뇌혈관질환 예방관리사업	심뇌혈관질환예방
128	충북보은군	치매예방관리 및 치료비지원사업	치매예방
129	충북옥천군	고혈압환자 관리사업	심뇌혈관질환예방

번호	지자체명	중점과제(1순위)	카테고리명
130	충북영동군	고혈압 예방사업	심뇌혈관질환예방
131	충북진천군	당뇨 관리사업	심뇌혈관질환예방
132	충북괴산군	『행복한 노년을 위한 재·건·축 노인운동』	노인건강
133	충북음성군	심뇌혈관질환 예방관리사업	심뇌혈관질환예방
134	충북단양군	심뇌혈관질환 예방관리사업 (고혈압, 당뇨, 고지혈증 예방관리사업)	심뇌혈관질환예방
135	충북증평군	건강수명연장을 위한 운동사업	운동
136	충남천안시	맞춤형 건강관리사업	방문보건
137	충남공주시	심뇌혈관질환 관리사업	심뇌혈관질환예방
138	충남보령시	발전소 주변과 도서지역 심뇌혈관질환 예방관리사업	심뇌혈관질환예방
139	충남아산시	만성질환(고혈압·당뇨)관리를 위한 통합건강관리사업	심뇌혈관질환예방
140	충남서산시	건강한 출산 건강한 양육	저출산/모자보건
141	충남논산시	노인 운동 실천율 향상	노인건강
142	충남계룡시	뇌혈관질환사업(고혈압, 당뇨병)	심뇌혈관질환예방
143	충남금산군	노인보건사업	노인건강
144	충남연기군	심뇌혈관질환(고혈압, 당뇨) 예방관리사업	심뇌혈관질환예방
145	충남부여군	노인 고혈압, 당뇨 관리	심뇌혈관질환예방
146	충남서천군	고혈압 당뇨병 예방관리사업	심뇌혈관질환예방
147	충남청양군	암조기검진사업	건강검진
148	충남홍성군	노인의 운동관리	노인관리
149	충남예산군	생애주기별 구강보건사업	구강보건
150	충남태안군	태안군민의 건강관리체계 구축	건강한 도시/마을
151	충남당진군	심뇌혈관질환 예방관리사업	심뇌혈관질환예방
152	전북전주시	암예방사업	암예방 및 관리
153	전북군산시	건강한 혈관만들기 사업 (높은 심혈관질환 사망률)	심뇌혈관질환예방
154	전북익산시	노인 건강관리	노인건강
155	전북정읍시	맞춤형 방문건강관리	방문보건

번호	지자체명	중점과제(1순위)	카테고리명
156	전북남원시	높은 폐암사망률을 낮추기 위한 예방사업	금연
157	전북김제시	독거노인문제	노인건강
158	전북완주군	고혈압 예방과 관리	심뇌혈관질환예방
159	전북진안군	건강더하기 행복더하기 "노인건강증진"	노인건강
160	전북무주군	흡연예방 및 금연환경 조성	금연
161	전북장수군	노인의 심뇌혈관질환 예방사업	심뇌혈관질환예방
162	전북임실군	고혈압 예방과 관리	심뇌혈관질환예방
163	전북순창군	심뇌혈관질환 예방관리사업	심뇌혈관질환예방
164	전북고창군	심뇌혈관질환 예방 및 관리	심뇌혈관질환예방
165	전남부안군	고혈압, 당뇨 관리로 심뇌혈관 예방사업	심뇌혈관질환예방
166	전남목포시	당뇨병 관리	심뇌혈관질환예방
167	전남여수시	노인보건사업	노인건강
168	전남순천시	금연사업	금연
169	전남나주시	9988 여가문화 개선 및 운동 프로그램 보급	운동
170	전남광양시	생활습관개선을 통한 건강증진	건강생활실천
171	전남담양군	아토피 예방관리센터 설치운영	아토피
172	전남곡성군	"튼튼한 관절"만들기 사업	관절염
173	전남구례군	만성질환 관리사업	심뇌혈관질환예방
174	전남고흥군	노인보건사업: 군민이 함께 만들고 누리는 HAPPY 고흥	노인건강
175	전남보성군	지역특화건강행태개선사업	건강생활실천
176	전남화순군	맞춤형 방문건강관리사업	방문보건
177	전남장흥군	지역사회 조직화를 통한 5060세대 건강관리	5060세 건강관리
178	전남강진군	고혈압, 당뇨 관리사업	심뇌혈관질환예방
179	전남해남군	구강보건사업	구강보건
180	전남영양군	고혈압 당뇨 예방관리사업	심뇌혈관질환예방
181	전남무안군	고혈압,당뇨병관리	심뇌혈관질환예방
182	전남함평군	만성질환인 고혈압, 당뇨병	심뇌혈관질환예방
183	전남영광군	맞춤형 방문건강관리사업	방문보건

번호	지자체명	중점과제(1순위)	카테고리명
184	전남장성군	통합형 맞춤형 방문건강관리사업	방문보건
185	전남완도군	암관리사업	암예방 및 관리
186	전남진도군	심뇌혈관질환 예방관리사업	심뇌혈관질환예방
187	전남신안군	퇴행성질환 관절염 예방관리	관절염
188	경북포항시남구	건강행태개선사업	건강생활실천
189	경북포항시북구	고혈압, 당뇨병 예방관리사업	심뇌혈관질환예방
190	경북경주시	건강행태개선사업 중 걷기 실천율을 포함한 운동률 증가	건강생활실천
191	경북김천시	모자보건사업	저출산/모자보건
192	경북안동시	운동사업(걷기운동)	운동
193	경북구미시구미	지역특화건강행태개선사업	건강생활실천
194	경북구미시선산	심뇌혈관질환 예방관리사업	심뇌혈관질환예방
195	경북영주시	만성질환 관리사업	심뇌혈관질환예방
196	경북영천시	맞춤형 통합건강관리서비스(심뇌+건강행태+노인보건+금연+구강보건)	통합건강관리서비스
197	경북상주시	노인보건사업(치매예방관리사업)	노인건강
198	경북문경시	허약노인전단계 노인사업	노인건강
199	경북경산시	건강마을, 건강직장 만들기(건강행태+금연)	건강한 도시/마을
200	경북군위군	고혈압 관리	심뇌혈관질환예방
201	경북의성군	심뇌혈관질환 예방관리사업	심뇌혈관질환예방
202	경북청송군	심뇌혈관 예방관리사업	심뇌혈관질환예방
203	경북영양군	심뇌혈관질환관리	심뇌혈관질환예방
204	경북영덕군	치매환자관리	치매예방
205	경북청도군	노인의 심혈관 예방 및 관리	심뇌혈관질환예방
206	경북고령군	튼튼심장 탄력혈관 만들기 사업(심뇌+건강행태+금연)	통합건강관리서비스
207	경북성주군	만성질환 관리사업	심뇌혈관질환예방
208	경북칠곡군	모자보건사업	저출산/모자보건
209	경북예천군	노인운동사업	노인건강
210	경북봉화군	심뇌혈관질환 예방관리사업	심뇌혈관질환예방

289

번호	지자체명	중점과제(1순위)	카테고리명
211	경북울진군	심뇌혈관질환 예방관리	심뇌혈관질환예방
212	경북울릉군	주요 만성질환(고혈압, 당뇨병) 관리사업	심뇌혈관질환예방
213	경남창원시	심뇌혈관질환 예방관리사업	심뇌혈관질환예방
214	경남진주시	심뇌혈관질환 예방관리사업	심뇌혈관질환예방
215	경남통영시	심뇌혈관질환 예방관리사업	심뇌혈관질환예방
216	경남사천시	심뇌혈관질환 예방관리사업	심뇌혈관질환예방
217	경남김해시	노인건강행태개선사업	노인건강
218	경남밀양시	금연사업	금연
219	경남거제시	금연사업	금연
220	경남양산시	운동사업	운동
221	경남의령군	심뇌혈관질환 예방관리사업	심뇌혈관질환예방
222	경남함안군	만성질환 관리사업	심뇌혈관질환예방
223	경남창녕군	건강짱! 지역특화 건강행태개선사업	건강생활실천
224	경남고성군	운동사업	운동
225	경남남해군	손상, 중독 및 외인사고 예방	손상 및 사고
226	경남하동군	심뇌혈관질환사망률 감소	심뇌혈관질환예방
227	경남산청군	간흡충 퇴치사업	전염병예방
228	경남함양군	암에 의한 사망률 감소	암예방 및 관리
229	경남거창군	건강100세를 위한 노인건강증진사업	노인건강
230	경남합천군	심뇌혈관질환 예방관리(고혈압, 당뇨 관리사업)	심뇌혈관질환예방
231	제주제주시	비만예방 관리사업	비만
232	제주서귀포시	시민과 함께하는 금연 및 흡연예방사업	금연

* 4기는 중점과제 3개 이상 제출하도록 하였으며, 5기는 1개 이상 제출하도록 함.

찾아보기

[공저자]

대표저자: 이동엽(선문대학교)
공동저자: 김치훈(장애인부모연대)
　　　　　박대성(건양대학교)
　　　　　신원섭(대전대학교)
　　　　　유재호(선문대학교)
　　　　　이건철(경남정보대학교)
　　　　　이병희(삼육대학교)
　　　　　이승원(삼육대학교)
　　　　　이연섭(대원대학교)
　　　　　조남정(한려대학교)

지역사회 물리치료

초판인쇄   2014년 8월 8일
초판발행   2014년 8월 18일

공저자   이동엽·김치훈·박대성·신원섭·유재호·
            이건철·이병희·이승원·이연섭·조남정

펴낸이   안종만

편 집   김선민·김효선
기획/마케팅 조성호·정병조
표지디자인   최은정
제 작   우인도·고철민

펴낸곳   (주)**박영사**
            서울특별시 종로구 새문안로3길 36, 1601
            등록 1959.3.11. 제300-1959-1호(倫)
전 화   02)733-6771
f a x   02)736-4818
e-mail   pys@pybook.co.kr
homepage   www.pybook.co.kr
ISBN   979-11-303-0060-3   93510

정 가   28,000 원